パーキンソン病

改訂版

患者のための最新医学

監修 織茂智之
関東中央病院神経内科統括部長

高橋書店

はじめに

パーキンソン病は主に50〜60歳代で発症し、ゆっくりと進行する病気です。加齢とともに患者さんの数が増え、現在日本には約15万人の患者さんがいるといわれています。これは神経変性疾患ではアルツハイマー病に次いで多い病気で、決してまれな病気ではありません。

パーキンソン病は、脳や末梢自律神経系の神経細胞や神経線維が何らかの理由で変性し、さまざまな運動症状や非運動症状が出る病気です。脳の「黒質」という部分の神経細胞が変性すると、ここでつくられる神経伝達物質のドパミンの量が減り、運動症状が出現します。

パーキンソン病というと「難病」というイメージが強いせいか、パーキンソン病と診断されると、患者さんやご家族は少なからずショックを受けるようです。しかし、病気そのものを完全に治すことはできませんが、最近はよい薬も次々に開発されており、症状を上手にコントロールしつつ、病気と共存しながらふつうに暮らすことが十分に可能です。

医学は「日進月歩」です。iPS細胞を使った再生医療の研究なども進んでいます。患者さんやご家族には、決して病気を悲観的にとらえず、ぜひ前向きな気持ちで治療に取り組んでいただきたいと思います。

そのためにも、パーキンソン病という病気を正しく理解していただくことが大切です。本書では、2018年につくられた「パーキンソン病診療ガイドライン」に沿った最新の治療法のほか、リハビリテーション、日常生活のケアとポイント、公的支援制度などについても、できるだけ患者さんの立場に立って、わかりやすく解説しました。また、巻末の「パーキンソン病をさらによく知るためのQ&A」では、患者さんの疑問や相談に答えています。

本書が、パーキンソン病についての理解を深め、療養生活を支えるよき「ガイド」となれば幸いです

公立学校共済組合関東中央病院
神経内科統括部長　織茂智之

患者のための最新医学　パーキンソン病　改訂版　目次

第2章 パーキンソン病の検査と診断 37

第3章 パーキンソン病の薬物療法 51

第6章 運動機能の回復と維持に役立つリハビリテーション 123

第7章 患者と家族のための日常生活のケアとポイント 135

第8章　療養生活を支える公的支援制度　165

企画・編集／海琳社
カバーデザイン／尾崎利佳（フレーズ）
カバーイラスト／てづかあけみ
本文デザイン／あおく企画
本文イラスト／林幸　堀込和佳
プロデュース／高橋インターナショナル

※本書の情報は基本的に２０１９年１月現在のものです。

第1章

パーキンソン病について よく知ろう

パーキンソン病とはどんな病気？

Point

- パーキンソン病になると、体の働きがだんだん不自由になっていく
- 発症のピークは60歳代。高齢社会の中で患者数は増えている
- 完治はむずかしいが、病気と共存しながらふつうの生活が送れる

パーキンソン病の特徴的な症状

パーキンソン病は、脳内の神経伝達物質の一つであるドパミンが、何らかの原因で減少することによって、体がスムーズに動かなくなってしまう病気です。

パーキンソン病には**3大症状**と呼ばれる特徴的な運動症状があります。すなわち、**無動**《むどう》（**運動緩慢**《かんまん》）、**振戦**《しんせん》（**手足のふるえ**）、**筋強剛**《きんきょうごう》の3つです。なお、筋強剛は、以前は筋固縮といわれていました。

これに**姿勢保持障害**を加えて4大症状と呼ぶ場合や、**前傾姿勢**と**すくみ現象**を加えて6大症状とする場合もあります。

症状のあらわれ方や程度は人によって差があります。また、これらの症状がすべてあらわれてくるわけではありませんが、ほとんどの患者さんは複数の症状をあわせ持っているのがふつうです。さらに、パーキンソン病では運動症状だけでなく、自律神経症状や精神症状もあらわれます。症状については詳しく後述します。

高齢者に多い病気。70歳以上では100人に1人

パーキンソン病は**50~60歳代で発症することが多く**、ゆっくりと進行する病気です。加齢とともに患者数が増え、現在、日本のパーキンソン病の患者数は約15万人で、国民10万人あたり120~180人の患者さんがいると推定されています。神経変性《へんせい》疾患では、アルツハイマー病に次いで多い病気で、決してまれな病気ではありません。

発症のピークは60歳代ですが、70

歳以上では約100人に1人の割合で患者さんがいるとされています。

性差に関しては、欧米では男女差はないと報告されていますが、日本ではやや女性に多いといわれています。

パーキンソン病は高齢者に多い病気ですが、40歳以下の若い人でも発症することがあります（若年性《じゃくねんせい》パーキンソン病。34ページ参照）。

症状をコントロールしながら病気と共存する

パーキンソン病は、はっきりとした原因がわからないために、治療がむずかしい病気です。しかし、直接命にかかわる病気ではなく、薬物療法やリハビリテーションなどを工夫することで、**ほとんどの患者さんは病気と共存しながらふつうの生活を送ることができます。**

もちろん、パーキンソン病は薬を一定期間服用すれば治るというような簡単な病気ではありません。高血圧や糖尿病などと同じように、薬でい症状を長期にわたってコントロールしていくことが必要な病気です。そのためにも、病気のことをよく知り、担当医と相談しながら、**自分に合った治療を根気よくつづけていくことが大切**です。

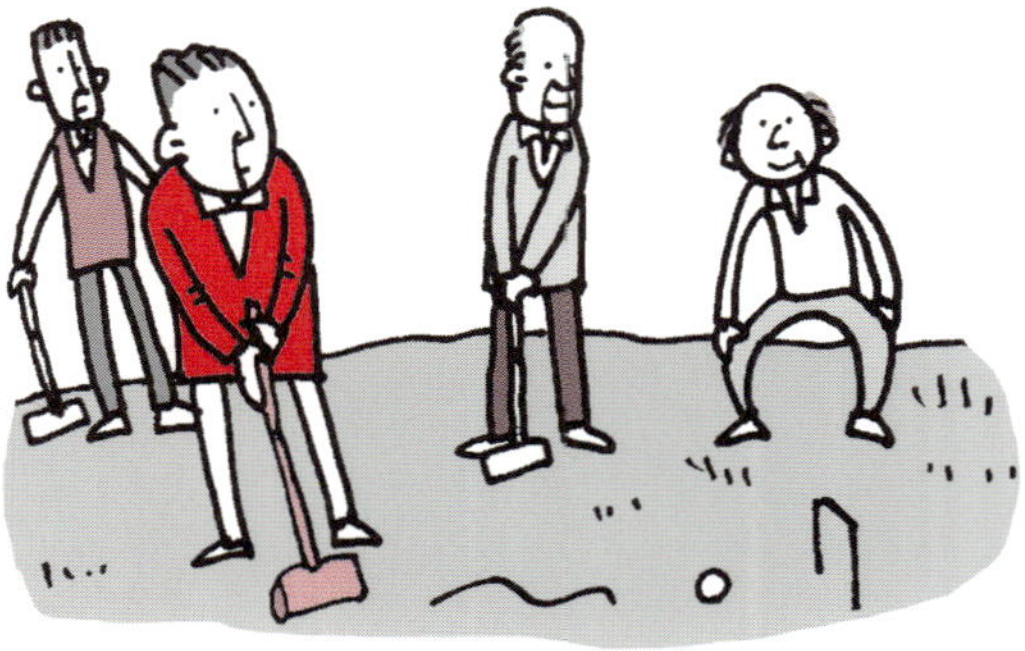

MEMO

「パーキンソン」は医師の名前

パーキンソン病は、イギリスの医師ジェームス・パーキンソンが1817年にはじめて報告した病気で、報告者にちなんでパーキンソン病と呼ばれるようになりました。

パーキンソンは『振戦麻痺《しんせんまひ》に関する論文』を出版し、その中で6人の患者について報告しました。しかし、彼のすぐれた業績は当時の医学界では認められず、長い間埋もれたままでした。パーキンソンの研究を広く世に紹介したのは、「近代神経学の父」といわれるフランスのジャン－マルタン・シャルコーでした。彼はパーキンソンの業績を高く評価し、この病気に「パーキンソン病」と名づけました。シャルコーは精神分析学のフロイトの師としても有名です。

パーキンソン病を引き起こす原因

Point
- ●脳の運動指令系統がそこなわれて症状があらわれる
- ●「快感伝達物質」であるドパミンが減ることで精神症状もあらわれる
- ●神経細胞の変性には「レビー小体」という特殊なたんぱく質が関係している

「体を動かす」ドパミンが減り運動症状が引き起こされる

人間の脳内には、100億以上の神経細胞（ニューロン）があります。その神経細胞の間を行き来して情報を運び、脳を機能させるネットワークをつくっているのが、**神経伝達物質**といわれる物質です。

神経伝達物質には、ドパミン、セロトニン、アドレナリン、ノルアドレナリン（これらを総称してモノアミン神経伝達物質という）やアセチルコリンなど、さまざまな種類があり、それぞれ働きもちがいます。

その中で、体の運動に関係する神経伝達物質が**ドパミン**で、ドパミンは体を動かそうとする方向に働きます。

正常な状態では、このドパミンが必要なときに必要な量だけ放出され、運動がコントロールされています。

しかし、パーキンソン病になると、この「体を動かす」働きをするドパミンが何らかの理由で減ってしまうために、パーキンソン病に見られる運動症状が出現するのです。

ドパミンの不足で精神症状もあらわれる

また、ドパミンは、脳の**快感伝達物質**としても知られます。うきうきした感情（楽しいという感情）を生み出すもととなりますので、達成感、やる気、注意力、学習意欲、といった精神機能に関係してきます。ドパミンが多すぎると過覚醒の状態となって、イライラしたり、不安感や緊張感が強くなったりしますが、不足すると、気分が楽しくない、やる気が出ない、うつ、といった症状が見

■ パーキンソン病は、脳のどこで起こる？

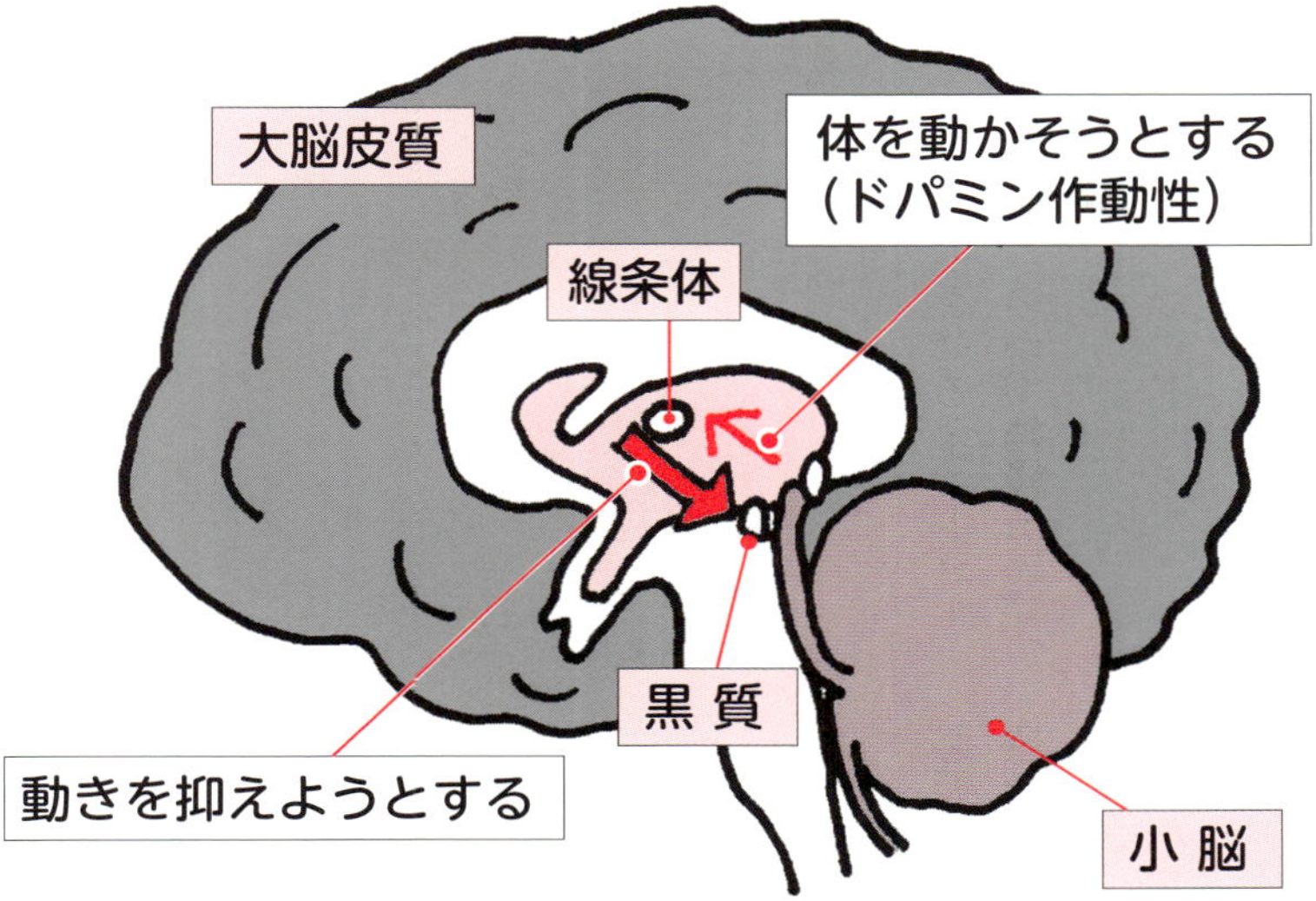

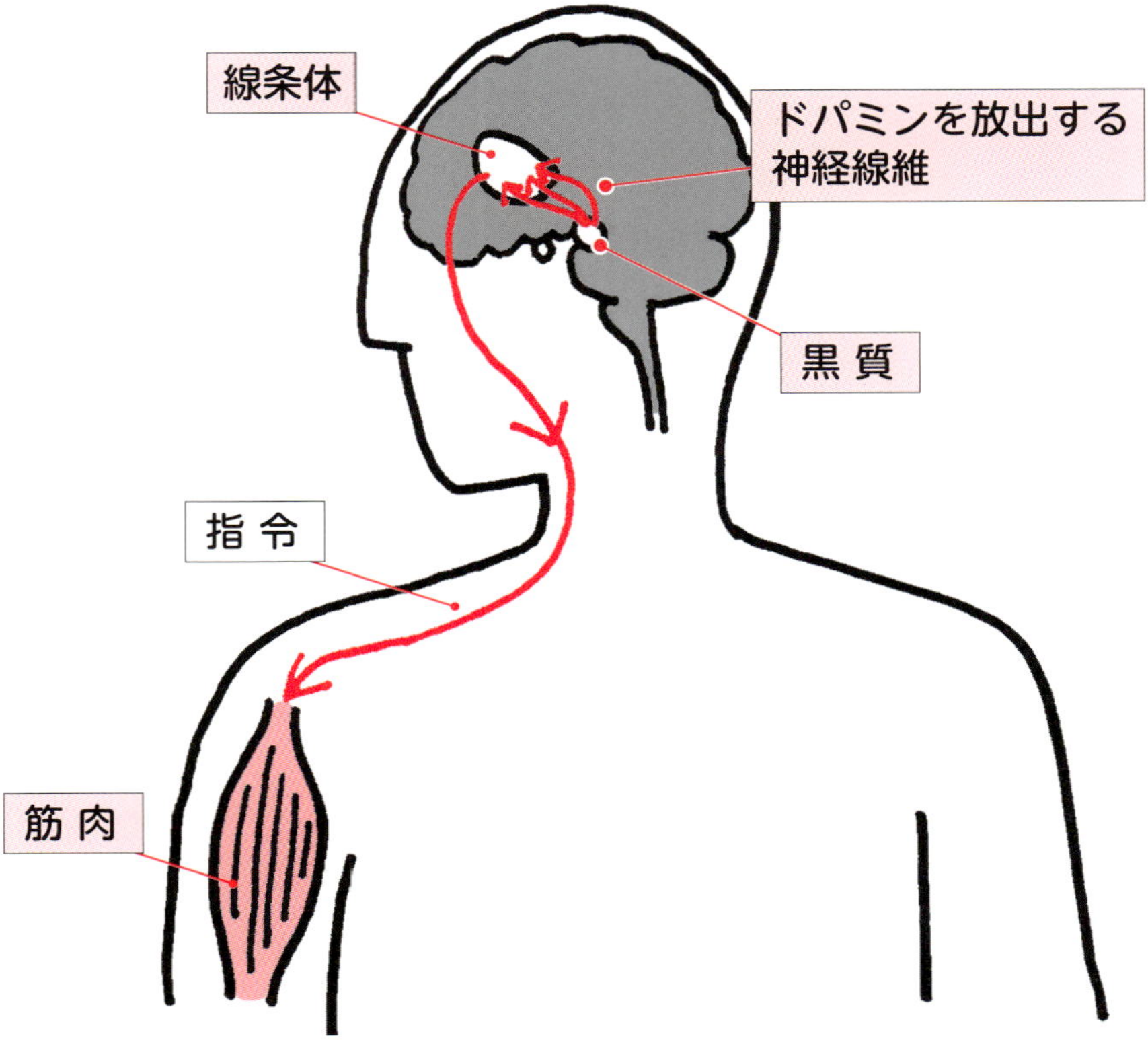

られるようになります。

ドパミンをつくる黒質の細胞が破壊される

ドパミンは、中脳《ちゅうのう》にある**黒質**《こくしつ》という組織でつくられます。ドパミンをつくる神経細胞はメラニンという色素を含んでおり、そのため黒く見えるところから黒質と呼ばれています。黒質のドパミン神経細胞は、大脳基底核《きていかく》にある**線条体**《せんじょうたい》といわれる部分に長い突起をのばして、この突起の先（シナプス）からドパミンを放出します。

ところが、このドパミンをつくる黒質の細胞だけが何らかの理由で変性・脱落してしまうことがあります。健康な人でも加齢とともに脳の神経細胞は減っていくのですが、パーキンソン病の患者さんは、若いうちから黒質の神経細胞が速いスピードで減っていくことがわかっています。

神経細胞の変性にはレビー小体が関与

なぜ黒質の神経細胞が変性・脱落するのかについては、まだ解明されていない部分が多いのですが、近年、**レビー小体**という特殊なたんぱく質が関係していることがわかってきました。

レビー小体とは、神経細胞内にあらわれる封入体《ふうにゅうたい》（円形の構造物）で、主成分は１４０個のアミノ酸からなる**α《アルファ》-シヌクレイン**という物質です。α-シヌクレインが何らかの原因で脳の神経細胞に異常に凝集してできたのがレビー小体です。

最近は、レビー小体そのものよりも、α-シヌクレインの凝集過程でつくられるα-シヌクレインオリゴマーなどが、神経細胞の変性・脱落に関係しているのではないかと考えられています。

ミトコンドリアの障害が神経細胞の変性を起こす

また、私たちの細胞内には、**ミトコンドリア**という小器官が含まれています。このミトコンドリアは、細胞内で酸素を使って呼吸を営み、生命活動に必要なエネルギー源であるATP（アデノシン三リン酸）をつくり出しています。

肺から取り込まれた酸素の90％以上がミトコンドリアで使われるのですが、そのうちの数パーセントが活性酸素になるといわれています。**この過剰に発生した活性酸素が、神経細胞に酸化ストレスをあたえ、障害を引き起こすのではないか**と考えられています。

そのほかの危険因子

●遺伝とのかかわり

■レビー小体があらわれる場所によって疾患が決まる

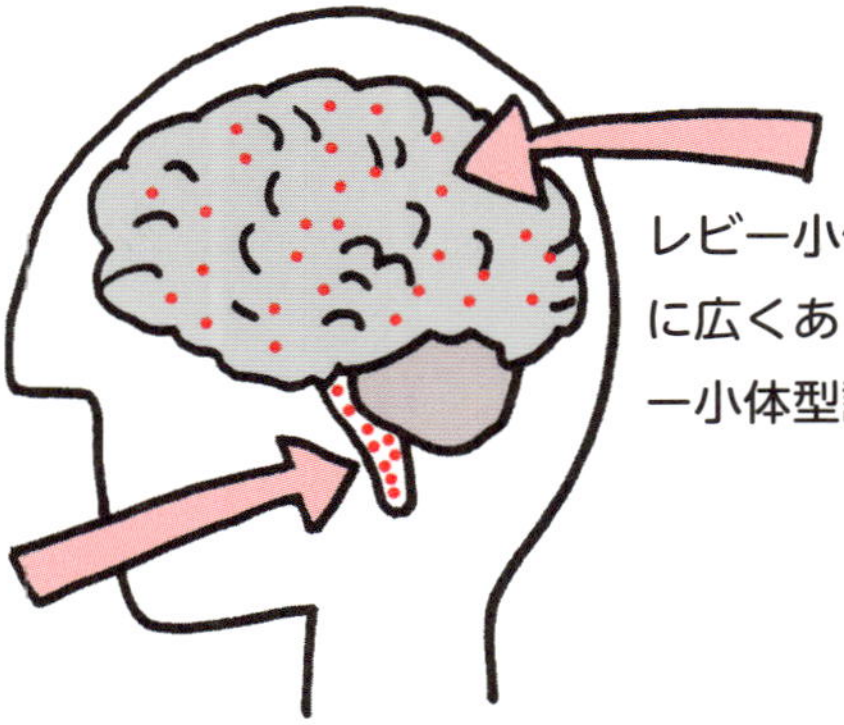
レビー小体が主に大脳皮質に広くあらわれると「レビー小体型認知症」になる
レビー小体が主に脳幹に蓄積・沈着すると「パーキンソン病」になる

パーキンソン病の多くは、遺伝歴のない孤発《こはつ》性のパーキンソン病ですが、5~10%は遺伝子の異常にともなう家族性（遺伝性）パーキンソン病とされています。

孤発性と家族性のパーキンソン病には共通点があり、家族性のパーキンソン病の原因を究明することは、孤発性のパーキンソン病の原因解明や治療への応用につながると期待されます（34ページ参照）。

●環境因子とのかかわり

ある種の農薬や殺虫剤、工業に使われる化学薬品などがパーキンソン病のリスクを高めるといわれていますが、症状の進み方はパーキンソン病とは異なります。

喫煙者は非喫煙者よりもパーキンソン病になりにくいという報告があります。

ニコチンがドパミン神経細胞を活性化させ、線条体のドパミン放出を促すのではないかと考えられていますが、ただ、喫煙は肺がんや動脈硬化の原因となりますので、すすめられません。

また、コーヒーの飲用がパーキンソン病のリスクを下げるという報告があります。これは、コーヒーに含まれるコーヒー酸（カフェイン酸）とクロロゲン酸によるものとされています。この2つには抗酸化作用があり、神経保護効果をもたらす可能性が高いといわれています。

●加齢とのかかわり

パーキンソン病の患者数は、全人口における割合は0・3%ですが、65歳以上では、その10倍の3%に達するといわれています。このことからも、加齢《かれい》はパーキンソン病の明らかな危険因子といえます。ただし、40歳以下で発症する若年性パーキンソン病もあり、加齢だけでは説明がつきません。

パーキンソン病の初期症状

Point

- パーキンソン病は「振戦（ふるえ）」からはじまることが多い
- 運動症状に先行して「便秘」や「嗅覚異常」があらわれるケースも少なくない
- パーキンソン病も早期発見・早期治療が大切

パーキンソン病のはじまりは振戦（ふるえ）が多い

パーキンソン病の初期症状のあらわれ方には個人差がありますが、多くの患者さんに見られるのが**振戦《しんせん》（ふるえ）**で、統計では全体の約70%の人に見られます。

初期症状としてのふるえは、**左右どちらかの上肢《じょうし》からはじまることが多く**（中でも手の指のふるえからはじまることが多い）、やがて同じ側の下肢《かし》、反対側の上肢《じょうし》、反対側の下肢へと進みます。下肢のふるえではじまる場合もありますが、その場合は、同じ側の上肢、反対側の下肢、反対側の上肢へと進みます。

ただ、初期症状として、すべてのパーキンソン病の人にふるえがあらわれるわけではありません。ふるえが一度も起こらず、歩行障害や運動緩慢（動作が遅くなる）から病気が発見された例もあります。

振戦（ふるえ）のほかには、**歩行障害**や**無動《むどう》（運動緩慢）**、**姿勢異常（体が前かがみになってしまう）**などが初期症状としてあらわれることがあります。姿勢保持障害が病初期に見られることはほとんどありません。

便秘と嗅覚異常に要注意

最近、運動症状があらわれる早期に、あるいは運動症状に先行して、便秘と嗅覚《きゅうかく》異常（主に嗅覚低下）があらわれているケースが多いことがわかってきました。**便秘は、パーキンソン病の患者さんの約半数が、運動症状に先立って見られた**との報告もあります。便秘や嗅覚異常は早期診断になりうる可能性がありますので、注意が必要です。

体の「不調」に気づいたらなるべく早く専門医を受診

パーキンソン病のそのほかの初期症状としては、「力が入らなくなった」「体がだるい」「手足がしびれる」「手足が重い」「元気がなくなった」「食欲がなくなった」「やせてきた」「まばたきの回数が減った」「無表情になった」「声が小さくなった」などがあります。

また、パーキンソン病は、**長い時間をかけてゆっくりと進行する病気**ですので、初期にはなかなか症状に気づかないこともあります。本人が自覚できないでいる変化に、家族や友人が先に気づく場合もあります。

さらに、それらしい症状があっても、実際には別の病気ということもあります。パーキンソン病と似たような症状があらわれる、ほかの原因による「パーキンソン症候群」（26ページ参照）の可能性もあります。

たとえ小さな変化でも、体の不調に気づいたら、**なるべく早めに専門の医師（脳神経内科・神経内科）を受診する**ことが大切です。

■受診のきっかけとなる症状

- じっとしていると手や足がふるえる
- 歩幅が小さくなった
- 歩いていると速足で前のめりになる
- 足が前に出ない
- 足を床にすって歩く
- 歩くのが人より遅くなった
- 最初の一歩がなかなか出ない
- 字がうまく書けなくなった、小さく詰まった文字を書くようになった
- 服が着にくくなった、ボタンをうまくはめることができない
- 声がうまく出せない、話し方に抑揚がなくなった
- 飲食物がうまく飲み込めない
- 歯磨きがうまくできない
- ベッドから起き上がるのに時間がかかる
- よく転ぶようになった
- よだれがひんぱんに出る

……など

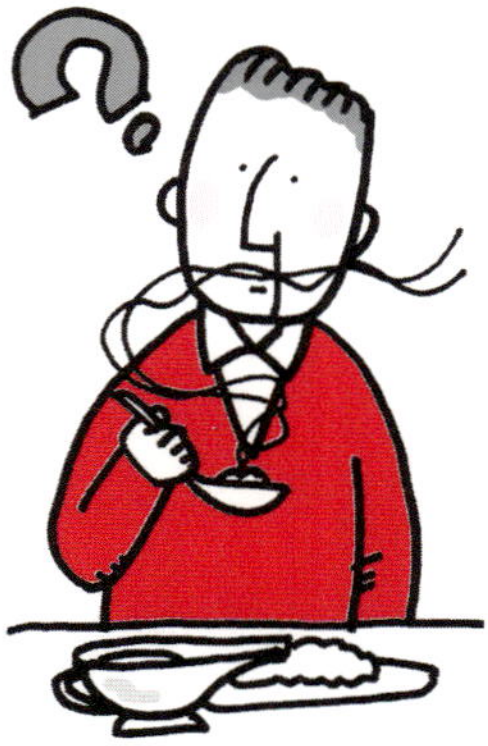

パーキンソン病に特有な3大症状とは？

Point
- ●「無動（運動緩慢）」「振戦（手足のふるえ）」「筋強剛」が3大症状
- ●パーキンソン病の「ふるえ」は何もしていないときに起こるのが特徴
- ●「姿勢保持障害」「姿勢異常」「すくみ現象」も見られる

徐々に運動機能が不自由になっていく

パーキンソン病には、3大症状といわれる特徴的な運動障害があります。無動《むどう》（運動緩慢）、振戦《しんせん》（手足のふるえ）、筋強剛《きんきょうごう》の3つです。

●無動（運動緩慢）

体の動きが遅くなり、すばやい動作がしにくくなる症状です。無動は、パーキンソン病の主要症状で、患者さんの日常生活動作（ADL）障害にもっとも影響します。

●一つの動作をはじめるまでに時間がかかるようになります（開始遅延）。
●運動自体が少なくなります（運動減少）。
●運動をはじめても、小さな動きしかできず、動き全体が緩慢になります（運動緩慢）。

病気の初期には、字が下手になったり、書くうちに文字が小さくなったり（小字《しょうじ》症）、箸がうまく使えないといった、指などの巧緻《こうち》運動の障害としてあらわれますが、やがて、歩行、寝返り、着がえなど大きな動作の障害に進みます。

また、小声でボソボソと抑揚のない話し方になったり、まばたきの回数が少なくなったり、仮面をかぶっているような表情のない顔つきになったり（仮面様顔貌《かめんようがんぼう》）、よだれが出たりといった症状も無動の部分症状と考えられています。

●振戦（ふるえ）

主に手や足にふるえが起こります。ただし、ふるえが見られる病気はほかにもありますので（原因のはっきりしない本態性《ほんたいせい》振戦など）、見きわめが必要です。ふるえは最初に気づ

■パーキンソン病の代表的な症状である「振戦（ふるえ）」

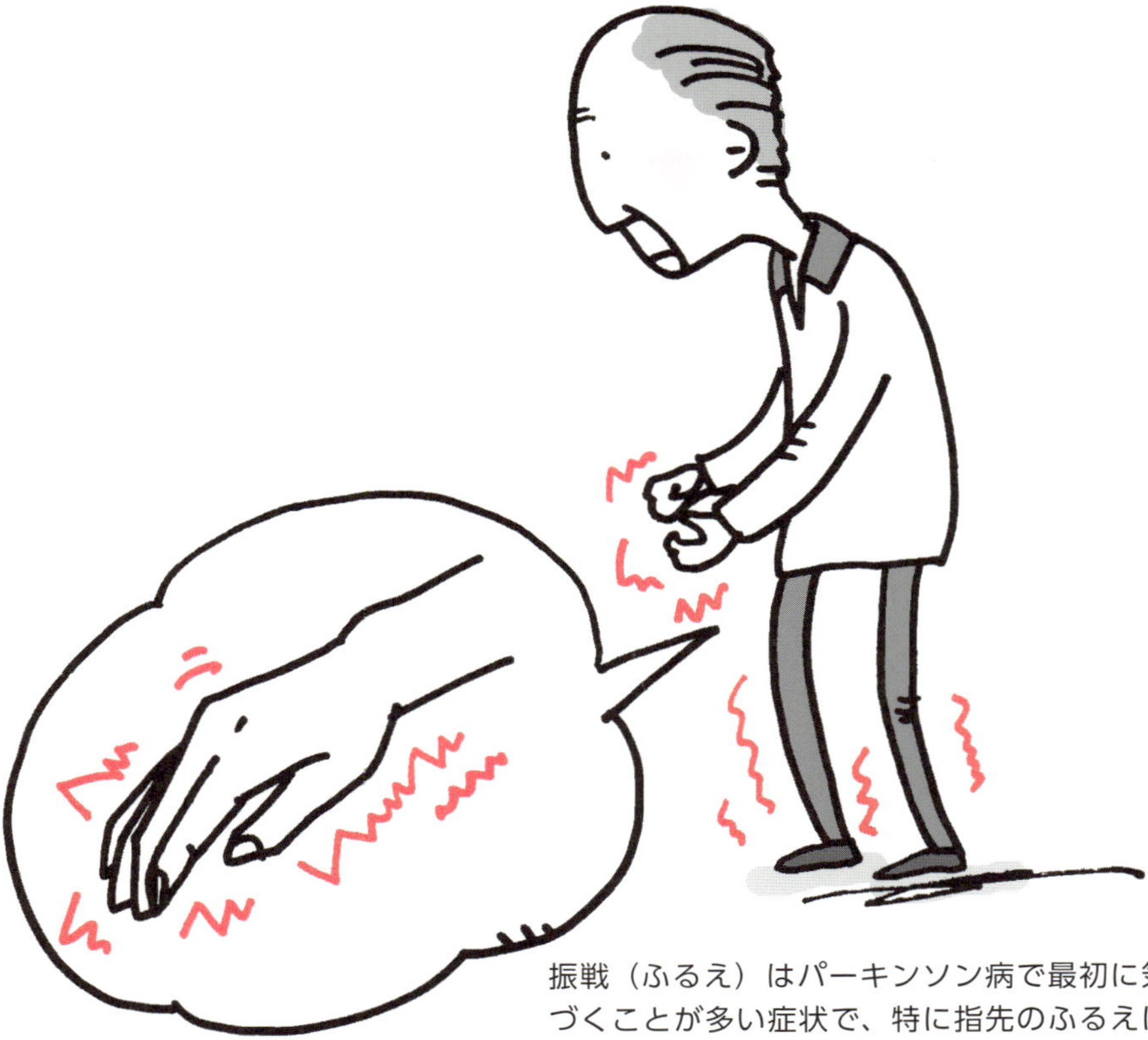

振戦（ふるえ）はパーキンソン病で最初に気づくことが多い症状で、特に指先のふるえは「ピル・ローリング」といわれる特徴的なもの

くことが多い症状ですが、病気が進行すると、ふるえの症状は目立たなくなってきます。

●はじめは左右どちらかの手または足が小刻みにふるえるようになります。病気が進むにつれて反対側にまでふるえの範囲が広がります。ふるえは、あごや舌、額、まぶたなどに起こる場合もあります。

●ふるえの多くは、1秒間に4～6回程度のリズムで起こります。

●何もしていないときにふるえるのがパーキンソン病の特徴です（静止時振戦〈安静時振戦〉）。何かをしようとするとむしろ止まるので、患者さん自身はあまり不便を感じません。ふるえは睡眠中には起こりません。

●指先のふるえは、親指とほかの指をこすり合わせるような特有のふるえ方をします。手の指で丸薬を丸めるような動作に似ているといわれます（ピル・ローリング）。

●筋強剛

筋肉がかたくこわばって、動きが悪くなる症状です。パーキンソン病の初期から比較的よくあらわれる症状です。

●具体的には、肩や首の関節がうまく回せない、ひじや手首、手指、あるいは足の曲げのばしがスムーズにできない、といった症状が出ます。

●自覚症状はあまりなく、医師が患者さんの手首を持ってゆっくりと上下に動かすと、歯車が回転するときのようなカクカクとした抵抗感があります（歯車現象・歯車様筋強剛）。

●鉛の管を曲げるときに感じるような関節の抵抗を鉛管《えんかん》現象といい、これもパーキンソン病の特徴の一つです。

●手の指の付け根の関節が軽く屈曲し、「ペンを持った手」、または「からす口様《よう》の手指」と形容される手の形になります。

●そのほかの症状

姿勢保持障害

姿勢保持障害は病気の初期に見られることはほとんどなく、病気の進行にしたがってあらわれてくる症状です。

●立っているときに押されたりすると、反射的に姿勢を立て直すことができず、よろけて倒れやすくなります。特に、後方に転倒してしまう現象を後方突進現象といいます。

姿勢異常

静かに立っているときや歩いているとき、前かがみになります（前傾姿勢）。病気が進むにつれて症状がひどくなります。

●歩行時には、体幹は前かがみになりますが、首の部分は後屈し、あごを突き出し、ひざやひじを曲げた独特の姿勢となります。

●胸の下の部分、あるいは腰の部分で強い前屈状態となる「体幹屈曲（腰曲がり）」や、左右へ屈曲するピサ症候群（ピサの斜塔のように斜めになること）が見られることもあります。

すくみ現象

●歩くとき、特に最初の一歩がなかなか踏み出せません（すくみ足）。ようやく歩き出しても、歩幅が小さくなり、小刻みに、よちよちと歩きます（小《しょう》歩《ほ》症）。すくみ足は、方向転換時や歩行開始時、狭い道を通るとき、目標地点到着直前などに起こりやすくなります。

●いったん歩き出すと、今度は止まったり、方向転換することがむずかしく、小走りになって突進したりします（加速歩行）。

●途中で止まると、体勢をすぐに立て直すことができないので、転んだりつまずいたりすることが多くなります。

高齢者の手の「ふるえ」

多くは「老化現象」だが、危険な手のふるえもある

手のふるえに悩む高齢者は少なくありません。「ペンやコップを持つと手がぶるぶるとふるえる」「式場などの記帳で指先が小刻みにふるえてうまくサインができない」など、こうしたふるえがいつも起こると、何か深刻な病気が隠れているのではないかと不安になるものです。

こうした高齢者のふるえの多くは加齢にともなう老化現象で、心配のいらないものですが、中には病気が原因のふるえもありますので、注意が必要です（パーキンソン病の症状としてのふるえは18ページ参照）。

●**動脈硬化による脳血流障害**…ふだんは何ともないのに、急に手がふるえたりしびれたりした場合は、脳の血管障害の可能性があります。手のふるえと同時に、力が抜けるような感じや、めまい、吐き気などをともなう場合は「命にかかわる危険な手のふるえ」のおそれがありますから、すぐに脳神経内科や脳外科などの専門医を受診してください。

●**甲状腺機能亢進症**…甲状腺機能亢進《こうしん》症は、甲状腺ホルモンが過剰につくられ分泌されることで起こる自己免疫疾患で、バセドウ病や、痛みのある亜《あ》急《きゅう》性甲状腺炎、痛みのない無痛性甲状腺炎などがあります。　甲状腺機能亢進症では、増加した甲状腺ホルモンが交感神経を緊張させるため、手のふるえが生じます。男性より女性に多い病気です。

●**本態性振戦**…手のふるえの原因としてもっとも多いのが、この本態性振戦《ほんたいせい》です（30ページ参照）。

手のふるえは、両手を胸の前に出して、その姿勢を保ったときに見られ、これを姿勢時振戦といいます。脳MRIなどにはまったく異常が見られず、原因は不明とされています。

本態性振戦が高齢になってから発症する老人性振戦というふるえもありますが、この場合、手のふるえのほか、腕や頭、下あご、唇などにもふるえが起こります。

このほかにも、薬剤性振戦や中毒性振戦など、手のふるえの原因となる疾患はありますが、急に「手のふるえ」が生じてきたような場合は、専門医を受診し、脳CTや脳MRIなどの検査を受けることをおすすめします。

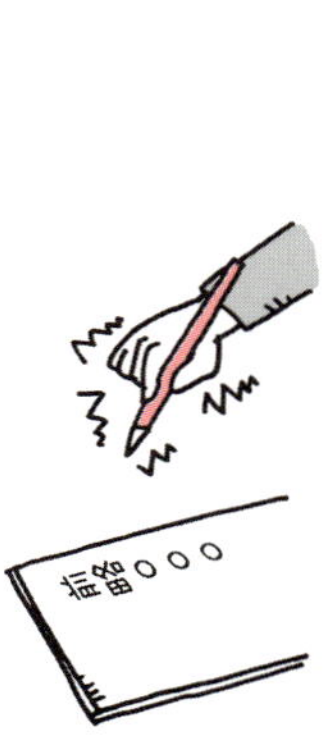

パーキンソン病の非運動症状

Point

- 自律神経症状では、ほとんどの患者さんが「便秘」に悩まされている
- うつ、睡眠障害、認知機能障害など、さまざまな非運動症状があらわれる
- 腰痛や、腕、背中、肩の「痛み」を訴える患者さんも多い

運動症状以外にも さまざまな症状が

パーキンソン病の中核症状は運動症状ですが、ほとんどの患者さんに非運動症状が見られます。

最近の研究では、運動症状があらわれるかなり前から、便秘などの非運動症状を訴えていた人が多かったことがわかっています。

非運動症状は、運動症状と同じように、患者さんのＱＯＬ（生活の質）を低下させますので、対策が必要です。

●自律神経症状

体中の内臓の働きを調整する自律神経（交感神経と副交感神経）のバランスがくずれ、さまざまな症状があらわれます。

便秘

ほとんどのパーキンソン病の患者さんが便秘に悩まされています。病気自体の症状によるものですが、病気による運動不足や胃腸の働きが弱くなることも原因と考えられます。

めまい・低血圧・起立性低血圧

パーキンソン病になると、血圧が下がる傾向があります。そのためにめまいが起こりますが、めまいは回転性のものでなく、立ち上がった瞬間に急激に血圧が下がることで起こる（起立性低血圧）、いわゆる「立ちくらみ」状態です。ひどい場合は、気を失って倒れる人もいます。

排尿障害

蓄尿《ちくにょう》障害と排出障害に大別されますが、パーキンソン病では蓄尿障害が主で、頻《ひん》尿、尿意切迫《せっぱく》、切迫性尿失禁《しっきん》など、いわゆる過活動膀胱による症状があらわれます。

よだれ（流涎）

よだれを無意識に飲み込むことができなくなり、口からこぼれてしまいます。パーキンソン病の進行にともなって、流涎《りゅうぜん》の頻度が高くなります。流涎は、唾液の嚥下《えんげ》回数の減少、姿勢異常（前傾姿勢）、無動の増悪にともなう開口《かいこう》などの影響もあります。

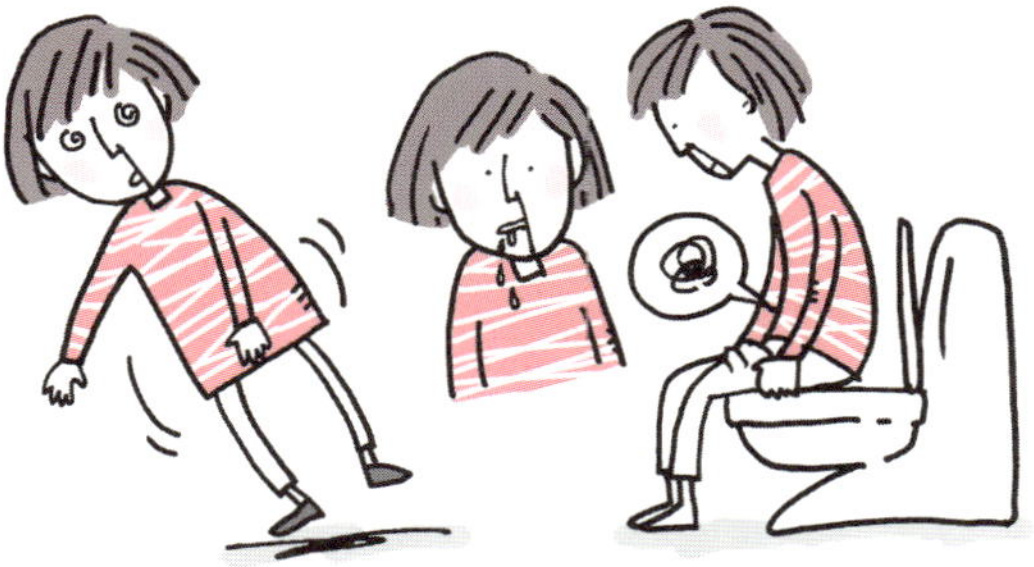

パーキンソン病では「便秘」や「めまい」など、さまざまな非運動症状も出現する

嚥下障害

パーキンソン病によって、舌やのどの筋肉の働きが低下すると、食べものの飲み込みがうまくできなくなります。

発汗障害

発汗過多と発汗低下の両方が見られます。

突然玉のような汗をかく発汗発作が起こることもあります。発汗発作は、進行期の患者さんのオフ時や、ジスキネジア（不随意《ふずいい》運動）があらわれているオン時に多く出現します。

性機能障害

男性の場合、ときどき見られるのは勃起不全《ぼっきふぜん》です。また、男女ともに性欲の低下が見られます。いずれも、外来診療では見つけにくい症状です。

●精神・認知・行動障害

気分障害

パーキンソン病の患者さんの約40%に抑うつ症状（うつ）が見られるとされます。抑うつ症状は発症前（発症初期）からあらわれます。また、アパシー（無感情、意欲の低下）やアンヘドニア（快感の消失、喜びが得られるようなことがらへの興味の減退）、不安なども見られます。

幻覚・妄想

パーキンソン病の患者さんの進行期に見られるとされます（約40～60%）。「だれかが通ったような気がした」「床の上のほこりが動いて虫のように見えた」など、軽度の症状からはじまり、明らかな幻視《げんし》、さらに妄想へと徐々に進行します。パーキンソン病の場合、幻聴《げんちょう》はまれです。

認知機能障害

パーキンソン病の患者さんの約30～40%くらいに見られるとされます。発病から20年以上経過したケースでは、約80%に認知機能障害が見られるとの報告があります。

また、パーキンソン病では、一般の人にくらべて4〜6倍の割合で認知症になりやすいといわれますが、初期から認知症になることはなく、進行期に約20%の頻度で出現すると報告されています。

パーキンソン病の認知機能障害は、アルツハイマー病のような強い記憶障害はあまり見られません。ものごとを考えることが遅くなったり、まとまらなくなったり、また、ある一連の行為を計画して行う機能がそこなわれたり（遂行《すいこう》機能障害）、目で見たものを認識する能力が低下します（視覚認知機能障害）。これに注意力低下や記憶力低下などが加わるのが特徴です。

行動障害

衝動制御障害は、男性患者の場合は、病的賭博や性欲亢進、女性患者の場合は、買いあさりなどの症状となってあらわれます。常同《じょうどう》反復行動（衣類の整理や掃除など、不急、無目的な行動をくり返す）などの症状も知られています。

●睡眠障害

日中過眠

日中に強い眠気におそわれます。

突発的睡眠

眠気などの前兆があるなしにかかわらず、食事中や運転中などの活動時に突然眠り込んでしまいます。

夜間不眠

寝つきが悪くなったり（入眠《にゅうみん》障害）、眠りが浅くなったり、夜中に何度も目が覚めてしまうことがあります（中途覚醒《ちゅうとかくせい》）。

レム睡眠行動障害

レム睡眠とは、深い眠りに入る前の浅い眠りのことです。レム睡眠行動障害は、夢の内容と一致した異常行動となってあらわれます。こわい夢を見て大声を出したり、手足を動かしたりします。

下肢静止不能症候群（むずむず脚症候群）

ふとんに入ると足がむずむずしてきて、足を動かさないではいられなくなります。

●感覚障害

嗅覚障害

嗅覚《きゅうかく》障害は、便秘とともに、パーキンソン病の前駆《ぜんく》症状として注目されています。

パーキンソン病の患者さんは、嗅覚の低下を訴えることは少ないのですが、「食事がおいしくない」とか「味がよくわからない（味覚がおかしくなった）」と訴える患者さんがいます。パーキンソン病の患者さんは、食事がおいしくないとか、匂いの問題を、味覚がにぶったと感じて表現するようです。

痛み

■パーキンソン病の主な非運動症状

- **自律神経症状**
  - ●便秘
  - ●めまい・低血圧・起立性低血圧
  - ●排尿障害（頻尿・尿意切迫・切迫性尿失禁）
  - ●よだれ（流涎）
  - ●嚥下障害
  - ●発汗障害（発汗過多・発汗低下）
  - ●性機能障害
- **精神・認知・行動障害**
  - ●気分障害（うつ・アパシー・アンヘドニア・不安）
  - ●幻覚・妄想
  - ●認知機能障害
  - ●行動障害（病的賭博・性欲亢進・買いあさり・むちゃ食い・常同反復行動）
- **睡眠障害**
  - ●日中過眠
  - ●突発的睡眠
  - ●夜間不眠（入眠障害・中途覚醒）
  - ●レム睡眠行動障害
  - ●下肢静止不能症候群（むずむず脚症候群）
- **感覚障害**
  - ●嗅覚障害
  - ●痛み
- **そのほかの非運動症状**
  - ●体重減少
  - ●疲労

パーキンソン病の患者さんの多くが、筋肉痛か、痛みをともなう痙攣《けいれん》、あるいはその両方を経験しています。

原因は、人によって異なりますが、筋強剛かジストニア（筋肉の不随意収縮や硬直）と関連があるといわれています。アンケート調査では、筋肉痛の部位では腰（腰痛）がいちばん多く、次いで、腕、背中、肩となっています。腰がいちばん多いのは、パーキンソン病が高齢者に多い病気であることや、パーキンソン病の症状として前傾姿勢になりやすいこととも関係があるといわれます。

●そのほかの非運動症状

体重減少

体重減少を訴える患者さんは多く、その頻度は約50～60％です。

疲労

パーキンソン病の患者さんの約40～60％に過度の疲労が認められます。

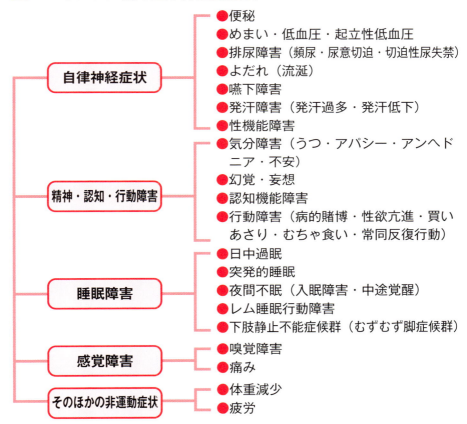

パーキンソン病とまちがいやすい病気

Point
- ●パーキンソン症状があってもパーキンソン病とは限らない
- ●パーキンソン病症状をもたらす原因の約30%は「パーキンソン症候群」
- ●診断をまちがえると先々の治療に影響するので、鑑別が重要

パーキンソン症候群とは?

振戦（手足のふるえ）、筋強剛（筋肉のこわばり）、無動（運動緩慢）、歩行障害など、パーキンソン病に見られる特徴的な運動症状を**パーキンソニズム**といいます。

これに対し、パーキンソン病とは異なる原因によって起こるパーキンソニズムを**パーキンソン症候群**といいます。パーキンソン病症状をもたらす原因の約30%は、このパーキンソン症候群といわれます。

パーキンソニズムを起こす原因

パーキンソン病と似た症状があり、鑑別を要するものには、脳の血管障害によって起こる血管性パーキンソン症候群、薬剤による薬剤性パーキンソン症候群、多系統《たけいとう》萎《い》縮《しゅく》症などの神経変性疾患、特発性《とくはつせい》正常圧水頭《すいとう》症などがあります。

また、外傷や炎症、中毒によって起こるものもあります。

●血管性パーキンソン症候群

血管性パーキンソン症候群は、大脳基底核《きていかく》の多発《たはつ》梗塞や虚血《きょけつ》性の大脳白質《はくしつ》変性が原因で生じます。特徴としては、

●歩行障害など、症状が下肢《かし》に強く出るのに対し、手の症状は比較的軽い。
●足は「逆ハの字」（開脚歩行）で、すり足が多く見られる。
●症状に左右差がないのがふつう。
●ふるえは目立たない。
●薬（L－ドパなど）が効きにくい。

といった点があげられます。

●薬剤性パーキンソン症候群

薬剤性パーキンソン症候群は、向精神病薬や抗うつ薬、制吐《せいと》薬、抗潰《かい》瘍《よう》薬、降圧薬、消化薬など、ドパミン受容体を遮断する作用のある薬剤によって起こります（原因薬剤については32ページの表参照）。

薬剤性パーキンソン症候群の主な特徴は次の通りです。

●原因となる薬剤を服用後、数日から数週で発症する。

●静止時のふるえは少なく、無動や筋強剛が目立つ。

●いてもたってもいられない状態（アカシジア）を示すことがある。

●一般にはL－ドパがあまり効かず、原因となっている薬剤を中止することがもっとも効果的。ただし、薬剤を中止して一時的に症状が改善しても、のちにパーキンソン病を発症することがあるので注意する。

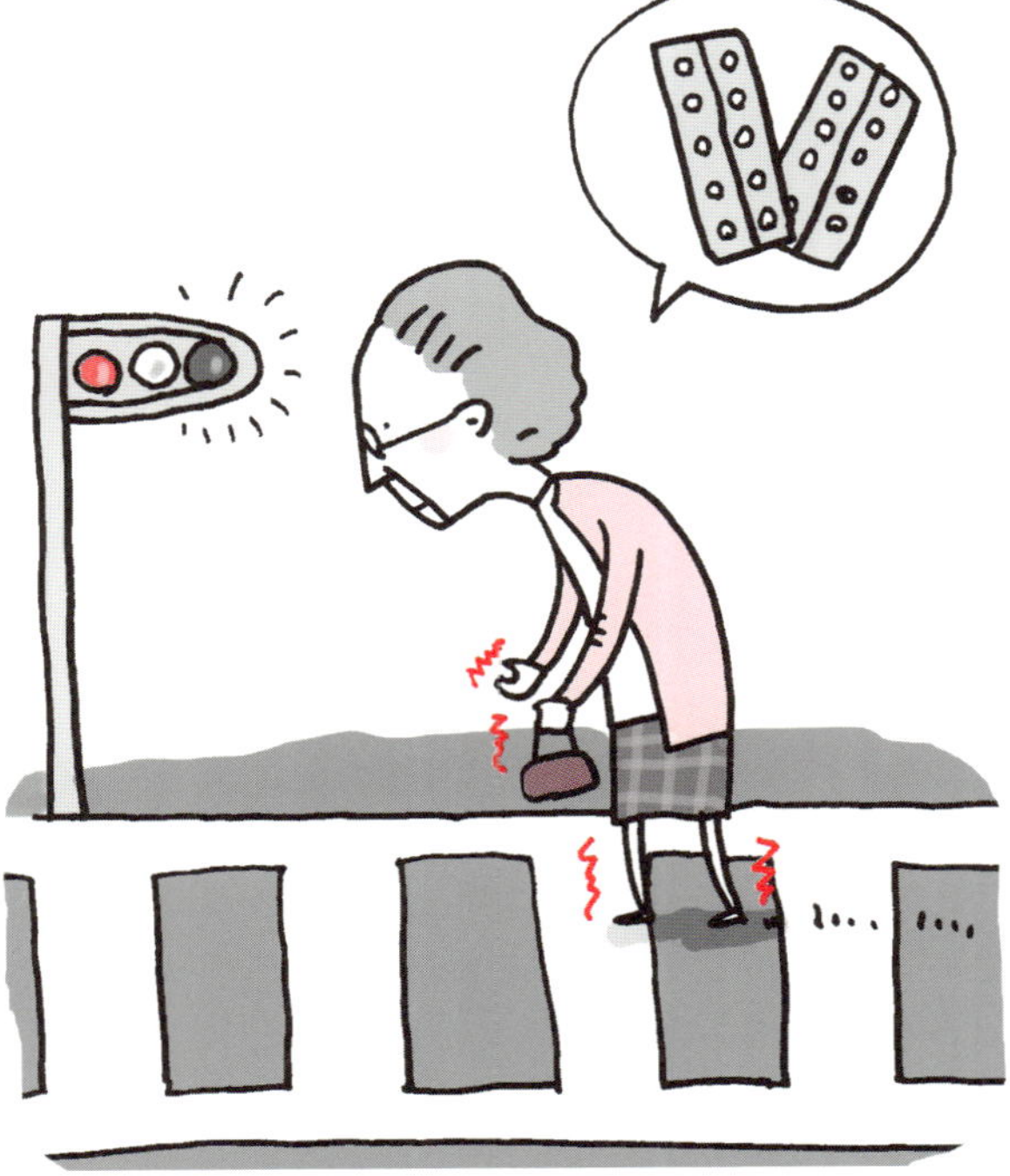

パーキンソン症状は薬剤によって引き起こされることもある

●多系統萎縮症（MSA）

原因は不明ですが、初期はパーキンソン病とよく似た症状があらわれます。パーキンソニズムが主体の場合には、パーキンソニズム優位の多系統萎縮症（MSA－P）、ふらつきなどの小脳症状が主体の場合には、小脳症状優位の多系統萎縮症（MSA－C）と呼ばれます。特に、MSA－Pの初期には、パーキンソン病との鑑別が困難な場合があります。

有病率の確かな報告はありませんが、欧米の調査では、10万人あたり

2～5人とされ、パーキンソニズムを呈する患者さんの約10％が多系統萎縮症（MSA）と報告されています。また、欧米ではMSA－Pが多く、日本ではMSA－Cが多いとされます。

●静止時振戦は見られず、症状の左右差もないのが一般的。

●歩行時のふらつきや、ろれつが回らないなどの小脳症状、自律神経症状（立ちくらみや尿が出にくいなど）をあわせ持つことが多い。

※脳CTや脳MRIの画像検査で、線条体（被殻《ひかく》）、小脳皮質、橋《きょう》（特に底部）の萎縮が見られる。

●運動機能障害の進行はパーキンソン病より速く、自律神経症状ともあいまって、機能予後《よご》は不良。

●進行性核上性麻痺（PSP）

進行性核上性麻痺《かくじょうせいまひ》は、進行性の神経変性疾患で、パーキンソン症候群の約5％がこの病気によるものといわれます。進行すると診断が容易になりますが、初期はパーキンソン病とよくまちがわれます。

●静止時振戦は少なく、症状の左右差も比較的見られない。

●開脚歩行をし、発症初期から転びやすくなる。

●あごが上がり、くびが後ろに反り返るような姿勢異常が特徴的。

●上下の眼球運動障害があり、足元が見にくくなるので、ますます転びやすくなる

●性格変化、精神症状（気分障害、アパシー、うつなど）、認知機能障害をともなう。

●進行すると、嚥下《えんげ》障害が見られる。

●パーキンソン病より病気の進行が速く、数年で寝たきりになる場合もある。

●脳CTや脳MRIの画像検査で、中脳被蓋部《ちゅうのうひがいぶ》に萎縮が認められる。

●大脳皮質基底核変性症（CBD）

大脳皮質基底核変性症は、パーキンソニズムと大脳皮質症状（失《しっ》行《こう》・失語《しつご》など）が同時に起こる神経変性疾患です。

●腕や手が思い通りに動かない「他人の手徴候」という症状があらわれる。

●症状が左右対称ではない。

●中年期以降に発症し、ゆるやかに進行する。

●しばしば認知機能障害があらわれる。

●脳CTや脳MRI検査では、脳の前頭葉《ぜんとうよう》・頭頂葉《とうちょうよう》に萎縮が認められるが、萎縮には左右差が見られる。

●レビー小体型認知症

レビー小体型認知症は、脳の大脳皮質にレビー小体という特殊なたんぱく質が蓄積する病気で、手足のふ

るえなどのパーキンソニズムに認知症などをともないます。認知症が先にあらわれることも多く、まぎらわしいのですが、初期に幻覚（特に幻視）や妄想が目立つ場合はレビー小体型認知症が疑われます。

●特発性正常圧水頭症（iNPH）

正常圧水頭症は、脳脊髄《せきずい》液が脳室に過剰にたまって周囲を圧迫することで起こる病気です。「特発性《とくはつせい》」とは、原因が不明という意味です。

●歩行障害を主とするパーキンソニズム、認知症、尿失禁が3大症状である。

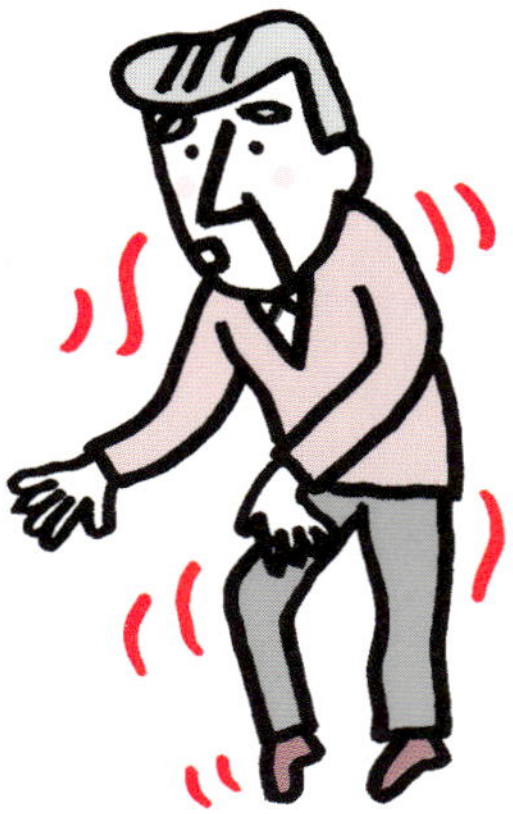

●症状が下肢に強く出るのが特徴で、足は「逆ハの字」（開脚歩行）が多く見られる。

●手足のふるえは見られない。

●70歳以上の高齢者に多い。

●脳CT検査で、脳の中心部の脳室《のうしつ》が拡大しているのが認められる。

●脳脊髄液を30mLほど排除して一定の効果があれば、特発性正常圧水頭症と診断される。

●シャント手術により症状の改善が可能な疾患である。

●代謝性疾患

■甲状腺機能低下症

甲状腺ホルモンが不足する病気で、パーキンソン病とよく似た症状があらわれます。表情が乏しく、抑うつ的になり、動作も緩慢になります。血液検査で鑑別できます。

■甲状腺機能亢進症

甲状腺機能亢進《こうしん》症でも振戦が起こります。振戦以外のパーキンソニズムが見られなければ、この病気を疑います。

■ウィルソン病

体内の微量金属である銅が、うまく排出されずに肝臓の細胞に沈着してしまう遺伝性の代謝疾患で、パーキンソン病と似た症状があらわれることがあります。血清や尿中の銅排泄量を検査することで鑑別できます。

●中毒性パーキンソン症候群

マンガン中毒によるパーキンソン症候群は、筋強剛や無動、歩行障害などの症状がパーキンソン病と似ていますが、ふるえはあまり見られません。

一酸化炭素中毒によるパーキンソン症候群は、意識障害、認知症、ジストニアなどの不随意運動、パーキンソニズム、小脳症状などの症状が見られます。

原因不明の本態性振戦

パーキンソン病のふるえとまちがいやすいものに「本態性《ほんたいせい》振戦」があります。「本態性」とは、原因がわからない、という意味です（特発性と同じ意味）。本態性振戦も原因不明のふるえで、家族性発症が多いことから、遺伝性もあると考えられています。本態性振戦の特徴としては、

- 本態性振戦は足には出ず、主に手にあらわれる。また首を左右に振ることも多い。
- 手のふるえは、両手を胸の前に出して、その姿勢を保ったときに見られる（姿勢時振戦）。
- パーキンソン病のふるえとは異なり、静止時には起こらない。何かをしようとすると、ふるえが強くなる（動作時振戦）。
- パーキンソン病のふるえとくらべ、１秒間に6～12回ほどと速いふるえで、精神的緊張によって増強し、アルコールや鎮静剤で軽減する。

といった点があげられます。本態性振戦は、１００人に1人ぐらいの割合で発症し、パーキンソン病よりずっと多く見られます。

本態性振戦は、生活に支障がなければ、特に治療の必要はありません。

パーキンソン病のふるえ（何かをしようとするとふるえは止まる。静止時振戦）

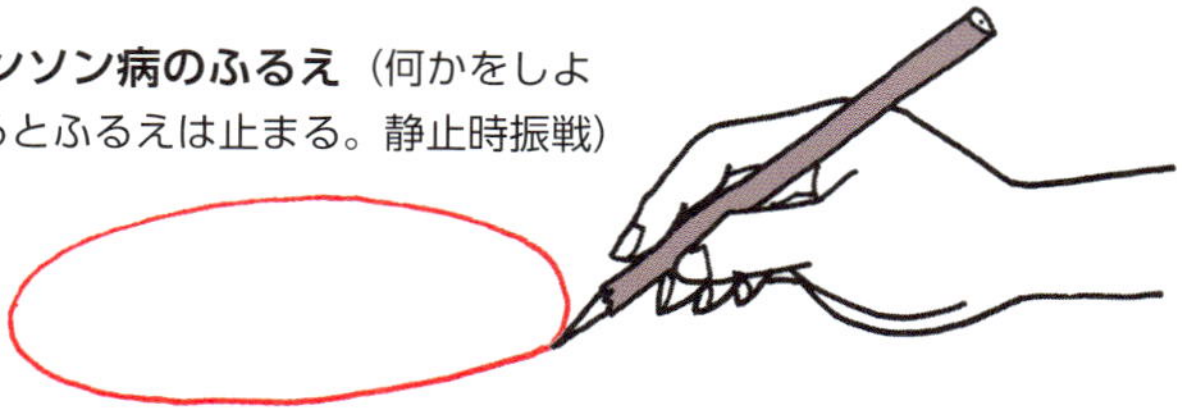

本態性振戦のふるえ（何かをしようとするとふるえが強くなる。動作時振戦）

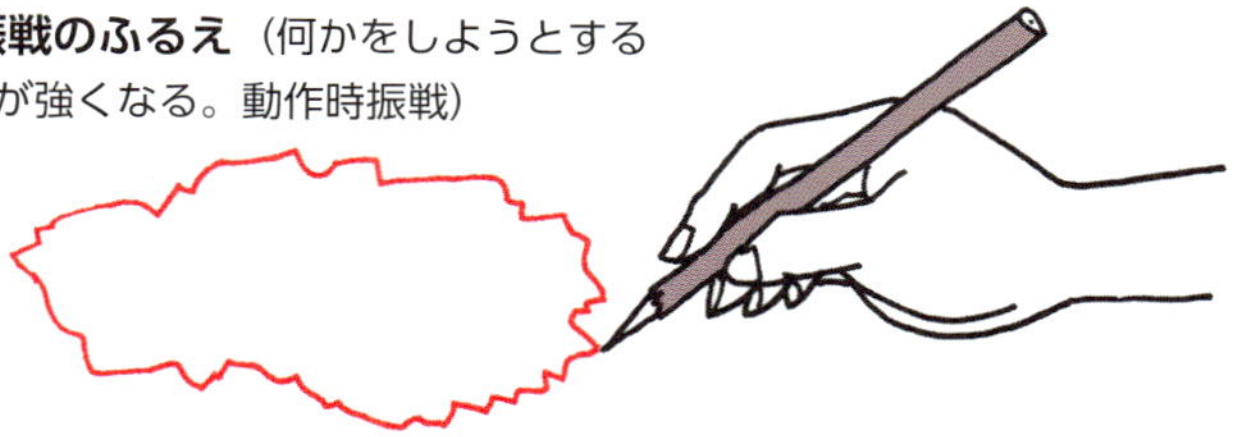

パーキンソン病以外で歩行障害のあらわれる病気

●進行性核上性麻痺

　進行性核上性麻痺《かくじょうせいまひ》（PSP）は、この病気で見られる眼球運動障害が核上性であることがその名前の由来です。眼球運動障害以外に、姿勢保持障害、歩行障害、筋強剛、寡動《かどう》、認知機能障害といった、パーキンソン病に似た症状があらわれます。

　進行性核上性麻痺の歩行障害は、病気の初期から転びやすいといった特徴があります。姿勢が不安定になることに加え、危険に対して「あぶない」と判断する能力が低下しているために、注意していても、その場になると転倒をくり返してしまいます。また、バランスをくずしたときに、手で防御するという反応が遅いため、顔面や頭部に大ケガを負うこともあります。

　さらに、進行性核上性麻痺の歩行は、不安定で、足がすくんで前に出にくくなったり（すくみ足）、歩行のスピードがだんだん速くなっていき、急に止まれなくなる（加速歩行）といった歩行異常もあらわれます。

●前頭葉障害

　頭部の前頭葉《ぜんとうよう》が障害されると、前頭葉性歩行失調《しっちょう》や歩行失行《しっこう》などの症状があらわれることがあります。立ち上がったり、歩こうとすると体のバランスがくずれ、一人で歩くことが困難となります。また、歩こうとしても、足が地面に根づいたようになってなかなか一歩が踏み出せない、踏み出すときも地面をこするように小さいステップを取る、リズムを持った歩行に移ることができない、といった特徴があります。

●錐体路障害・錐体外路障害

　運動神経の経路は、脳から筋肉へ直接命令を伝える経路（脳の延髄《えんずい》の錐体《すいたい》と呼ばれる部分を通るので錐体路という）のほかに、運動が円滑に行えるように無意識のうちに筋肉の緊張を調節する経路があります。これを、錐体路以外という意味で「錐体外路《がいろ》」といいます。錐体路が障害されると、脳からの命令が筋肉に伝わらないので、マヒが生じます。そのため、マヒした関節が十分に動かず、下肢《かし》が伸展してコンパスのような歩き方をする「痙性片麻《けいせいへんま》痺《ひ》歩行」が見られます。また、錐体外路が障害されると、マヒはなくても運動が円滑に行えなくなります。そのため、パーキンソン病のような「小刻み歩行」が見られます。

　さらに、両大脳半球・脳幹《のうかん》脊髄《せきずい》側索《そくさく》における両側《りょうそく》錐体路障害では、両ひざをこするような感じで、つま先で地面をこするようにしてゆっくりと狭い歩幅で歩く「痙性対《つい》麻痺歩行」（はさみ歩行）が見られます。

■ 薬剤性パーキンソン症候群の原因となる主な薬 （2019年１月現在）

		一般名	商品名
抗精神病薬		クロルプロマジン	ウインタミン、コントミン
		レボメプロマジン	ヒルナミン、レボトミン
		ペルフェナジン	ＰＺＣ、トリラホン
		フルフェナジン	フルメジン、フルデカシン
		プロクロルペラジン	ノバミン
		プロペリシアジン	ニューレプチル
		ハロペリドール	セレネース
		ブロムペリドール	インプロメン
		ピパンペロン	プロピタン
		スピペロン	スピロピタン
		チミペロン	トロペロン
		スルピリド	ドグマチール、アビリット
		リスペリドン	リスパダール
		ペロスピロン	ルーラン
		ブロナンセリン	ロナセン
		オランザピン	ジプレキサ
		クエチアピン	セロクエル
		アリピプラゾール	エビリファイ
		ゾテピン	ロドピン
		ピモジド	オーラップ
		クロカプラミン	クロフェクトン
		モサプラミン	クレミン
抗うつ薬		アモキサピン	アモキサン
		フルボキサミン	ルボックス、デプロメール
		パロキセチン	パキシル
		セルトラリン	ジェイゾロフト
		エスシタロプラム	レクサプロ
		ミルナシプラン	トレドミン
		デュロキセチン	サインバルタ
		ベンラファキシン	イフェクサーＳＲ
降圧薬		アムロジピン	ノルバスク、アムロジン
		ジルチアゼム	ヘルベッサー
		マニジピン	カルスロット
その他の薬	気分安定薬	炭酸リチウム	リーマス
	抗てんかん薬	バルプロ酸ナトリウム	デパケン
	消化器系薬	メトクロプラミド	プリンペラン
	抗不整脈薬	アプリンジン	アスペノン
	頻尿治療薬	プロピベリン	バップフォー
	抗認知症薬	ドネペジル	アリセプト

レビー小体型認知症とパーキンソン病

ともに「レビー小体病」に属する病気

レビー小体型認知症は、レビー小体という特殊なたんぱく質が大脳皮質に多数沈着する病気で、それが神経細胞の変性や脱落にともなうさまざまな障害をもたらします。

一方、パーキンソン病では、そのレビー小体が中脳《ちゅうのう》黒質《こくしつ》などの脳幹《のうかん》を中心に認められます。中脳の黒質はドパミンを供給している組織なので、その黒質の細胞が変性・脱落すると、さまざまな運動症状などがあらわれてきます。

また、大脳皮質が障害されると、認知機能障害などをともなう症状があらわれてきます（レビー小体型認知症）。

つまり、レビー小体型認知症とパーキンソン病は、レビー小体が存在する場所が異なるだけで、この2つはともに「レビー小体病」という同じスペクトラム（範疇）に属する病気なのです。

現在、レビー小体型認知症は、認知症の中ではアルツハイマー病に次いで多い病気で、この2つの病気に脳血管性認知症を合わせて「3大認知症」と呼ばれています。

症状が似ているため鑑別がむずかしい場合も

レビー小体型認知症は、鮮明な幻視《げんし》を中心とした幻覚症状が特徴的ですが、初期の症状がパーキンソニズムや自律神経症状だけの場合もあるので、パーキンソン病とまちがわれることも少なくありません。

また、パーキンソン病患者の70～80%に認知機能障害があらわれるとのデータもあり、この2つの病気の鑑別は容易ではありません。

■ パーキンソン病とレビー小体型認知症

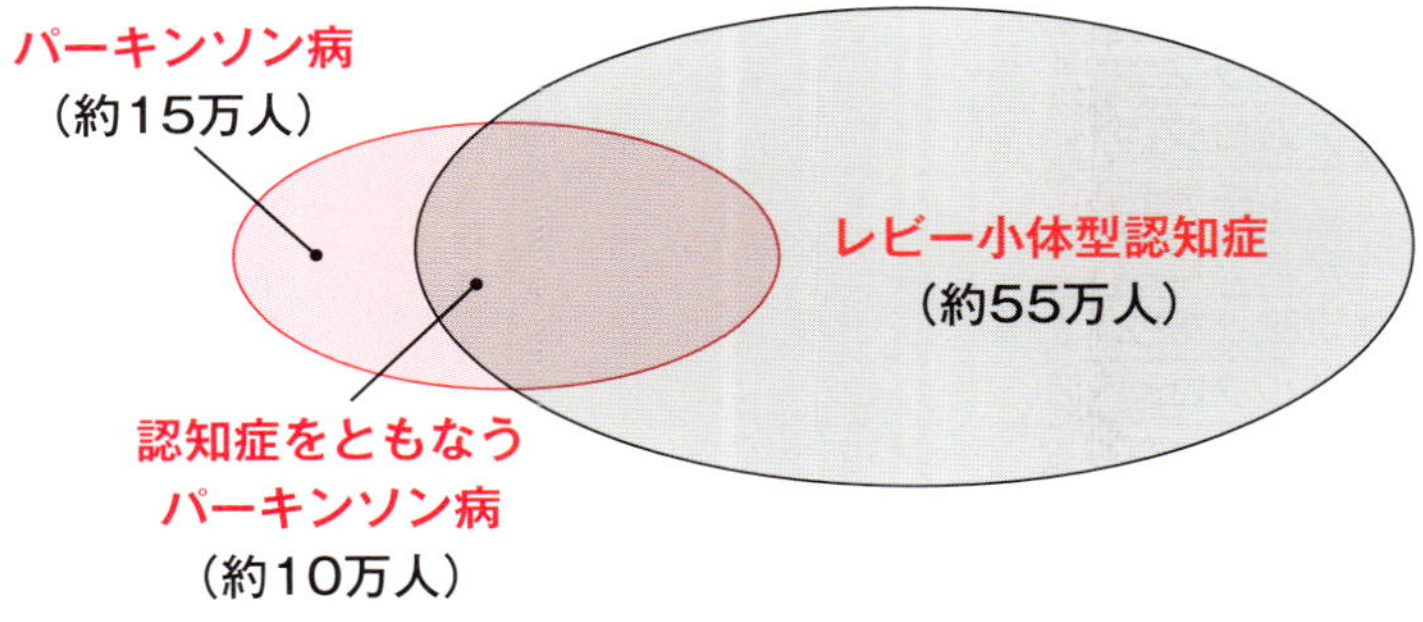

（小阪憲司・織茂智之著『「パーキンソン病」「レビー小体型認知症」がわかるQAブック』）

家族性パーキンソン病と若年性パーキンソン病

Point

- パーキンソン病には遺伝で発症する家族性のものがある
- 若年性パーキンソン病にはL-ドパがよく効くが、「ジスキネジア」が出やすい
- 若年性パーキンソン病は「歩行障害」ではじまることが多い

わずかだが、遺伝で発症するパーキンソン病もある

ほとんどのパーキンソン病は非遺伝性（孤発性《こはつ》）ですが、5～10％の患者さんには家族歴があり、遺伝性と考えられています。これを**家族性（遺伝性）パーキンソン病**といいます。

パーキンソン病の原因となる遺伝子はいくつか見つかっていますが、そのうちの一つは劣性遺伝の原因遺伝子で、日本の研究者によって発見され、「パーキン」と名づけられています。

日本では劣性遺伝での家族性パーキンソン病が多く、20代で発症する人も少なくありません。

最初に出る症状としては、「歩行障害」が多く、振戦（ふるえ）ではじまることはあまりありません。

睡眠によって症状の改善が見られるという特徴があります（**睡眠効果**）。

パーキンソン病の遺伝子が今後さらに多く見つかれば、病気の原因解明にもつながり、遺伝子治療も含め、新たな治療法の開発が期待されます。

若年性パーキンソン病はL-ドパがよく効く

日本では、40歳以下の若年層に発症した場合を**若年性《じゃくねん》パーキンソン病（若年性パーキンソニズム）**と呼んでいます。パーキンソン病全体の約10％を占めます。

若年性パーキンソン病と、中高年に発症する一般的なパーキンソン病との違いについては、まだはっきりとは解明されていません。

若年性パーキンソン病には次のような特徴があります。

- 病気の進行がゆるやかである。
- 薬（L－ドパ）がよく効き、しかも中年以降に発症するパーキンソン病とくらべ、一般的に薬の使用量は少なくてすむ。
- 薬によるジスキネジア（不随意運動。無意識に手足がふるえてしまう）が出やすい。

- 初発症状としては歩行障害が多く、振戦（ふるえ）は少ない。
- 物忘れなどの認知機能障害は認められない。
- 睡眠効果がはっきりしている（睡眠が深ければ薬もよく効き、睡眠が浅ければ薬の効き目も悪い）。

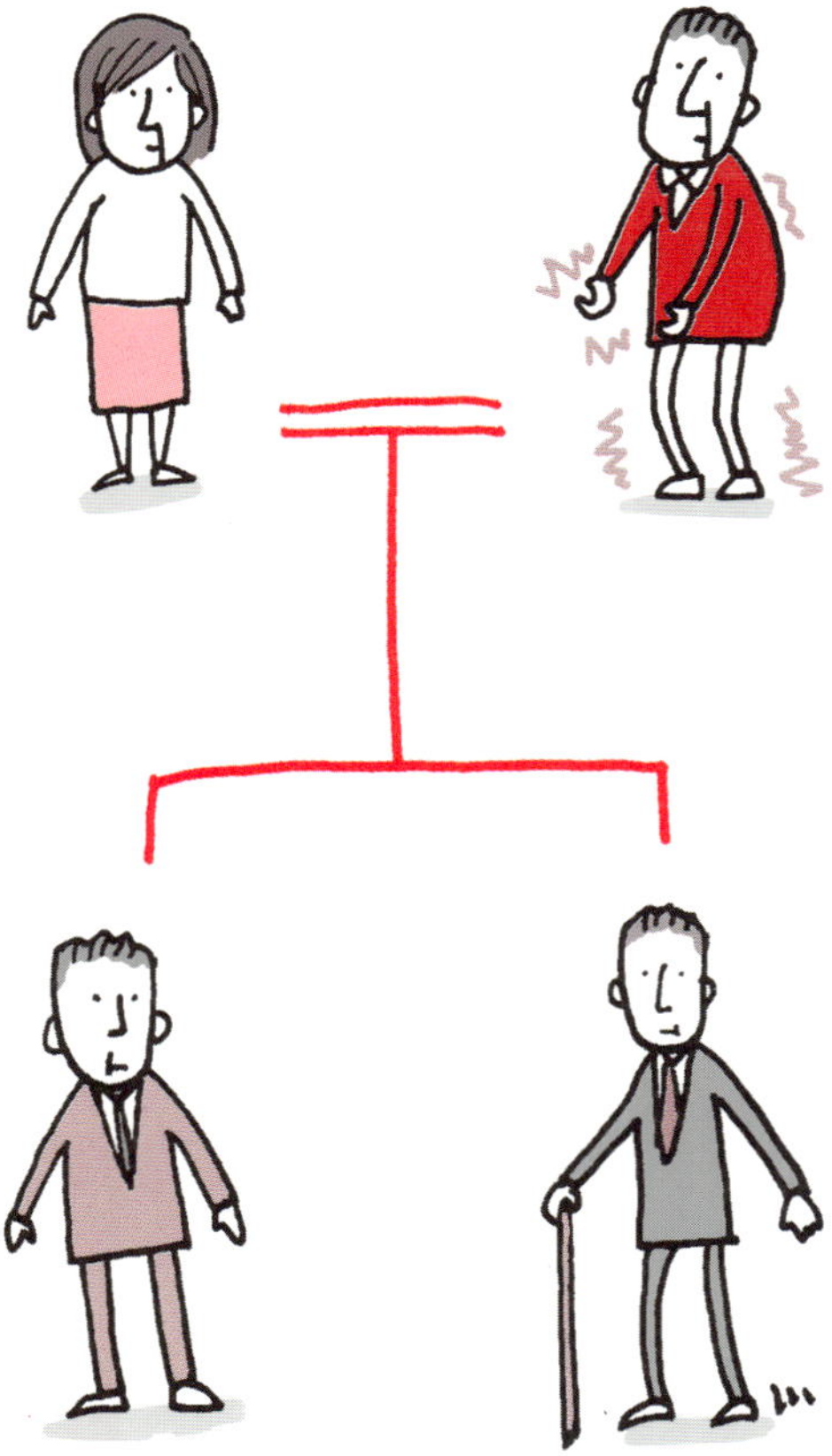

パーキンソン病には、わずかだが遺伝性のものがある

MEMO

優性遺伝と劣性遺伝

遺伝には、優性《ゆうせい》遺伝と劣性《れっせい》遺伝という2つのタイプがあります。それぞれのタイプによって、発症の仕方が異なります。

優性遺伝の場合…父母の双方から受け継いだそれぞれ1本ずつの染色体のうち、どちらか1本の染色体に異常があれば発症します。両親のうち、どちらか1人にパーキンソン病が発症していれば、その子供は50％の確率で発症します。

劣性遺伝の場合…2本の染色体に異常がなければ発症しませんが、1本の遺伝子のみが異常で、病気を発症していない人は保因者となります。両親のどちらかが保因者であっても、もう一方が保因者でなければ、子供は発症しません。両親とも保因者の場合は、子供が発症する確率は25％となります。

パーキンソン病の予後

Point
- ●予後は決して悪くない。病気と共存してふつうに暮らせる
- ●危険な誤嚥性肺炎などの合併症に気をつける
- ●希望が持てる新しい治療法も開発されつつある

適切な治療を受けることで天寿をまっとうできる

パーキンソン病は、残念ながら、いまのところ完治する病気ではありません。

ただし、適切な治療を行えば、ふつう、発症後10年ほどは、病気と共存しながら通常の生活を送ることが十分に可能です。

それ以後は、個人差がありますが、介助が必要になることもあります。しかし、**生命予後《よご》は決して悪くなく**、日常生活に不自由さはあっても、ほぼ天寿をまっとうすることができます。ただ、高齢者の場合は、脱水、栄養障害、悪性症候群になりやすいので、注意が必要です。

合併症の有無が予後を左右する

予後は、長期臥床《がしょう》生活となってからの合併症の有無によっても大きく左右されます。

嚥下《えんげ》障害による誤嚥《ごえん》性肺炎などの感染症が直接の死因となることも多いので、日常生活の中で適切なケアが受けられるかどうかが重要なポイントとなります。

iPS細胞を使った再生医療などの可能性

現在、パーキンソン病が進んだ脳に、患者自身の皮膚などからiPS細胞（人工多能性幹《かん》細胞）をつくり、それを移植して根治を目ざす再生医療や、ドパミンをつくるのに必要な遺伝子を線条体に導入して内因性ドパミンの産生を促す遺伝子治療など、いくつかの有望な治療法の研究が進められています。

第2章

パーキンソン病の検査と診断

気になる症状があったら脳神経内科の専門医へ

Point

- 適切な治療を受けるためにも、脳神経内科の専門医に早くみてもらうことが大切
- それぞれの患者さんに一番合った治療方針を立てられるのも専門医ならでは
- 近くに専門医がいない場合には、専門医のいる病院と連携して

専門医による的確な診断が大切

17ページにあげたような気になる症状があったら、**できるだけ早く脳神経内科（あるいは神経内科）のパーキンソン病の専門医を受診**しましょう。

なぜ、はじめから専門医を受診することが大切かといいますと、①パーキンソン病は、早期発見・早期治療が、病気の進行を遅らせるためには非常に重要なので、症状がパーキンソン病からくるものなのか、それともパーキンソン病と似たような症状があらわれるほかの病気のものなのかを早急に見きわめる必要があること、②パーキンソン病の治療は長期間にわたるため、豊富な臨床経験を持つ専門医による適切な治療計画が不可欠、といった理由があるからです。

また、パーキンソン病の治療は薬物療法が中心となりますが、使用する薬は患者さんによって異なり、医師は一人一人の患者さんの症状をみながら、ベストの薬を選択しなければなりません。それぞれの患者さんにいちばん合った治療方針を決めることができるのも、専門医ならではです。

パーキンソン病の治療は、定期的に通院する必要があります。もし、近くにパーキンソン病の専門医のいる病院がないような場合には、少し遠くても、まず診断を専門医で受けて、近くの適切な医師を紹介してもらうとよいでしょう。専門医に使用する薬の量や種類などの治療方針を決めてもらえば、その後の経過観察や、薬を受け取るために通院するのは近くの病院でもかまいません。

■パーキンソン病の診断の流れ

受　診

- 問診（自覚症状、薬剤歴、家族歴など）
- 神経学的診察（４大症状の有無、非運動症状の有無）

↓

パーキンソン病の疑いあり

↓

薬剤性パーキンソン症候群の否定

- 形態画像検査（脳ＭＲＩなど）
- 自律神経症状の有無

↓

**血管性パーキンソン症候群、
その他のパーキンソニズムの鑑別**

- ＭＩＢＧ心筋シンチグラフィなど

↓

異常があればパーキンソン病の可能性

- 確定するための診断的投薬

↓

パーキンソニズムの改善があれば

↓

パーキンソン病と診断

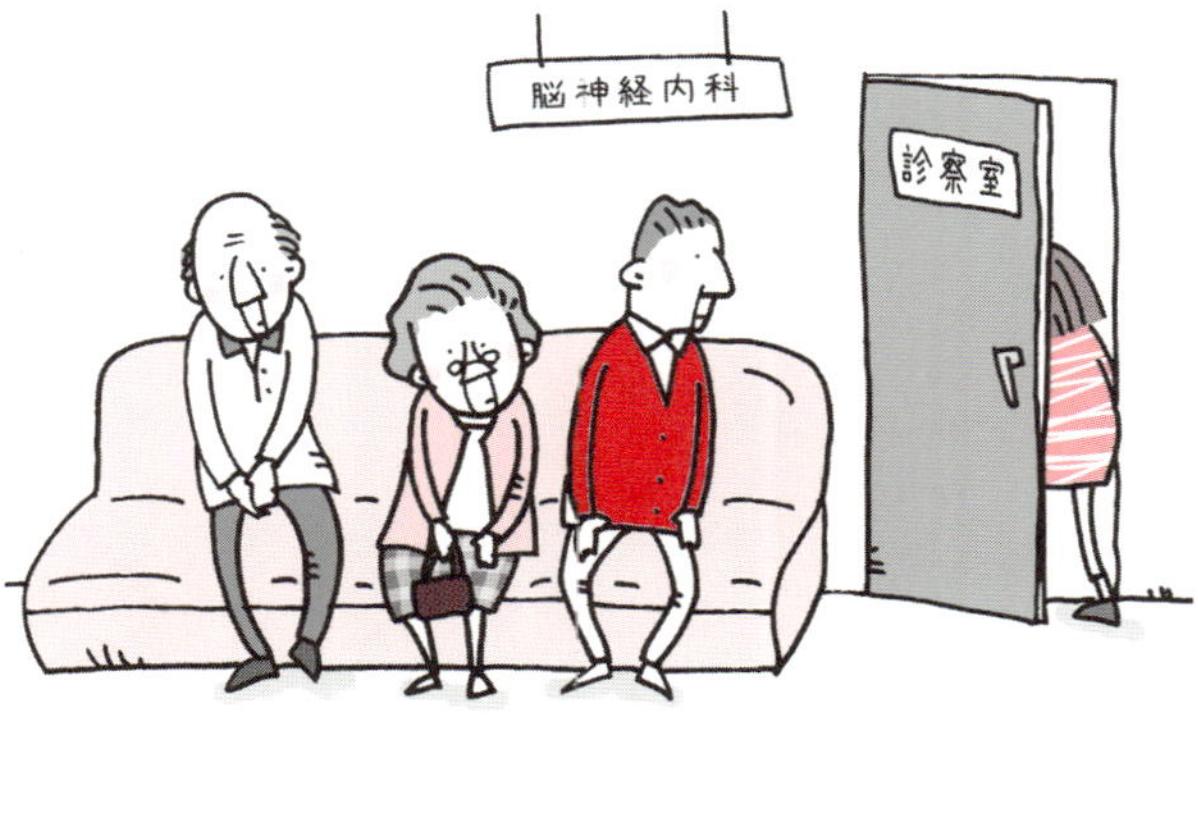

脳神経内科の専門医は、「日本神経学会」のホームページでも探すことができます。

なお、同じ「神経」という名前がついていても、「精神神経科」は心の病気を扱う診療科ですので、まちがわないようにしましょう。

検査と診断はこのように行われる

Point

- 診断は問診と神経学的な診察が基本。診察はできれば家族もいっしょに
- 画像検査は「別の病気」でないかどうかを調べるために行われる
- 心臓の交感神経の働きを見る「MIBG心筋シンチグラフィ」は有効な検査法

一般的な検査では異常が見つからない

パーキンソン病は、中脳《ちゅうのう》の**黒質**《こくしつ》と呼ばれる神経細胞の変性が原因で起こる病気です。そのため、血液検査や尿検査などの一般的な検査や、脳CT、脳MRIなどの脳の形態画像検査では異常を見つけることができません。

したがって、パーキンソン病の診断では、専門医による問診と神経学的な診察が非常に重要となります。

問診で聞かれること

問診では、次のようなことが聞かれます。

●いつ、どのような症状で気づいたか。

●自覚症状として、手足のふるえ（振戦）は体の左右のどちらからはじまったか。

●自分で歩きにくさを感じたのは、いつごろからか。

●日常生活で何か困っていること（症状）はないか。

●脳炎にかかったことはないか。頭部に外傷を負ったことはないか。

●現在、何か服用している薬はないか。あれば、その薬剤名と1日の総量（薬剤歴）。

●薬のアレルギーがあるか。あれば、その薬の名前。

●家族や親類にパーキンソン病の人はいないか（家族歴）。

パーキンソン病では、本人が気づいていない症状もありますので、できれば家族もいっしょに受診し、家族の目から見た症状を医師に伝えられればベストです。

■パーキンソン病の主な症状

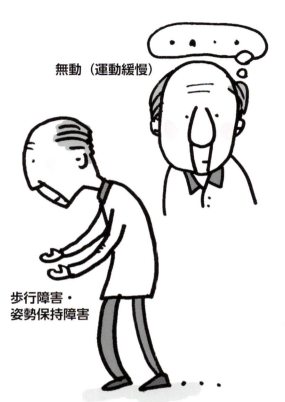

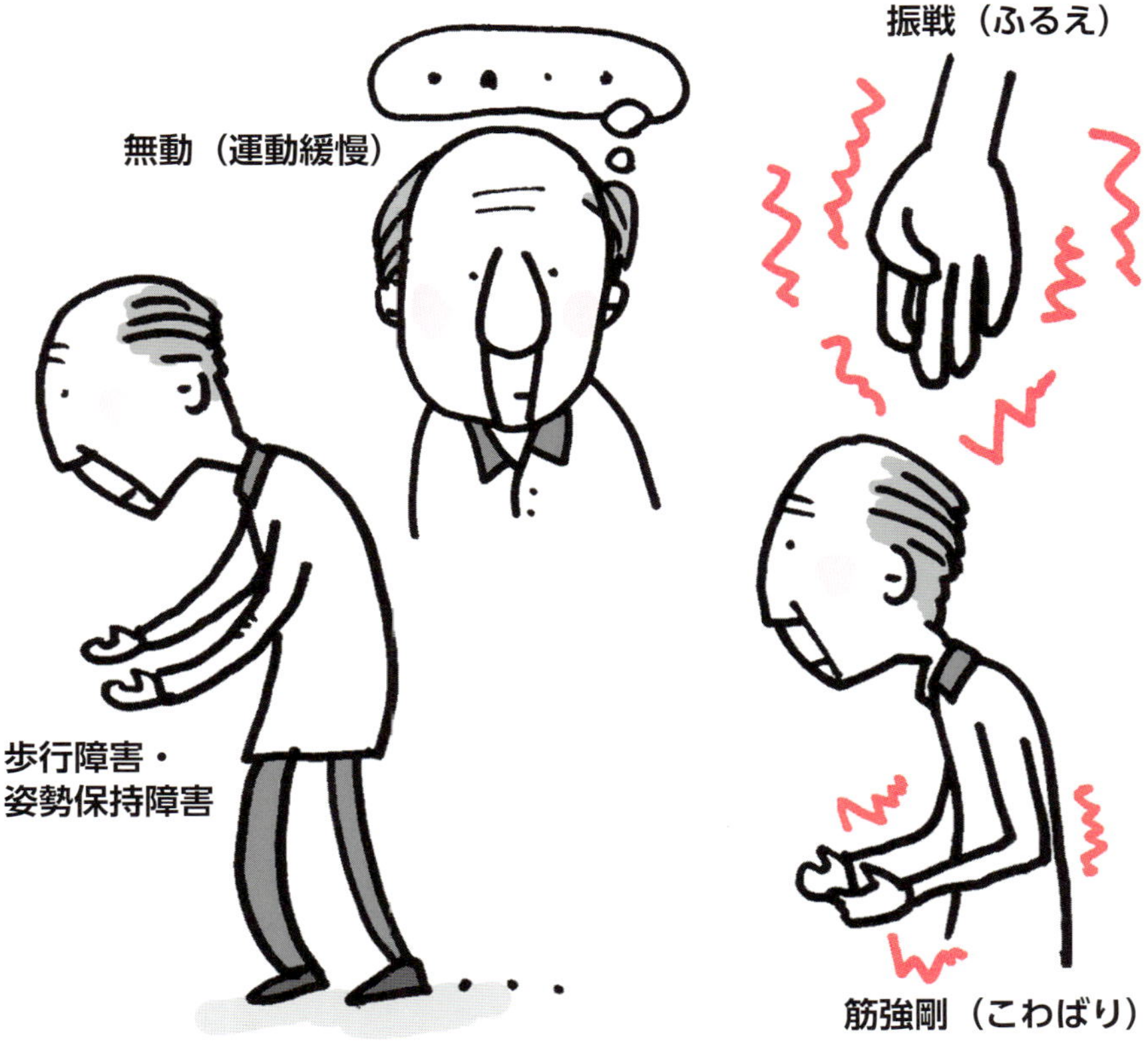

それが無理な場合には、受診の前に、はたから見てどのような状態だったかを家族や周囲の人に聞いて、それをメモして持参するとよいでしょう。

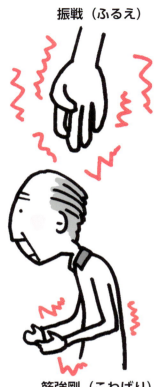

静止時振戦があるかどうかが重要なポイント

神経学的な診察は、患者さんの神経系がどのような状態にあるのかを調べるものです。パーキンソン病特有の運動症状や非運動症状があらわれていないかどうかを、患者さんの目の動きから足の先まで、丹念にチェックします。

●振戦（ふるえ）…手、足、あごや首、体全体などに起こるパーキンソン病の「ふるえ」は、体の左右どちらかにより強く出るのが一般的です。また、パーキンソン病のふるえは、静止時（動作をしていないとき）に強くふるえ、何か動作をすると軽くなったり消失したりするのが特徴です。病理学的な裏付けのあるパーキンソン病の患者さん100人のうち、振戦を初発症状として発症した例は約70%という報告があります。

ただし、初期にふるえの症状が出ないケースもありますので、注意が必要です。

●**筋強剛《きんきょうごう》（こわばり）**…筋強剛は、患者さん自身では気づきにくい症状ですが、診察で患者さんの腕をひじのところで曲げたり伸ばしたりすると、医師にはそのこわばりを感じることができます。

筋強剛は筋肉の緊張が高まっている状態の一つで、パーキンソン病では、ギコギコと歯車のように感じますが（歯車現象）、これはほかの病気と区別するための重要な所見となります。

●**無動《むどう》（運動緩慢）**…運動（動作）が緩慢《かんまん》になっていないかどうか、また、顔の表情、目や舌の動きなどを見ます。

●**歩行障害・姿勢保持障害**…歩き方が、つま先から足を出す「すり足歩行」になっていないかどうか注意します。また、後方に転倒しやすくなる「後方突進」がないかどうかも見ます。

これらの症状のうち、運動緩慢（必須）と、静止時振戦か筋強剛のどちらか一つ、あるいは両方があればパーキンソニズムがあると考えます。

その上で、問診で聞いた病歴や服薬歴などにもとづいて、薬剤性パーキンソン症候群を鑑別します。

神経学的な診察では非運動症状のチェックも重要

さらに、パーキンソン病の診察では、運動症状だけでなく、非運動症状についても聞くことが大切です。

特に、**嗅覚低下・レム睡眠行動障害・便秘**は、運動症状が出る前からあらわれることが多いので、診断のための重要な所見となります。

ほかに、

●入眠困難や中途覚醒の有無。

●夜間の排尿の回数。そのほかの排尿障害の有無。

●急に立ち上がったときに立ちくらみしないか（起立性低血圧）。

といったことなども確かめます。

画像検査は類似疾患の鑑別に有効

あらわれている症状がパーキンソニズムであった場合には、診断は比較的スムーズにつきますが、パーキンソン病とよく似た病気の可能性がある場合には、血液検査や、脳MRIなどの画像検査などを用いて、ほかの病気を除外（鑑別）して、正確な診断をつけます。

病気がちがえば、当然、治療法も異なりますので、この鑑別診断は非常に重要です。

パーキンソン病では、脳CTや脳MRIなどの形態画像検査では、特に異常は認められません。パーキンソン病の病因となる脳の黒質細胞はかなり小さいので、MRIなどで見ても細胞の破壊が確認できないからです。

ただし、血管性パーキンソン症候群、パーキンソニズム優位の多系統萎縮症（MSA－P）、進行性核上《かくじょう》性麻痺《せいまひ》（PSP）、大脳皮質基底核《きていかく》変性症（CBD）、特発性正常圧水《すい》頭《とう》症などの病気は、MRIなどの検査で脳に異変が見つかる場合がありますので、MRIはこうしたパーキンソン病の類縁疾患鑑別には有効な検査です。

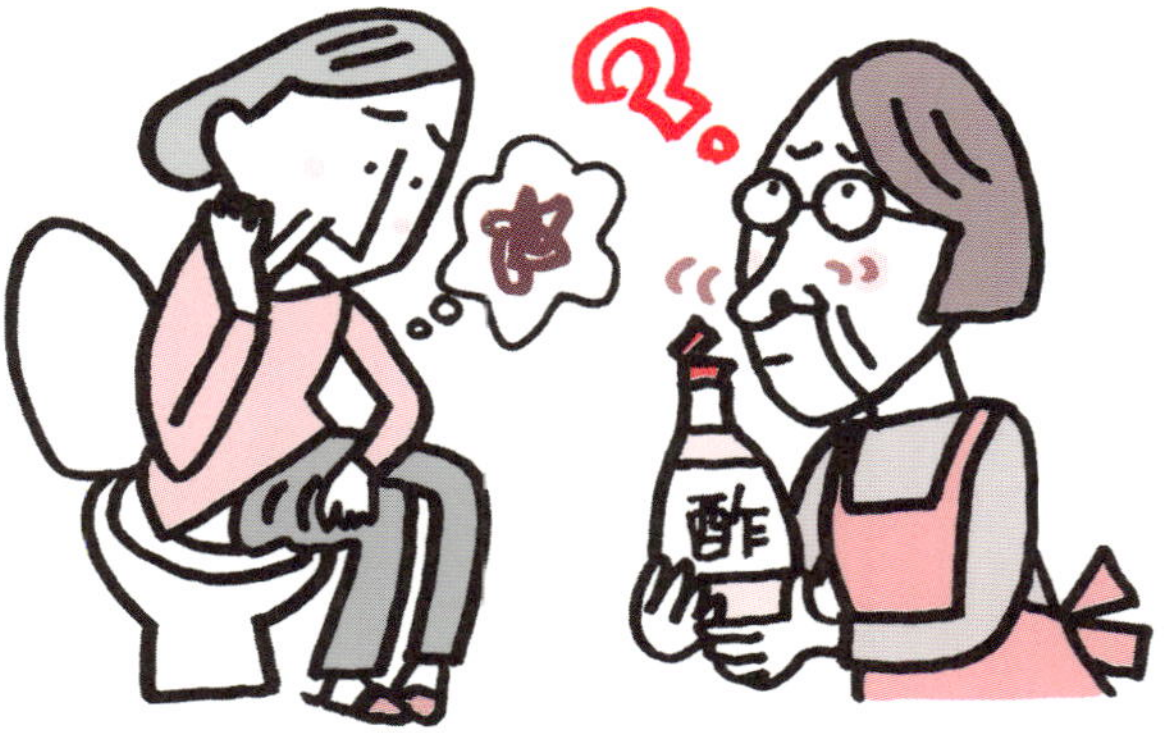

診断にあたり、便秘と嗅覚低下は重要なポイント

核医学検査

核医学検査は、RI検査（アイソトープ検査）とも呼ばれ、特定の臓器（組織）に集まりやすい性質を持

MEMO

特発性正常圧水頭症

脳内には、脳を保護するための脳脊髄液《せきずい》（髄液）が脳室から分泌され、くも膜下腔を流れて硬膜へ吸収されています。

血腫が流れをさまたげるなど、何らかの原因で髄液が脳室内にたまった状態を水頭症といいますが、原因が特定できずに、髄液圧は正常範囲でありながら、脳室に髄液が過剰にたまる病気を特発性正常圧水頭症といいます。「特発性」とは、原因が不明という意味です。

特発性正常圧水頭症は、歩行障害をともない、認知機能障害や尿失禁などを合併することもあります。

特発性正常圧水頭症は高齢者に多く、日本での患者さんは、人口10万人あたり250人以上と推察されています（アルツハイマー病は10万人あたり約1000人）。

った放射性の薬品を患者さんに投与して調べる方法です。

　投与された薬品が目的の臓器（組織）に集まったところで、そこから放出される放射線（ガンマ線）を専用のガンマカメラ、あるいはPETカメラを用いて体外から検出し、その分布を画像化します。放射性の薬品の分布を画像化することを「シンチグラフィ」といい、得られた画像を「シンチグラム」といいます。核医学検査は、臓器（組織）の形態だけでなく、機能や代謝状態などを調べることができます。

●MIBG心筋シンチグラフィ

　MIBG心筋シンチグラフィは、MIBG（メタヨードベンジルグアニジン）という物質を心臓の筋肉（心筋）に取り込ませて、心臓の交感神経の働きを見るものです。

　心臓の交感神経の機能が正常であれば、MIBGが心臓に集積しますが、パーキンソン病では、心臓の交感神経の働きが低下していることが多いので、MIBGの集積が低下します。

　この特徴を利用して診断する検査方法で、パーキンソン病とそのほかのパーキンソン症候群との鑑別に非常に有効です。

●DATシンチグラフィ

　DAT（ドパミントランスポーター）シンチグラフィは、線条体にあるドパミン神経細胞終末部にある構造物のDATを画像化する核医学検査で、黒質線条体ドパミン神経の変性を感度高く評価することができます。

　ただし、パーキンソン病の早期診断には有効ですが、パーキンソン病とそのほかの黒質線条体系の変性をともなうパーキンソン症候群との鑑別はむずかしいとされています。

●脳血流シンチグラフィ

　脳血流シンチグラフィは、脳の各部位の血流状態や働きを見る検査です。脳の血流が少ないところはないか、逆に多すぎるところはないかなどを調べることで、脳CTや脳MRIではとらえられない早期の脳血管障害や認知症、精神疾患、てんかんなどの脳の病気の診断、病状の評価、治療効果の判定に有効です。

　パーキンソン病の初期では、特に脳の血流に異常は見られないため、ほかの病気（パーキンソニズム優位の多系統萎縮症〈MSA〉など）との鑑別に用いられます。

そのほかの補助的検査

●経頭蓋《けいとうがい》超音波検査

　超音波（エコー）を使って、頭蓋内を調べる検査です。プローブ（超音波を出す部分）を側頭骨に密着させて行います。パーキンソン病の場

MIBGシンチグラフィ

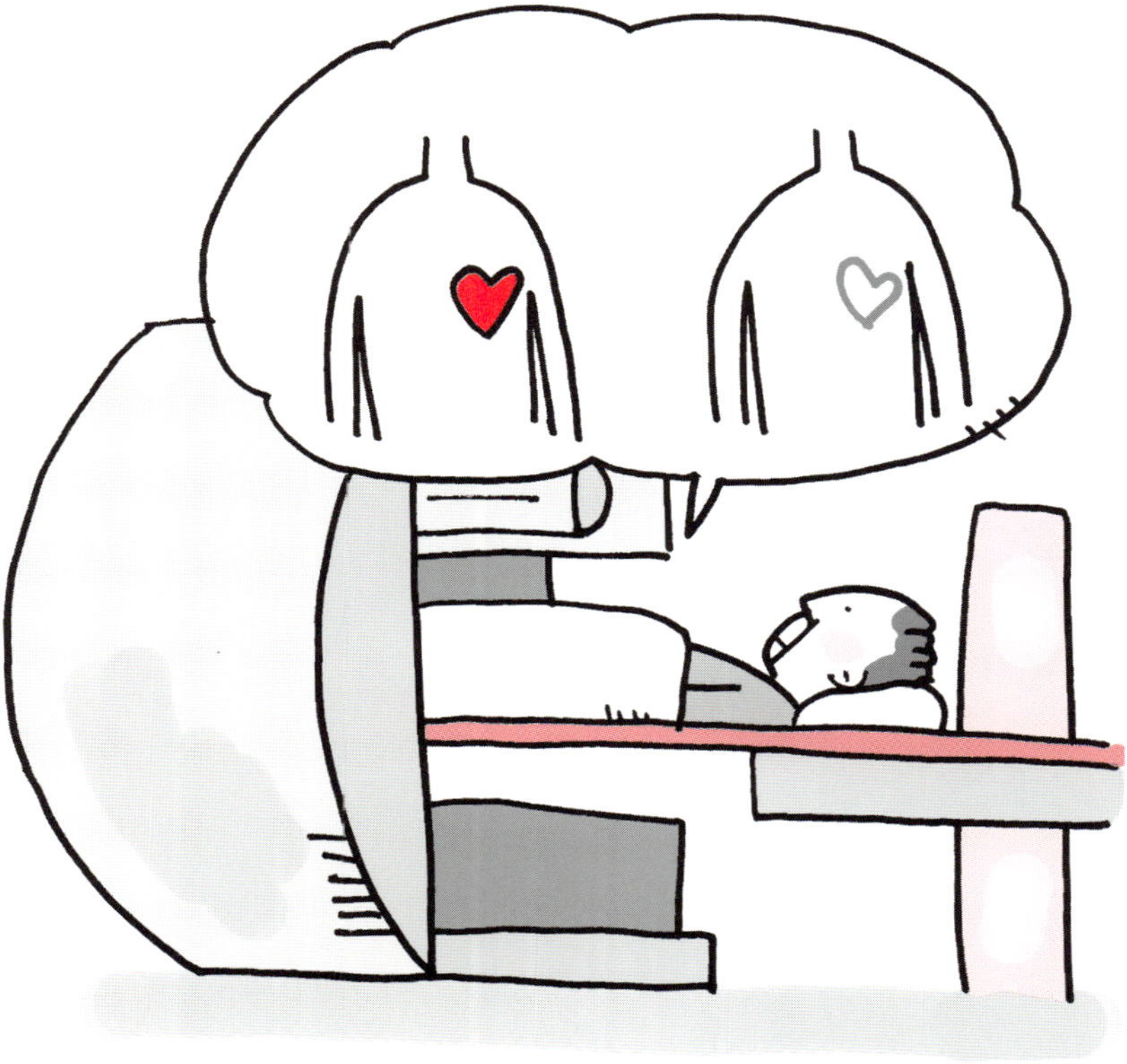

正常な場合は、MIBG が心臓の筋肉（心筋）に取り込まれ、画像にあらわれるが、パーキンソン病の場合は MIBG の集積が低下するので、通常写る心臓が写らない

合は、黒質《こくしつ》が高輝度《こうきど》（明るく輝いて見える）に描き出されます。正常な場合には認められないので、鑑別診断に用いられます。

ただし、わが国では、側頭骨の厚みや骨粗鬆症の併存のある高齢女性では、中脳の観察がむずかしく、検査ができない場合があります。

●嗅覚検査

嗅覚《きゅうかく》障害は、便秘とともに、パーキンソン病の前駆症状として、最近、注目されている症状です。嗅覚を調べる検査法にはさまざまなものがありますが、わが国では、「OSIT－J」という日本で開発された日本人向けの嗅覚検査法が広く用いられています。

パーキンソン病と確定できない場合は「診断的投薬」も

さまざまな検査をしてもパーキンソン病と確定できない場合には、パ

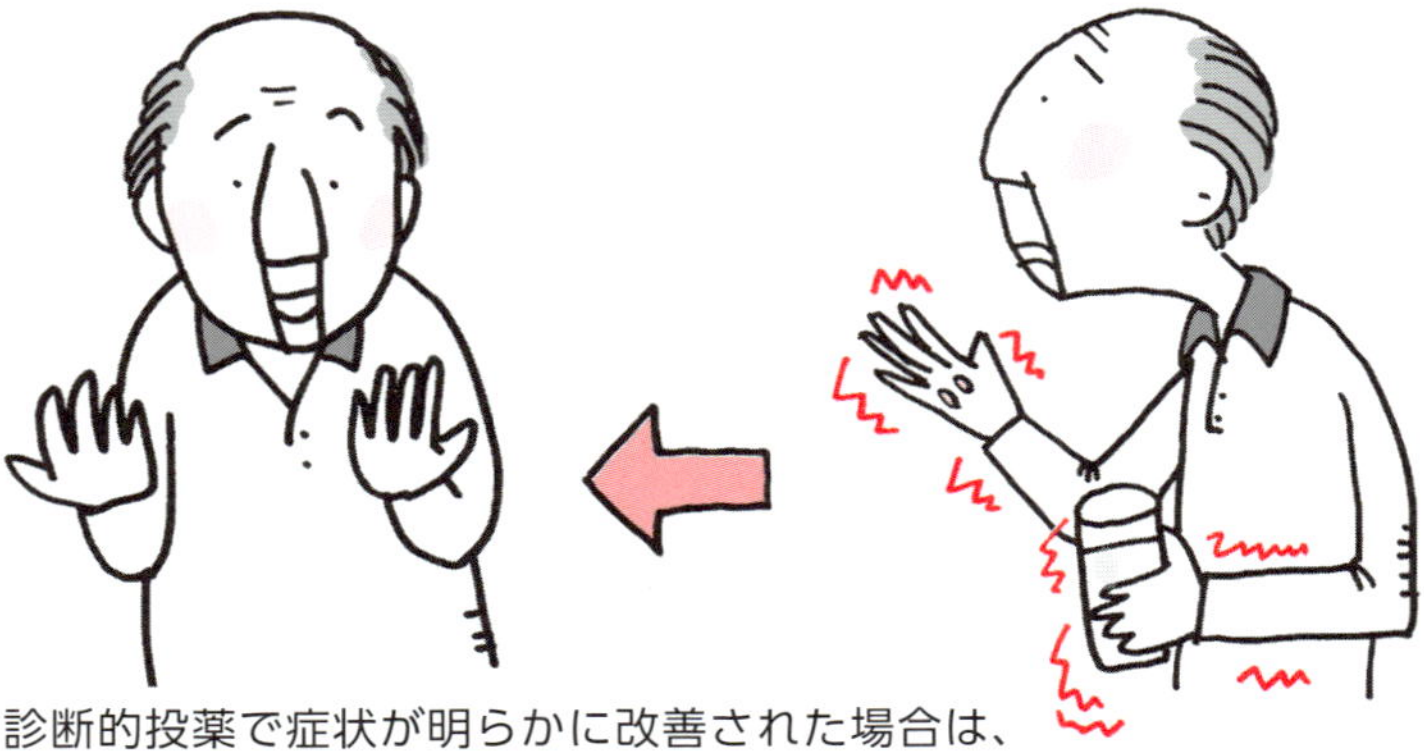

診断的投薬で症状が明らかに改善された場合は、
ほぼパーキンソン病と診断することができる

ーキンソン病の薬（主にL－ドパ）を治療をかねて飲んでもらい、それで明らかに症状が改善されれば、ほぼ確実にパーキンソン病と診断することができます。これを**診断的投薬**といいます。

薬の効果があらわれる期間は、個人差はありますが、およそ1～2週間です。ふるえがなくなったか、歩行状態が改善できたか、などが判断の目安となります。

もしも1カ月ほどたっても薬の効果があらわれない場合は、パーキンソン病の可能性は少ないと考えられます。**パーキンソン症候群の場合には、パーキンソン病の薬の効果は限定的だからです。**

その場合には、別の薬による治療がはじまります。

ただし、パーキンソン病の薬は統合失調症の症状を悪化させる可能性がありますので、統合失調症の薬とパーキンソン病の薬をいっしょに飲むときには注意が必要です。

パーキンソン病の診断基準

パーキンソン病の治療薬を「診断的投薬」してみても、はっきりとパーキンソン病と確定できない場合には、「経過観察」をしながら、慎重に見きわめていくことになります。

このように、パーキンソン病の診断は非常にむずかしく、確定までに時間がかかる場合も少なくありません。

パーキンソン病を診断するときの目安となるものに、厚生労働省がつくった診断基準（次ページ）があります。基本的には、ここに示されている4つの基準を満たせばパーキンソン病と診断されます。

■ パーキンソン病の診断基準

《診断基準》

以下の診断基準を満たすものを対象とする（疑い症例は対象としない）。

---

1 **パーキンソニズムがある。※1**

2 **脳ＣＴまたはＭＲＩに特異的異常がない。※2**

3 **パーキンソニズムを起こす薬物・毒物を服用していない。**

4 **抗パーキンソン病薬によりパーキンソニズムに改善が見られる。※3**

以上４項目を満たした場合、パーキンソン病と診断する。

なお、１、２、３は満たすが、薬物反応を未検討の症例は、パーキンソン病疑い症例とする。

※１　パーキンソニズムの定義は、次のいずれかに該当する場合とする。
（１）典型的な左右差のある静止時振戦（毎秒４～６回）がある。
（２）歯車様強剛、動作緩慢、姿勢保持障害のうち２つ以上が存在する。

※２　脳ＣＴまたはＭＲＩにおける特異的異常とは、多発脳梗塞、被殻《ひかく》萎縮《いしゅく》、脳幹萎縮、著明な脳室拡大、著明な大脳萎縮など、ほかの原因によるパーキンソニズムであることを明らかに示す所見の存在をいう。

※３　薬物に対する反応は、できるだけドパミンアゴニスト、またはＬ-ドパ製剤により判定することが望ましい。

（厚生労働省「平成27年1月1日施行の指定難病　パーキンソン病　概要　診断基準等」より一部改変）

病気の進行度は人によって異なる

Point

- パーキンソン病がたどる経過をヤール重症度分類で見る
- ヤール重症度Ⅲ以上、生活機能障害度Ⅱ以上は「難病」認定の対象
- 重症度や障害度は、病気を冷静に判断し、治療に前向きに取り組むための指標

進行度を示す「ヤール重症度分類」

パーキンソン病は、罹病《りびょう》期間が長くなるに従って次第に症状が進行していく疾患ですが、症状の進行の速度は、患者さんによって異なります。非常にゆっくりと進んでいく場合もあれば、すぐに進行してしまう人もいます。

しかし、病気の進むスピードは人によってちがっても、どのような経過をたどっていくのかは、おおよそわかっています。

症状の程度を見たり、治療の方針をたてるときに役立つ指標に「**ホーン・ヤールの重症度分類**（**通称「ヤール重症度〈分類〉**）」というものがあります。これは、ホーン医師とヤール医師が作成した分類のことです。

ヤールの重症度分類は、パーキンソン病の進行度をあらわす分類としてよく使われており、症状がごく軽い重症度Ⅰから、全面的に介助が必要な重症度Ⅴまで分かれています。病気の重さや治療の成果を見るための指標となります。

また、似たような分類に「**生活機能障害度**」があります。これは、自分でどのくらいまで生活できるかを示したもので、進行度に応じてⅠ度からⅢ度まであります。

なお、ヤール重症度Ⅲ以上、生活機能障害度Ⅱ以上の場合は、「**難病**」の一つとして特定疾患医療費助成制度が受けられます。40歳以上なら介護保険も利用できます。

なぜ重症度の分類が必要なのか

ただ、ぜひ知っておいていただきたいのは、パーキンソン病になると、

すべての人が「ヤールの重症度分類」のように病気が進行していくわけではないということです。新しい薬も次々に開発されていますし、また治療の工夫によって、病気の症状改善も期待できるようになり、かなり長期間、日常生活に困らない状態を保てるようになっています。

また、患者さんの治療にあたっては、医師はできるだけヤール重症度のⅠ～Ⅱの状態、あるいはそれよりよい状態に保つことを目標としています。

ヤールの重症度分類は、治療の効果を検証するために役立つだけでなく、患者さんの症状の程度を明確にすることによって、本人ならびに家族が、どのように病気に対処していったらよいかの判断材料をあたえてくれます。つまり、この分類は、医師にとってだけでなく、病気と前向きに向き合う本人や家族のための指標でもあるわけです。ですから、決して「いずれは自分もこうなってしまうのか」と悲観的に見ないようにしましょう。

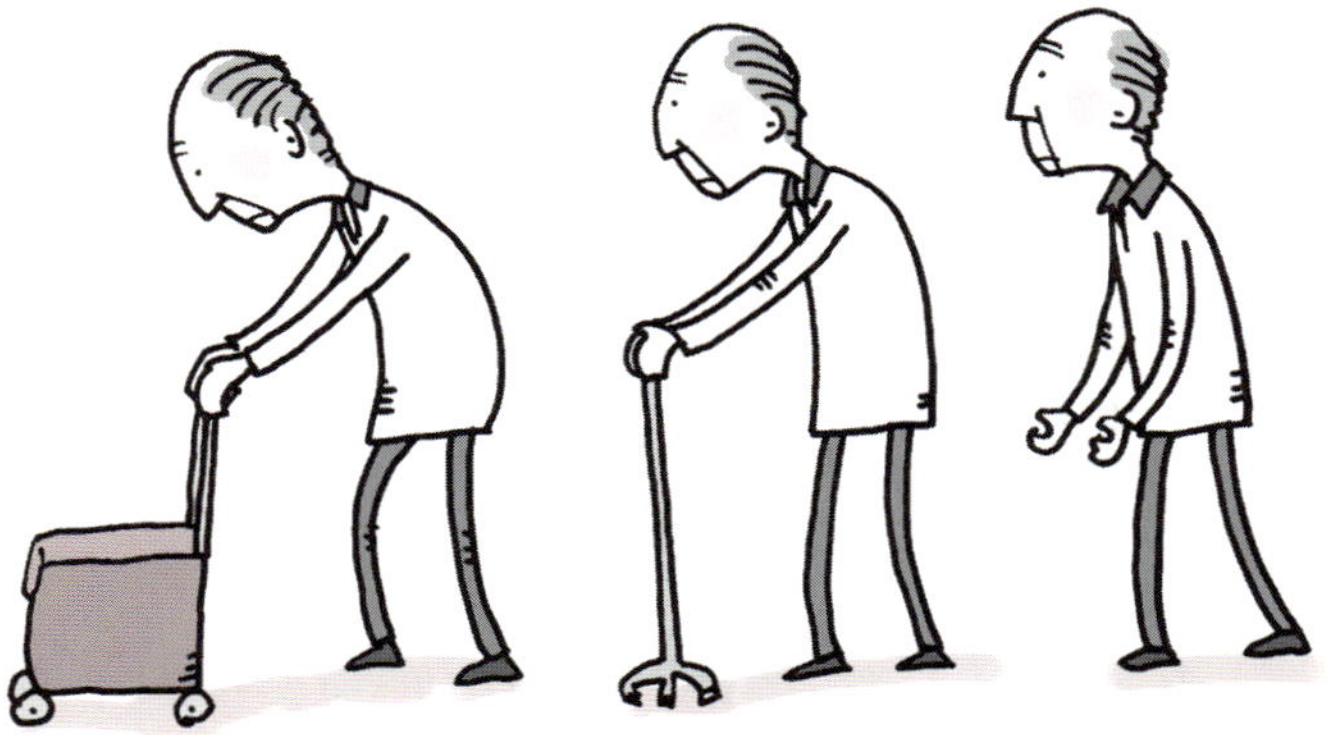

症状の進み方は人によって異なる

MEMO

寝たきりになると心配なこと

ヤール重症度がⅤ度となり、寝たきりの生活となると、次のような合併症が起こりやすくなりますので、家族は気をつけることが大切です。

●**床ずれ**…寝たきりの状態になると、床ずれ（褥瘡《じょくそう》）が起こりやすくなります。ふとんやマットとの間に皮膚がはさまれて血液の流れが悪くなり、その部分の皮膚が壊死《えし》状態になります。予防策としては、できれば2時間おきぐらいに体の位置を変えてあげます。朝起きたときに、床ずれができやすい場所に蒸しタオルなどをあてて、マッサージしてあげるのもよい方法です。

●**拘縮《こうしゅく》**…これは関節が変形したまま固まってしまう状態です。手足はますます動かしにくくなり、介護もしづらく、床ずれもできやすくなります。

■ パーキンソン病のヤール重症度分類と生活機能障害度

<table>
<tr><th colspan="2">ヤール重症度</th><th colspan="2">生活機能障害度</th></tr>
<tr><td>Ⅰ度</td><td>●手足の左右どちらかだけに症状（ふるえ・筋強剛）がある
●機能障害はほとんどないか、あってもごく軽い</td><td rowspan="2">Ⅰ度</td><td rowspan="2">●日常生活、通院にはほとんど介助を必要としない
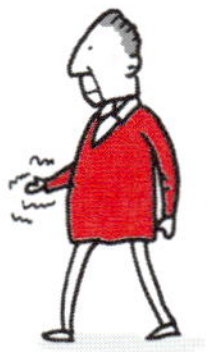</td></tr>
<tr><td>Ⅱ度</td><td>●症状が左右両側に出るため、日常生活がやや不便になる
●すばやい動作ができなくなる
●歩くときの姿勢が前かがみになる
●バランスが多少悪くなってつまずくことが多くなるが、姿勢保持障害はない</td></tr>
<tr><td>Ⅲ度</td><td>●ふるえ、こわばり（筋強剛）、無動･寡動、歩行･姿勢保持障害など、４大症状の多くが見られる
●パーキンソン病特有の歩き方（すくみ足・小刻み歩行・突進現象など）になる
●立ち上がるときや体の向きを変えるときに不安定になる
●活動はある程度制限されるが、一人での生活は可能である</td><td rowspan="2">Ⅱ度</td><td rowspan="2">●日常生活、通院に介助が部分的に必要となる
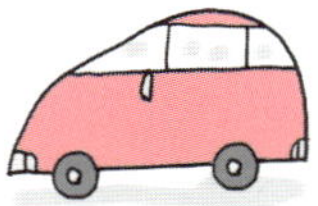
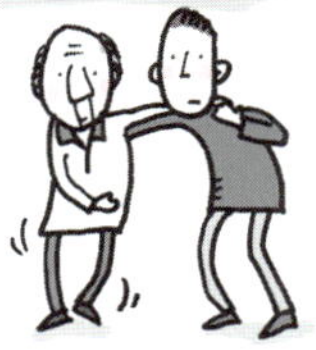</td></tr>
<tr><td>Ⅳ度</td><td>●重篤な機能障害があり、一人での生活は困難となる
●立つこと、歩くことなどの動作は、かろうじて可能である
●外出には介助が必要となる</td></tr>
<tr><td>Ⅴ度</td><td>●自力で立ったり歩いたりすることができなくなり、車イスが必要となる
●抑揚のない小声でぼそぼそしゃべる、どもりがちになる、次第に早口になる、などの言語障害も進む
●日常生活は全面的に介助が必要となる
●ベッドで寝ていることが多くなる
●呼吸器感染症（肺炎など）､尿路感染症（膀胱炎、腎盂腎炎など）の合併症も起こりやすくなる</td><td>Ⅲ度</td><td>●日常生活に全面的な介助が必要となり、自力での歩行･起立ができない</td></tr>
</table>

第3章

パーキンソン病の薬物療法

パーキンソン病治療の基本は薬物療法

Point
- パーキンソン病治療薬の中心はL-ドパとドパミンアゴニスト
- 一人一人の症状に合わせて、さまざまな薬を組み合わせて使う
- 治療の質を高めるために「診療ガイドライン」を有効に活用する

治療の3つの柱

パーキンソン病の治療法には、薬物療法、リハビリテーション（運動療法）、手術療法の3つの柱があります。その中でも**基本となるのが薬物療法**です。

リハビリテーションは、薬を飲むにせよ手術を受けるにせよ、運動機能の回復や維持のためには必要な療法です。

手術療法は、薬物療法が限界にきている患者さんや、副作用のために薬が飲めない患者さんなどが主な対象となります。

一人一人の患者さんに合ったオーダーメード医療

パーキンソン病を完全に治せる薬は、残念ながらまだありません。薬物療法は、進行をできるだけ遅らせ、症状を上手にコントロールすることで、少しでも日常生活をしやすくすることを目ざすものです。

パーキンソン病は、進行の速さや、症状の種類や程度が、患者さんによって異なります。症状がちがえば、使う薬の種類や量も違う場合が少なくありません。したがって、治療法は、一人一人の患者さんに合わせた「オーダーメード医療」が原則となります。

薬物療法の中心となる薬は？

パーキンソン病は、脳内の神経伝達物質であるドパミンが、何らかの原因で減少してしまう病気です。薬物療法では、その**不足したドパミンの補充が治療の中心**となります。そのために中心的に使われる薬が、**L**

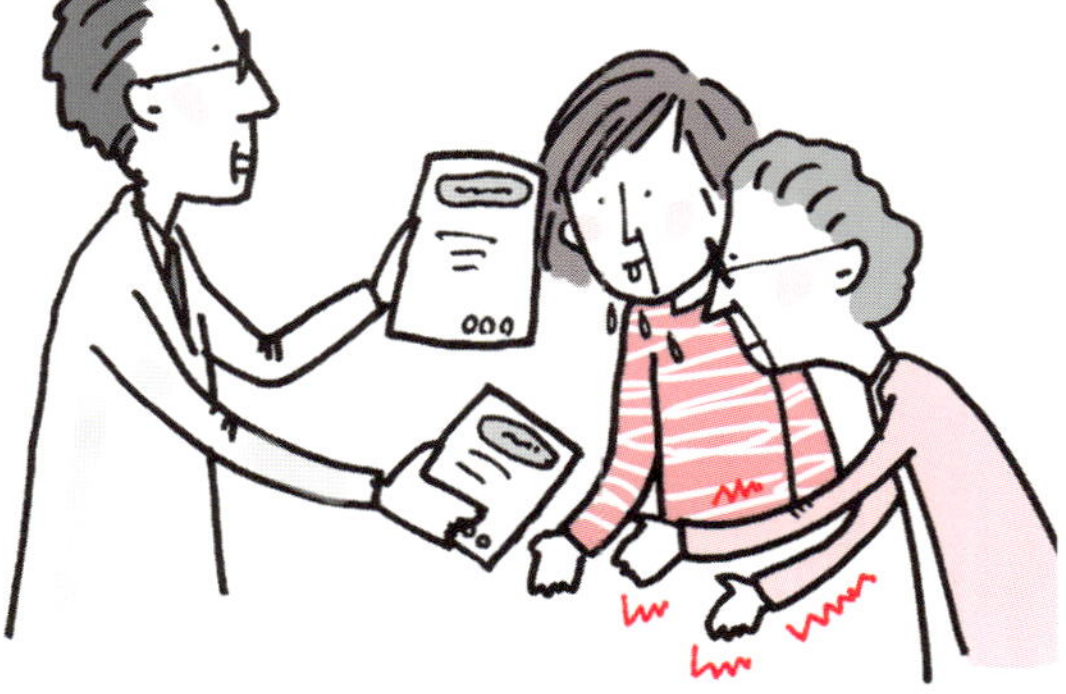
パーキンソン病の治療法は、
個々の患者さんによって異なる

-ドパ（レボドパ）と**ドパミンアゴニスト（ドパミン受容体刺激薬）**です。

ドパミン補充薬であるL-ドパは、パーキンソン病のさまざまな運動症状に効果があり、しかも飲んでから効果があらわれるまでの時間が短い（早く効果があらわれる）という利点があります。

一方、服用期間が長期におよぶと、薬の効いている時間が短くなり、一日のうちで症状がよくなったり悪くなったりをくり返す**ウェアリングオフ**や、薬が効きすぎて体が勝手に動いてしまう**ジスキネジア（不随意運動）**などの運動合併症があらわれることがあります。

ドパミンアゴニストは、ドパミンを受け取るドパミン受容体に結合して、ドパミンのように働く薬です。L-ドパとくらべると効果が弱く、効きはじめるまでに時間がかかるのですが、そのかわり**L-ドパより効果が持続する時間が長く、ウェアリングオフやジスキネジアがあらわれにくい**という利点があります。

そのほか補助的に使われる治療薬

そのほか、L-ドパやドパミンアゴニストを補助するために、次のような薬が使われることがあります（詳しくは78ページを参照）。

●MAOB阻害薬（セレギリン、ラサギリン）

脳内でドパミンを分解してしまう「MAOB《マオビー》（モノアミン酸化酵素B）」という酵素の働きを抑え、L-ドパの効果を長つづきさせる効果があります。L-ドパの効き目が短くなってきた場合などに併用します。

●COMT阻害薬（エンタカポン）

L-ドパを体内で分解してしまう「COMT《コムト》（カテコール-O-メチル基転移酵素）」という酵素の働きを抑え、脳に送られるL-ドパの量を増やすことで、効果を長つづきさせます。ウェアリングオフの改善に効果があります。

●ドパミン放出促進薬（アマンタジン）

ドパミンの放出を促す働きがあります。進行期のジスキネジアを抑制する効果があるといわれています。

●抗コリン薬（トリヘキシフェニジルなど）

抗パーキンソン病薬で最初に開発された薬です。脳内のドパミン量の減少によって相対的に高まったアセチルコリンの働きを抑える働きがあります。振戦（ふるえ）に有効とされますが、副作用として、高齢者では、記憶力低下（もの忘れ）、幻覚、せん妄などの症状が出ることがあります。

●ノルアドレナリン補充薬（ドロキシドパ）

ノルアドレナリンという神経伝達物質を増やす働きがあります。すくみ足や起立性低血圧の改善に効果があるとされています。副作用は比較的少ない薬ですが、運動症状改善効果は比較的弱いといわれます。

●レボドパ賦活薬（ゾニサミド）

もともとは抗てんかん薬として開発された薬です。進行期の運動症状を改善する効果があるといわれます。また、振戦にも有効です。

●アデノシン受容体拮抗薬（イストラデフィリン）

アデノシンＡ$_{2A}$受容体を選択的に阻害する作用を持つ、既存の抗パーキンソン病薬とはまったく作用の異なる薬です。進行期のウェアリングオフの「オフ」時間の短縮に効果があるとされます。

初期か進行期かで治療も異なる

パーキンソン病の治療は、初期(早期)か進行期かによって異なります。

初期とは、パーキンソン病の症状が出はじめているものの、まだL－ドパなどによる本格的な薬物療法を開始していない段階をいいます。

本格的な薬物療法とは、主要薬であるL－ドパやドパミンアゴニストによる治療のことを意味します。

初期の治療は、日常生活における支障の有無、年齢、認知機能障害の有無などによって異なってきます。

一方、進行期とは、すでに主要薬による治療をある程度の期間行っている患者さんが、次第に薬が効かなくなり、ウェアリングオフやジスキネジア、すくみ足などの症状があらわれてくる期間をいいます。主要薬のL－ドパは、非常に効果の高い薬ですが、長期間使用するといろいろな問題点や副作用が出てきます。そうした問題症状に対応するのが、進行期の治療の中心となります。

治療の目標をどこに置くか？

最初の目標としては、毎日の日常生活動作（食事・着替え・移動・排

■日本で使われている主なパーキンソン病治療薬

2019年1月現在

分類		薬剤名（一般名）	商品名	作用	効果・副作用
Lードパ含有製剤	Lードパ単剤	Lードパ（レボドパ）	●ドパストン ●ドパゾール	ドパミンを補充。	●パーキンソン病の4大症状のいずれにもよく効く。 ●早く効果があらわれる。 ●長期間使いつづけていると、薬が効かなくなる「ウェアリングオフ」や、薬が効きすぎて体が勝手に動いてしまう「ジスキネジア（不随意運動）」などの症状が出る場合がある。
	Lードパ+DCI合剤	Lードパ・カルビドパ	●メネシット ●ネオドパストン ●デュオドーパ		
		Lードパ・ベンセラジド	●マドパー ●イーシー・ドパール ●ネオドパゾール		
		Lードパ・カルビドパ・エンタカポン	●スタレボ		
ドパミンアゴニスト（ドパミン受容体刺激薬）	麦角系	ブロモクリプチン	●パーロデル	ドパミン受容体を刺激することで、Lードパと似た働きをする。	●Lードパとくらべると効果は弱いが、効果が持続する時間が長く、ウェアリングオフやジスキネジアも出にくい。 ●麦角系は血管収縮作用があるので、まれに副作用として心臓弁膜症や肺線維症があらわれる。 ●非麦角系では睡眠発作や日中過眠が起こりやすい。また、幻覚などの精神症状を誘発する可能性がある。
		ペルゴリド	●ペルマックス		
		カベルゴリン	●カバサール		
	非麦角系	プラミペキソール	●ビ・シフロール ●ミラペックス		
		ロピニロール	●レキップ		
		アポモルヒネ	●アポカイン		
		ロチゴチン	●ニュープロ		
抗コリン薬		トリヘキシフェニジル	●アーテン	アセチルコリン受容体の活動を抑制。	●Lードパほどではないが、振戦（ふるえ）のほか、筋強剛、無動などの症状にも効果がある。 ●高齢者ではもの忘れや幻覚、せん妄などの症状が出ることがある。 ●便秘を起こしやすい。
		ビペリデン	●アキネトン		
		ピロヘプチン	●トリモール		
		マザチコール	●ペントナ		
ドパミン放出促進薬		アマンタジン	●シンメトレル	ドパミンの放出を促進。	●ジスキネジアに有効。 ●副作用は少ないが、精神症状や幻覚を悪化させることがある。
MAOB阻害薬		セレギリン	●エフピー	Lードパの分解を阻害し、効果を高める。	●Lードパと併用することで、その働きを高める効果がある。 ●副作用としては不眠が多く見られる。 ●抗うつ薬などと併用すると、中毒作用が生じる。
		ラサギリン	●アジレクト		
COMT阻害薬		エンタカポン	●コムタン	Lードパの分解を阻害し、効果を長続きさせる。	●ウェアリングオフに有効。 ●副作用として、食欲不振、立ちくらみ、眠気などが起こることがある。
ノルアドレナリン補充薬		ドロキシドパ	●ドプス	ノルアドレナリンを補充。	●すくみ足や立ちくらみに効果があるとされる。
レボドパ賦活薬		ゾニサミド	●トレリーフ	MAOB阻害作用など。	●進行期の運動症状を改善する効果があるとされる。
アデノシン受容体拮抗薬		イストラデフィリン	●ノウリアスト	アデノシンA2A受容体を遮断。	●Lードパ治療中のウェアリングオフ改善。

泄・入浴など、生活を営む上で不可欠な基本的行動。ADLという）の中で、あまり不自由を感じないで生活ができる状態を目ざします。仕事を持っている人であれば、あまり人に遅れることなく仕事をこなせるか、主婦であれば家事があまりつらくなくこなせるか、といったことなどを目標に薬の量を決定します。退職して、あまり日常生活での活発な活動を必要としないような場合は、多少の不自由を感じるぐらいの薬の量でもいいでしょう。

　薬物治療をはじめて最初の5年ぐらいは、これらの目標をほぼ達成することができますが、それ以後になると、次第にこれらの目標を達成することがむずかしくなる場合もあります。その場合は、医師と相談しながら適切な対処法を選択します。

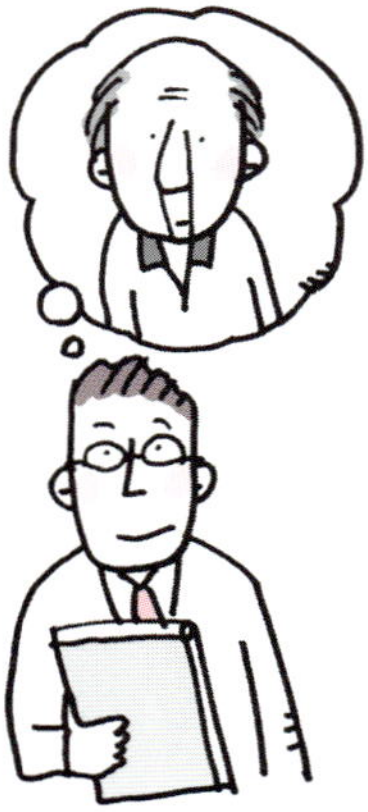

パーキンソン病の「診療ガイドライン」

　パーキンソン病の治療には、薬物療法のほかにも、リハビリテーション、手術療法、カウンセリングといった非薬物療法など、多くの治療法の選択肢があり、脳神経内科の専門医であっても、最適な治療法の選択には苦労します。

　その上、パーキンソン病の症状は、患者さん一人一人によって、その種類や程度（重症度）もさまざまです。

　そこで、どのような治療の進め方をすれば、それぞれの患者さんの症状が改善し、良好なQOL（生活の質）を比較的長期間維持できるのか、エビデンス（効果があることを示す証拠）に基づいた治療方針（指針）を示す必要があるとの考えから、日本神経学会による『パーキンソン病診療ガイドライン』（現在は2018年版）が作成されています。

「診療ガイドライン」の作成は、むずかしいパーキンソン病治療の質の向上を目ざすと同時に、全国どの医療機関でも標準的な治療が受けられることを目的の一つとしています。

　ただ、「診療ガイドライン」は、決して画一的な治療法をすすめるものではありません。前述したように、患者さんの症状はそれぞれまちまちであり、どんな治療法がもっとも適しているのかは、患者さんごとにちがっています。「診療ガイドライン」は、医師が患者さんとよく話し合いながら、**もっともよい治療法を選択するための参考書**として有効に活用されるべきものでしょう。

早期パーキンソン病の治療

Point

- 早く治療をはじめれば、その後の症状改善効果もよい
- 症状の程度、日常生活の不自由さ、仕事の状況などを見て開始薬を決める
- 基本的にはL-ドパで開始し、不十分ならドパミンアゴニストを追加する

いつから治療をはじめるか?

未治療のパーキンソン病の患者さんがいつから治療をはじめたらよいかについては、56ページで紹介した『パーキンソン病診療ガイドライン２０１８』では、「早期パーキンソン病を未治療のまま経過観察することのリスクを考慮し、特別な理由がない限り、**診断後できるだけ早期に治療開始することを推奨する**」としています。

早期に治療を開始することで、運動症状が改善することは明らかで、治療開始が遅れることで障害が固定する可能性があります。ただし、早期に治療を開始することのデメリットについては十分なエビデンスがないため、治療の開始に関しては、その効果と副作用、コスト（薬価）などのバランスを十分に考慮することが必要です。

治療開始の薬は何がよいか?

「ガイドライン」では、患者さんの年齢、運動症状の程度、合併症の有無などを勘案して治療を開始することを原則とし、高齢者（おおむね65歳以上）、精神症状、認知機能障害のあるケースなど、安全性に特に注意が必要な場合、および運動症状改善の必要性が高い場合は、原則的にＬ-ドパ（レボドパ）で治療を開始し、効果が不十分な場合は、Ｌ-ドパを増量、あるいはドパミンアゴニストまたはＭＡＯＢ阻害薬を追加するとしています。

非高齢者で、運動合併症のリスクが高い場合は、ドパミンアゴニストまたはＭＡＯＢ阻害薬で開始し、改

善が不十分な場合は、ドパミンアゴニストの増量、またはほかの薬剤（L－ドパなど）への変更、あるいは併用を考慮するとしています。

そのほかの抗パーキンソン病薬については、抗コリン薬、アマンタジン、ゾニサミド（単独使用は認められていない）などを初期治療に用いることもあります。

薬の適切な組み合わせが大切

ドパミンアゴニストは、末梢性《まっしょうせい》浮腫《ふしゅ》や日中過眠《にっちゅうかみん》、幻覚などの副作用があらわれやすく、さらに、麦角《ばっかく》系のドパミンアゴニストは心臓弁膜症などを引き起こすおそれがあります。これらのことから、長期にわたってドパミンアゴニストを使う場合には、L－ドパとの適切な組み合わせや、症例に適したドパミンアゴニストの選択がポイントとなります。

なお、運動症状が軽度の場合には、早くからMAOB阻害薬を用いる方法もあります。MAOB阻害薬にはドパミンの作用を増強・延長させる働きがあるため、MAOB阻害薬を早期に使うことで、L－ドパの使用開始を遅らせることができます。なお、日本でもMAOB阻害薬の単独使用が保険適応となりました。

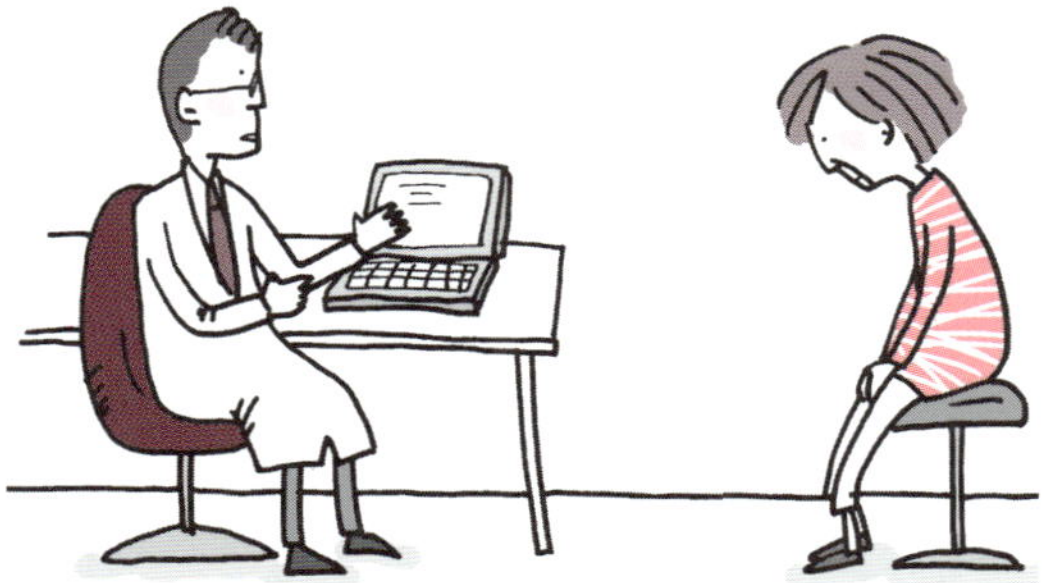

MEMO

高齢者と若年者の場合の治療方針のちがい

70歳以上の高齢者では、L－ドパの長期使用による症状の日内変動やジスキネジアが比較的起こりにくいとされています。また、高齢者の場合は、運動症状の進行が速い傾向があること、年齢とともに認機能障害の頻度が増加すること、そして平均余命のことも考慮に入れると、基本的には最初からL－ドパを用いて確実に症状の軽減をはかる治療が推奨されます。

これに対し、治療期間が長くなる若年者の場合は、L－ドパによる運動合併症を起こしやすいので、ドパミンアゴニストやMAOB阻害薬で開始することが推奨されます。

■早期パーキンソン病(未治療患者)の治療方針

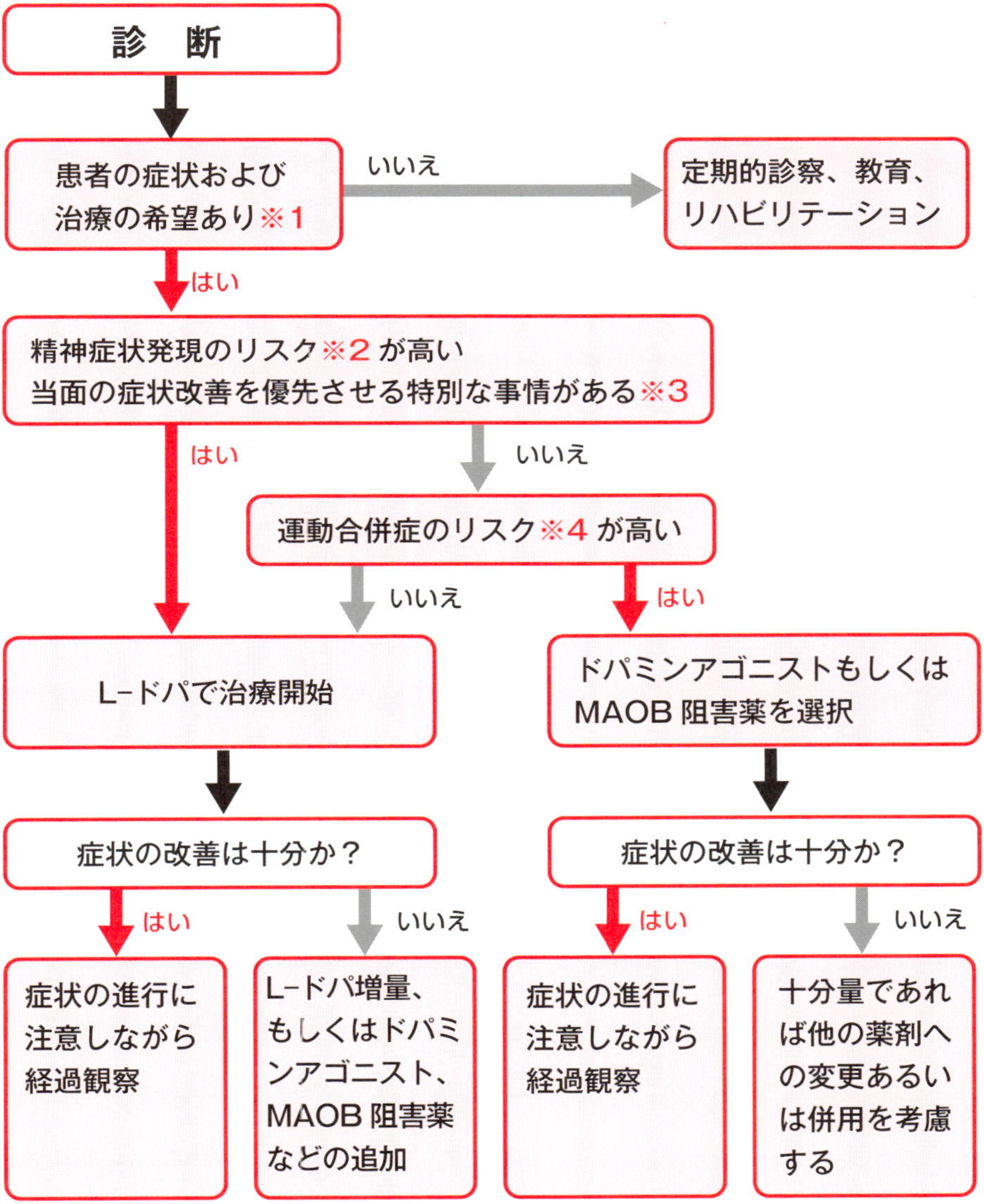

※1　背景、仕事、患者の希望などを考慮してよく話し合う必要がある
※2　認知症の合併など
※3　症状が重い(たとえばヤール重症度分類でⅢ度以上)、転倒リスクが高い、患者にとって症状改善の必要度が高い、など
※4　65歳未満の発症など

(日本神経学会監修『パーキンソン病診療ガイドライン2018』より一部改変)

薬物療法の中心はドパミンを補うL-ドパ製剤

Point
- ドパミンを外から補充して症状の改善をはかるL-ドパはもっとも効果の高い薬
- L-ドパを効率よく脳に届けるDCI合剤には2種類ある
- L-ドパは少量からはじめて、効果を確認しながら調整していく

L-ドパ製剤はもっとも効果の高い薬

パーキンソン病は、脳内のドパミンの欠乏によって起こる病気ですが、そのドパミンを外から補充して症状の改善をはかる目的で使われるのがL-ドパ製剤（ドパミン補充薬）です。**レボドパ**ともいいます。

L-ドパとは化学物質の名前で、自然界では動物にも植物にも存在しているアミノ酸の一種です。

L-ドパ製剤は、日本では、1970年代から使われています。すでに50年近い治療実績を持ち、薬の長所も短所もほかの薬より理解されています。パーキンソン病の薬はたくさん開発されていますが、L-ドパ製剤は、**早期および進行期パーキンソン病の患者さんに対する対症効果はいまだにもっとも効果の高い薬**で、抗パーキンソン病薬の中心となっています。

L-ドパ製剤には**L-ドパ単剤**《たんざい》と**L-ドパ配合剤**があります。L-ドパ単剤はL-ドパのみを含んだ薬です。配合剤についてはのちほど述べます。

ドパミンを脳に届けるしくみ

ところで、不足したドパミンを外から補充するといっても、脳の入り口には、入ってくる有害な物質などを制限する関門（血液脳関門）があります。ドパミンはその関門を通過できないため、直接注射や経口《けいこう》で投与しても、脳内に到達させることはできませんが、ドパミン前駆《ぜんく》物質であるL-ドパならこの血液脳関門を通過することができます。

投与されたL-ドパは、小腸上部

■ L-ドパによるドパミン補充のしくみ

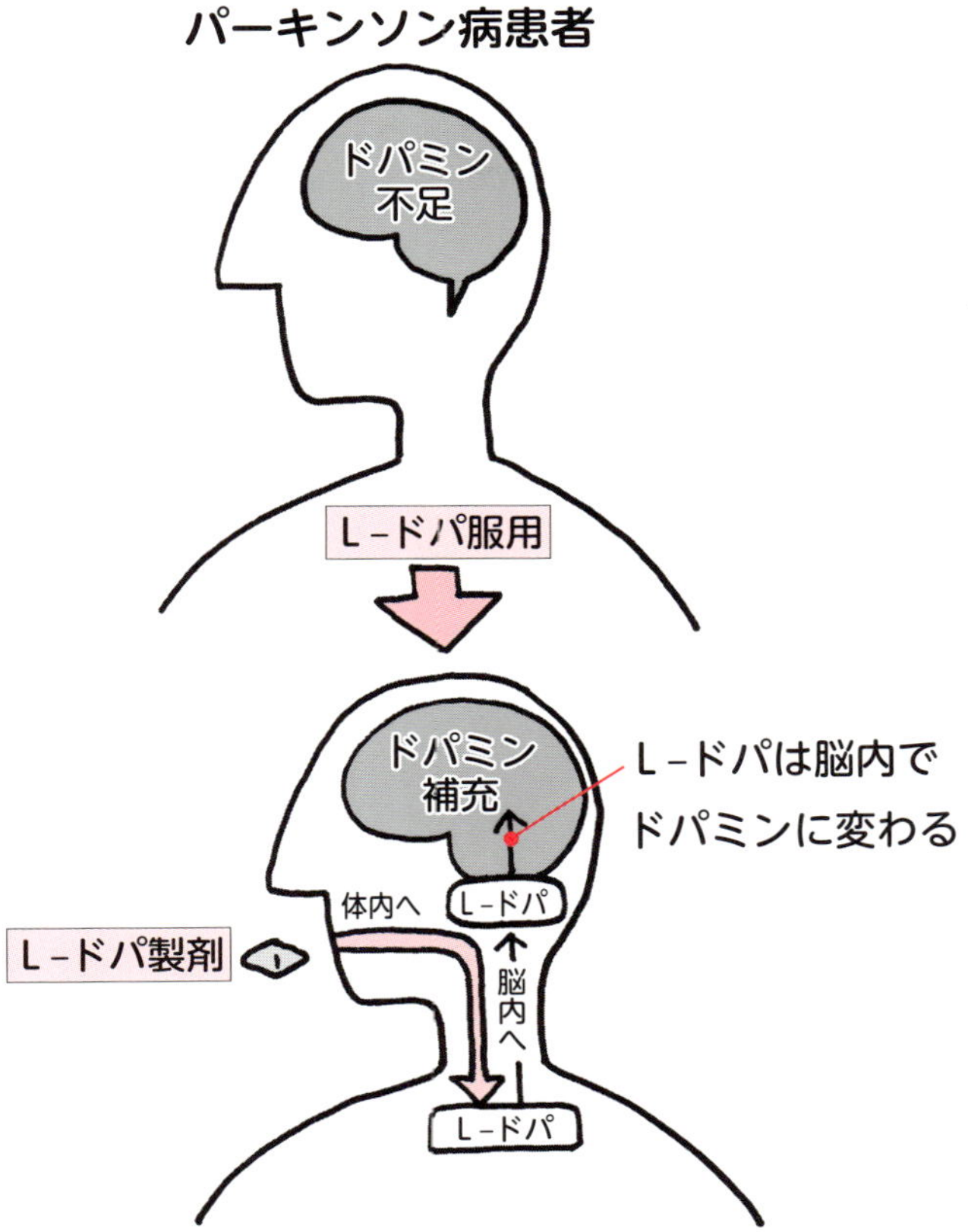

から吸収されて脳に達したあと、ドパ脱炭酸酵素《だつたんさんこうそ》という酵素の働きでドパミンに変換されます。その結果、ドパミン系の神経が活性化し、パーキンソン病の症状が改善されて、体の動きもスムーズになります。

L-ドパの効果をより高めるL-ドパ・DCI配合剤

ただし、L-ドパをドパミンに変換する脱炭酸酵素は、胃腸や肝臓など体のいろいろな臓器にも存在します。そのため、服用したL-ドパの多くが、脳に達する前に体内でドパミンに変換してしまい、服用したL-ドパのうち脳に届くのはごくわずかです（脳内に達するのは約1％程度といわれます）。その上、途中で生じたドパミンは、吐き気や不整脈などの副作用を引き起こします。

このように、L-ドパは体内で分解されやすいために、その分解を防ぐ薬（末梢性ドパ脱炭酸酵素阻害薬・DCI《ディーシーアイ》）とL-ドパをいっしょに服用すれば、途中で分解されるL-ドパの量を少なくでき、脳に入るドパミンの量を増やすことができるのではないかと考えられました。

この考えのもとに開発されたのが、L-ドパ（レボドパ）とDCIの合剤で、**L-ドパ・DCI配合剤**と呼ばれます。配合される阻害薬には、「カルビドパ」と「ベンセラジド」のどちらかが用いられます。

しかも、DCIは血液脳関門を通過しないため、L-ドパのみ効率よく、より多くの量を脳内に到達させることができます。その結果、L-ドパの必要量が75~80%も削減され、悪心《おしん》、嘔吐、食欲不振などの消化器系の副作用もかなり減らすことができるようになりました。**L-ドパ配合剤の効果は、L-ドパ単剤の場合とくらべて4~5倍に達する**ともいわれます。

2種類のL-ドパ・DCI配合剤

前述したように、現在使われているDCIには、カルビドパとベンセラジドの2種類があります。

L-ドパ・カルビドパ配合剤は、L-ドパ（レボドパ）100に対しカルビドパ10の割合、**L-ドパ・ベンセラジド配合剤**のほうはL-ドパ100に対しベンセラジド25の割合で配合されています。

ベンセラジド配合剤のほうが、L-ドパより多くDCIが含まれているので、L-ドパの分解を強く抑えます。したがって、カルビドパ配合剤より消化器系の副作用が少ないという報告がありますが、この2つの配合剤の臨床効果の差については、まだはっきりしたことはわかっていません。医師は、どちらが患者さんに合うか、使用しながら検討していくことになります。

現在、ほとんどの患者さんはL-ドパ・DCI配合剤を使っていますが、L-ドパ単剤にも、ジスキネジア（不随意《ふずいい》運動）の副作用が少ないなどすぐれた点があります。

なお、2016年9月に、空腸投与用配合剤として、**レボドパ・カルビドパ配合経腸用液**（商品名：**デュオドーパ**）が発売されました。これは、L-ドパ含有製剤を含む既存の

MEMO

L-ドパはそら豆に多く含まれている

パーキンソン病の治療に欠かせないL-ドパが合成されたのは1911年のことですが、その2年後の1913年に、新鮮なそら豆の種子とさやに大量のL-ドパが含まれていることが報告されました。

40グラムの新鮮なそら豆には120~130ミリグラムのL-ドパが含まれているといわれます。

日内変動（オン・オフ）に苦しむパーキンソン病の患者さんに、1日250グラムから750グラムの新鮮なそら豆を食べてもらったところ、「オン」の時間が延長したという報告もあります。そら豆のほかにはムクナ豆（八升豆）にもL-ドパが多く含まれているといわれます。

ただし、パーキンソン病の治療目的で食べることはすすめられません。

■血液中のL-ドパ

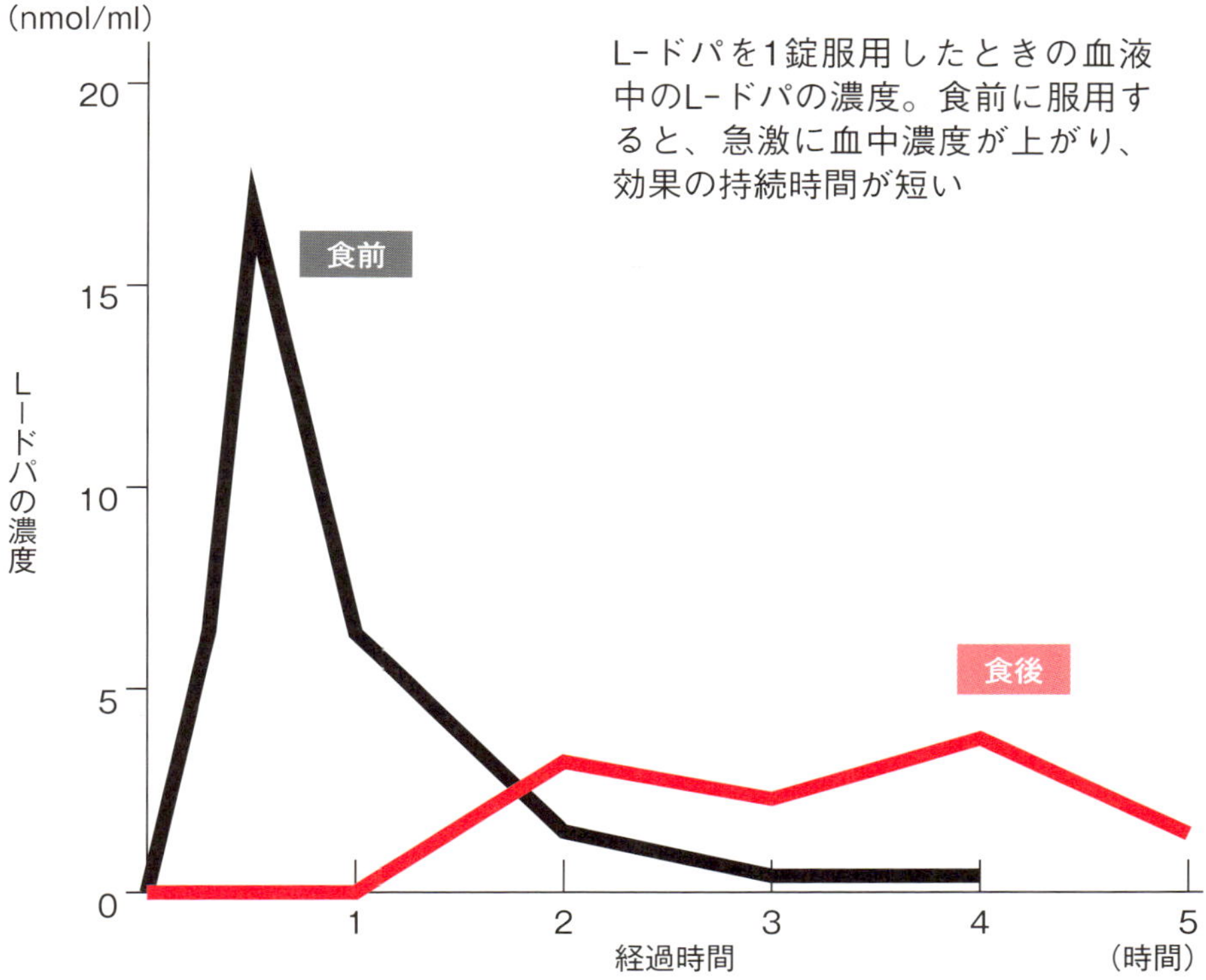

(村田美穂ほか「医学のあゆみ」1998年)

薬物療法では十分な効果が得られない場合のウェアリングオフやジスキネジアの改善に有効です。

また、2014年12月には、抗パーキンソン病薬ではじめての3成分の配合剤である**L-ドパ・カルビドパ・エンタカポン配合剤**(商品名：**スタレボ**)が発売されました。スタレボは、L-ドパ・カルビドパの投与により症状の日内変動(ウェアリングオフ)が認められる場合に用いられます。

薬は少量からはじめて効果を見ながら調整する

いまのところL-ドパ以外にドパミンを補充する薬はありませんので、L-ドパはパーキンソン病治療の切り札的存在といえます。

しかし、L-ドパは、使う期間が長ければ長いほど、運動合併症(ウェアリングオフやジスキネジア)を引き起こしやすくなります。

　そこで、「ガイドライン」では、65歳以下と比較的若い患者さんで、精神症状発現のリスクが低く、早急に症状改善が必要という場合でなければ、運動合併症のリスクが低いドパミンアゴニストもしくはMAOB阻害薬での治療開始をすすめています。つまり、**高齢者（おおむね65歳以上）の場合には、L-ドパが発症初期の第一選択薬**となります。L-ドパは、精神症状の副作用が比較的少ないので、高齢者には使いやすい薬です。

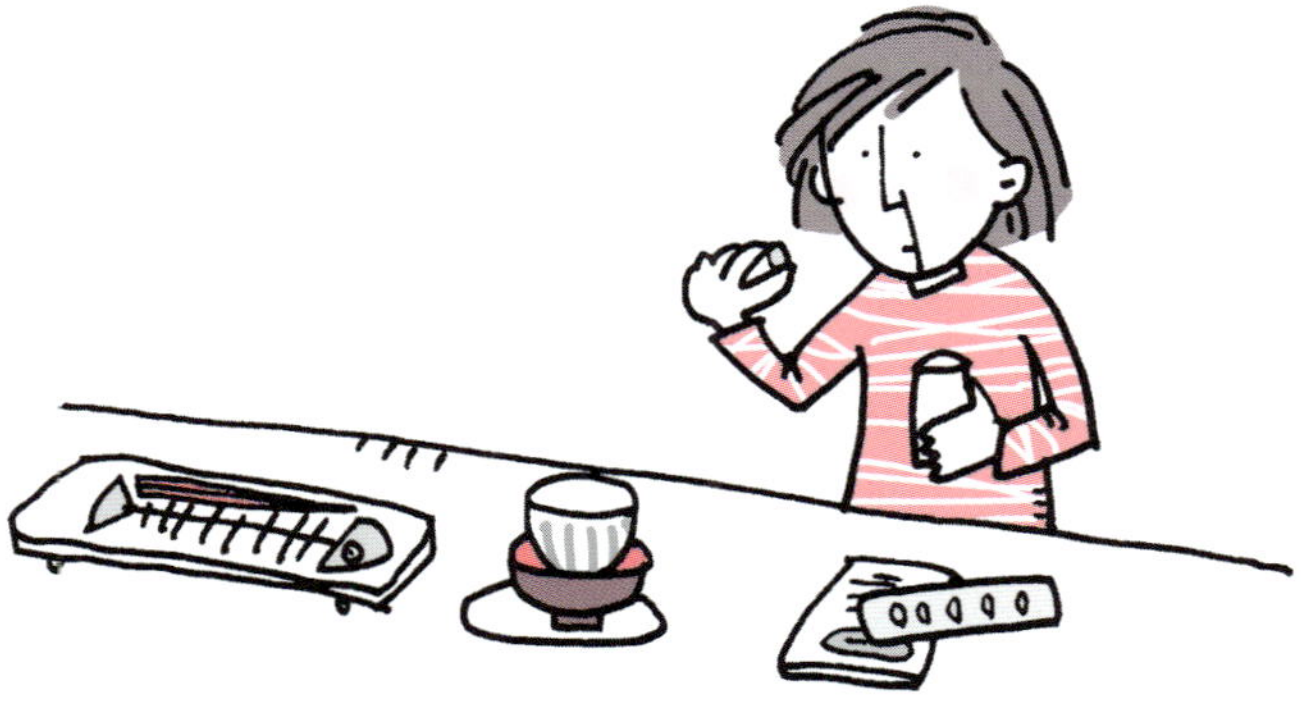

L-ドパは基本的には食後に服用する

　また、脳血管障害など、ほかの原因による同様な症状（パーキンソン症候群）がある場合にも、L-ドパがはじめから使用されます。

　ただし、「ガイドライン」はあくまでも目安ですので、実際には一人一人の患者さんの状況を見ながら薬を選択していくことになります。

　薬は、少量からはじめるのが原則です。症状を見ながら、ドパミンアゴニストを国内で許容されている最大の量まで徐々に増やしていき、十分な量を使っても改善が見られない場合には、L-ドパの併用を考えます。

L-ドパの服用は食後が原則

　L-ドパは基本的に食後に服用します。食事のあとに服用することで、消化器系の副作用が軽減できますし、薬の吸収がゆっくりとなり、血中濃度の急激な上昇が抑えられ、代謝《たいしゃ》もゆるやかになります。つまり、一定濃度のL-ドパが血中に比較的長い時間保たれることになるので、結果的に脳内のドパミンの供給も安定します。

　ただし、朝起きたときに体の動きが非常に悪いような場合には、体の動きをよくするために、少量のL-ドパを、起床直後や食前に服用することもありますが、少なくとも早期の場合には、できるだけ食前の服用は避けます。

薬が上手に飲めないときは？

薬は一つ一つゆっくりと飲む

パーキンソン病の患者さんは、脳内に不足しているドパミンを補充するために、薬を一生飲みつづけなければなりません。

しかも、多くの場合、薬は1種類ではなく、効果の異なるさまざまな薬が組み合わされて使われます。薬の種類が多いと、どうしても飲み込みにくくなりますが、一つ一つの薬をゆっくりと、ていねいに飲むことを心がけることが大切です。

また、上を向いた状態で薬を飲むと、むせたり、誤嚥《ごえん》の危険性がありますので、できるだけ下を向いた状態で飲みましょう。その場合、水はコップではなく、飲み口の広い茶碗などで飲むと、下を向いたままでも飲むことができます。

嚥下障害がある場合は？

パーキンソン病が進んでくると、多くの患者さんが嚥下《えんげ》障害に悩まされます。そのために薬が上手に飲めないという問題が出てきます。

このような場合は、次のような対策があるので、試してみましょう。

1 薬を飲む前に、冷たい水を一口飲んで、のどの奥を刺激しておく。

2 薬をこまかく砕き、ゼリーやプリンなどにまぜて、のどごしのよい状態にして飲む。また、とろみをつける「とろみ剤」や、くだものの味などがついた「服薬補助ゼリー」なども市販されているので、それらを活用する。

3 粉末状の薬は、むせて飲みにくいため、できれば錠剤にしてもらったり、水などにとかして飲むとよい。

4 薬をオブラートでくるみ、スプーンにのせて、水にサッとくぐらせてからすすり込むようにして飲むと、下を向いたままでも飲める。

5 服薬が困難な人、誤嚥の危険性の高い人は、薬を水なしでも飲める速崩《そくほう》性の薬に変えてもらう。また、飲まなくてもよい貼付《ちょうふ》剤なども考慮してもらう。ただし、これは医師の判断によるので、同種や同効の薬がなかったり、薬効の面や副作用との兼ね合いで変更できない場合もある。

こうした、薬を飲みやすくする工夫は、薬の効果に影響をあたえる場合もありますので、事前に医師に相談してから行いましょう。

また、ペルマックス（ドパミンアゴニスト）は、粉砕してパウダーにしたものを吸い込むと、吐き気やめまいを起こすことがありますので、注意が必要です。

Lードパ製剤の問題点と副作用

Point
- Lードパは効き目の強い薬だが、薬が切れるとさまざまな問題症状が起こる
- 「ジスキネジア」や「ジストニア」など運動合併症もやっかいな副作用
- 「興奮」「幻覚」「妄想」などの精神症状には要注意。薬の再検討が必要な場合も

薬が効きにくくなるウェアリングオフ

Lードパによる薬物治療をはじめると、人によってちがいはありますが、たいていの患者さんは**3〜5日ぐらいで効果を実感**するようになります。

Lードパは、はじめは1回の服薬で約4時間ほど効果が持続しますので、1日3回、食後の服薬で十分に効果が期待できます。

そして、服薬をつづけて数週間もたつと、多くの患者さんは、自分がパーキンソン病患者であることを忘れるほど、症状が改善されたことを感じます。このような「ハネムーン状態」ともいえる調子のよい期間が2〜5年間つづきます。

しかし、その2〜5年間を過ぎると、ほとんどの患者さんは、Lードパが以前のように長く効かず、薬の効果がだんだん弱まってくるのを感じるようになります。薬を飲んで数時間すると薬が切れて体が動かなくなり、姿勢が前かがみになったり、手足もスムーズに動かせなくなったり、治療をはじめる前のような状態に戻ってしまいます。これを**ウェアリングオフ**(wearing off)といいます。ウェアリングオフとは「徐々にすり切れる」「次第に効果が弱まる」という意味です。

Lードパの効果が短くなってくると、血中濃度の変化にともなって、薬の効いている時間と効いていない時間ができ、1日の中での症状の変化（日内変動《にちないへんどう》）があらわれてきます。

報告によると、Lードパ治療開始後5〜6年で約40〜50％、9〜14年で50％以上の患者さんが、ウェアリングオフなど症状の日内変動に悩むよ

■ ウェアリングオフ

薬が効いている状態（オン）

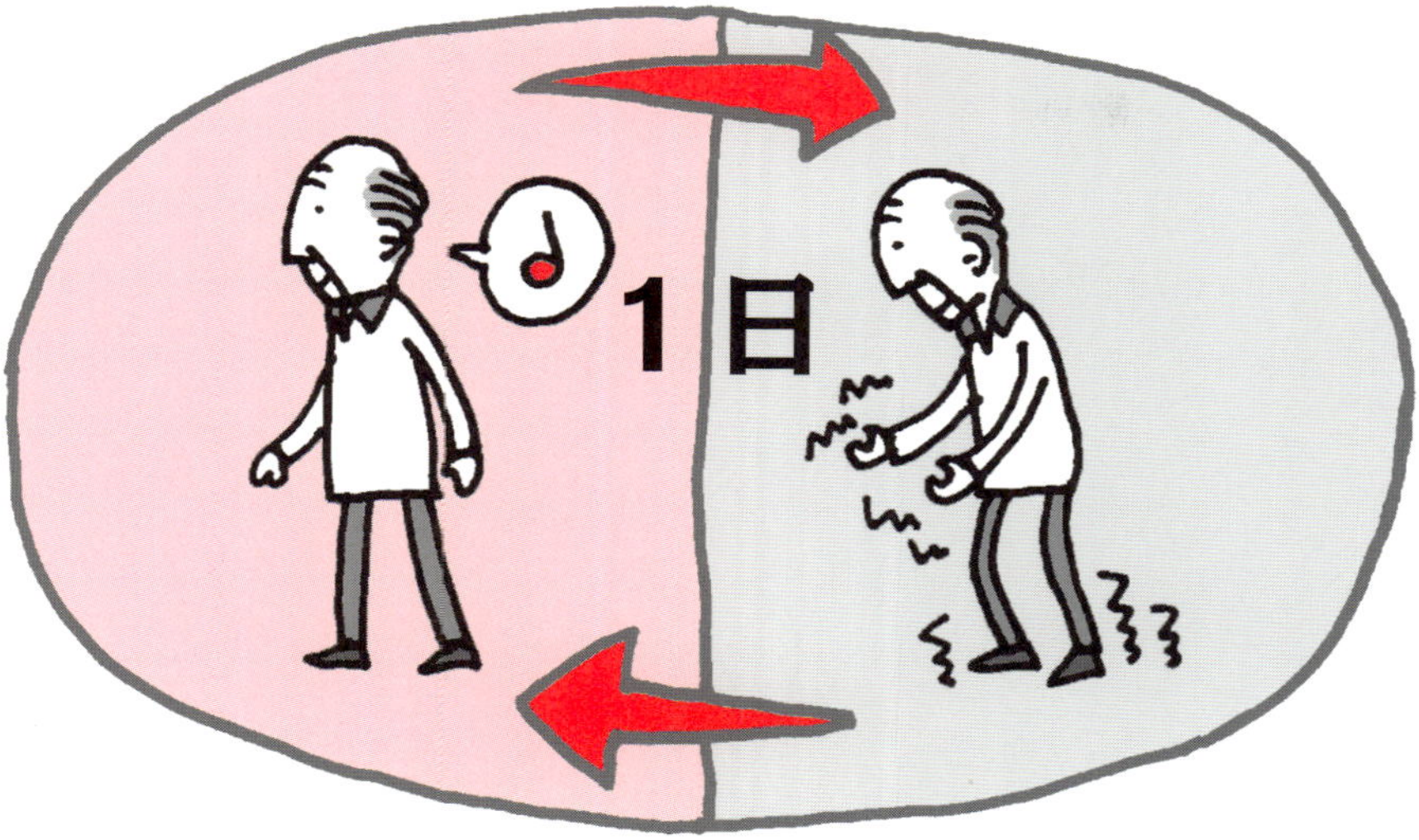

薬の効果が弱まり症状があらわれた状態（オフ）

パーキンソン病の治療が長期化すると、Ｌ－ドパの効果が次第に弱まり、薬が効いて症状がよくなった状態（オン）と、薬の効果が弱まって再び症状があらわれた状態（オフ）を、１日のうちに何度もくり返すようになる。この現象を「ウェアリングオフ」という

うになるといわれています。

ウェアリングオフは、パーキンソン病の進行とともに、脳の線条体《せんじょうたい》のドパミン神経細胞の変性が進み、服用したＬ－ドパを保持できる時間が短くなることが主な原因と考えられています。

さらに、Ｌ－ドパは効果の持続時間が短く、服用後1時間ほどで血中濃度が半減してしまいますが、そのこともウェアリングオフが起きるもう一つの要因と考えられます。

ディレイドオンとノーオン

また、ウェアリングオフがあらわれると、通常は「オフ」（薬の効いていない状態）のときにＬ－ドパを服用すると、30分以内には薬が効いてきたことを実感できますが、30分以上たっても効果があらわれてこない場合があります。これを**ディレイ**

ドオン（delayed on）といいます。また、次のL－ドパを服用するまでまったく効果があらわれてこない現象を**ノーオン**（no-on）といいます。「オン」は薬の効いている状態のことです。

　こうした薬の効果の不安定性は、いずれも消化管からのL－ドパの吸収の遅れが主な原因と考えられます。

予測ができないオン・オフ

　ウェアリングオフや薬の効果の不安定性がひどくなってくると、薬の血中濃度とは無関係に、電気のスイッチをつけたり切ったりするように、「オン」になったり「オフ」になったりすることがあります。この、急激な症状の軽快と増悪《ぞうあく》をくり返す現象を**オン・オフ**（on-off）といいます。

　薬の効果が突然に切れるので、それまで問題なく歩けていたのが、急に歩けなくなったり、また、急に歩けるようになったりします。

　ウェアリングオフは、薬の効いている時間が短くなる現象ですが、**オン・オフは服薬時間に関係なく起こります。**

　つまり、ウェアリングオフはある程度予測がつく変動ですが、オン・オフはまったく予測することができない変動です。

　また、オン・オフは、動くとき（オン）にしばしばジスキネジア（不随意運動）をともないます。

　オン・オフは、高用量のL－ドパを長期に服用している患者さんに多く起こるとされますが、原因について詳しいことはわかっていません。

　ただ、オン・オフが起こる人は、ウェアリングオフとくらべ、数はそれほど多くありません。

若い人に多いヨーヨー現象

　また、ウェアリングオフがひどくなると、オンのときにはジスキネジアがあらわれ、オフになると体の動きが悪くなって、**調子のよい時間帯が非常に短くなってしまう現象（ヨーヨー現象）**が起こることがあります。これは、日内変動の中でももっとも重篤《じゅうとく》な現象で、比較的若年で発症した患者さんに多い現象です。

症状の変動に家族も気を配る

　これまで述べてきたような症状の変動（日内変動）は、診察の場では見逃されることも少なくありません。そのため、日ごろ患者さんの近くにいる家族は、症状の変動がないかどうかを常に注意し、もし何か気になることがあれば、医師に伝えること

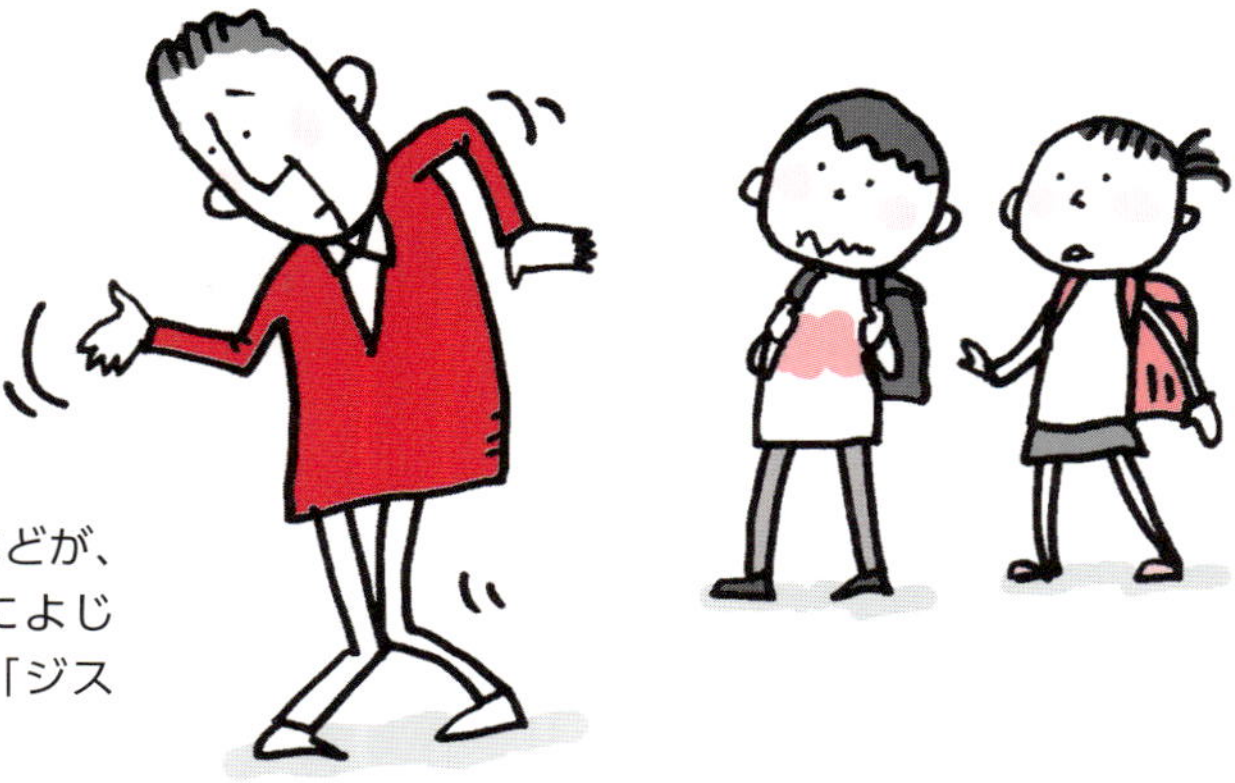

手足や首、胴体などが、くねくねと勝手によじれるように動く「ジスキネジア」

が大切です。「治療日記」などをつけることも有効な方法です。

ジスキネジアとジストニア

L－ドパは、「体を動かす」働きをするドパミンを補充する薬ですので、長く使用していると（用量がふえると）、運動にかかわるさまざまな副作用があらわれてきます。

ジスキネジア（不随意運動）は、ウェアリングオフとともに、L－ドパの副作用としてよく見られる症状です。

手足や首や胴体などが、くねくねと勝手によじれるように動いたり、舌を左右に動かしたり、口をもぐもぐさせたり、顔をしかめたりといった症状が出ます。自分の意思に反して、勝手に動くのが特徴です。他人からは落ち着きがないように見られ、奇異な目で見られがちです。

ジスキネジアには2つのタイプがあります。血液中のL－ドパの濃度がピークになったときなど、薬が効きすぎている状態のときにあらわれるジスキネジアを**ピークドーズ・ジスキネジア**（peak-dose dyskinesia）といいます。ピークドーズ・ジスキネジアは、顔面、舌、首、手足、胴体に、くねくねとした舞踏運動があらわれるのが特徴です。

また、L－ドパの効きはじめと、切れていくときに2回あらわれるものを**ダイフェイジック・ジスキネジア**（diphasic dyskinesia ＝二相性ジスキネジア）といいます。このタイプは主に下肢《かし》にあらわれ、ふるえに似た、やや不規則な揺れを特徴とします。ダイフェイジック・ジスキネジアは、薬の効いている「オン」のときにはあらわれません。

ジスキネジアは、**5年以上治療している人にかなり高率で見られる副**

作用です。

また、治療が長期になると、自分の意思に反して、痛みをともなう筋肉の収縮や硬直が持続したり、くり返し起こる**ジストニア**（dystonia）という症状が出る場合もあります。特に早朝や日中の、薬の切れたときに出やすい症状です（**オフ期ジストニア**）。

そのほかのL－ドパの主な副作用

食欲不振、吐き気、嘔吐

L－ドパ単剤では、消化器症状はもっともよくあらわれる副作用です。しかし、DCI合剤によって、消化器症状は激減しました。

患者さんによっては、吐き気などのために薬が飲めず、苦労する人もいますが、がまんして飲んでいると、だんだん慣れて飲めるようになります。症状を改善する薬もありますので、つらいようでしたら主治医に相談しましょう。

胸痛、動悸、不整脈、めまい、起立性低血圧

循環器系の副作用は少し注意をする必要があります。

L－ドパ単剤では、まれに胸の痛みや動悸《どうき》（心臓がドキドキする）、不整脈（脈が乱れる）などが起こりますが、DCI合剤ではほとんど見られません。それでも高齢者の患者さんなどにあらわれる場合があります。

薬を飲んで一定の時間が過ぎると、同じ症状があらわれる場合など、明らかに薬が原因と考えられるときは、主治医に相談してください。

また、L－ドパ単剤は心筋梗塞の急性期には使用しないほうがよいとされています。

睡眠障害、興奮、幻覚、妄想、うつ

これらの精神症状は、パーキンソン病にともなう症状として出ることもありますが、L－ドパの副作用としてもあらわれます。治療の初期にはあまりあらわれませんが、薬を長期間服用している人に出ることがあります。

L－ドパ製剤を飲みはじめると、多くの人が、頭がはっきりするように感じるといいます。薬が大量のドパミンを放出させ、覚醒作用を起こすためですが、これが高じると、睡眠障害や幻覚・妄想などの精神症状が出ることがあります。ただし、個人差があります。

精神症状があらわれた場合には、自分で判断せずに、必ず医師に相談してください。このような副作用には、薬の再検討が必要になります。

L－ドパによる副作用に、それぞれどう具体的に対処したらよいかは、第4章と第5章で詳しく述べます。

薬の効果を高める工夫

ちょっとした工夫で薬の効き方が変わってくる

L－ドパ製剤を長く飲んでいると、薬の効いている時間が短くなって、一日の中で薬が切れたような時間が増えてきます。これを改善する方法はいくつかありますが、次のような自分でもできる方法があります。

●L－ドパは酸にとけやすいという性質があるので、レモン水などの酸性の液体といっしょにL－ドパを飲むと、L－ドパの吸収が速くなるために、効き目も早くあらわれる。

●たんぱく質を多く含む、肉、魚、大豆製品（豆腐、納豆など）、卵などを食べると、血液中のL－ドパが効きにくくなるので（たんぱく質は薬の吸収効率を低下させる）、薬の効果を高めたい朝や昼には、できるだけたんぱく質を制限した食事にする。ただ、たんぱく質は体にとって必要な栄養素なので、1日に必要なたんぱく質は夕食でまとめてとるようにする。

●牛乳やヨーグルトなどの乳製品は、胃の表面に膜をつくるため、薬の吸収が悪くなる。乳製品は薬を飲んだあと30分以上たってからとるようにする。

●1日3回飲んでいたL－ドパを、少しずつ量を分けて、効き方が弱くなる時間に飲むようにする。L－ドパの量は、1日に飲む量を守れば、こまかな飲み方は本人の状態に合わせても問題ない。

●薬を飲んだあとに体を動かさないでじっとしていると、薬の効果がなかなか出にくいことがある。L－ドパは、服用後10分ぐらいたってから吸収されるので、このときに少し体操をしたり歩いたりすると、体の動きがよりスムーズになる場合がある。

●L－ドパの効き目があまりよくないと感じたら、疲れている場合は少し体を休めるか、そうでない場合は逆に軽く体を動かしてみる。

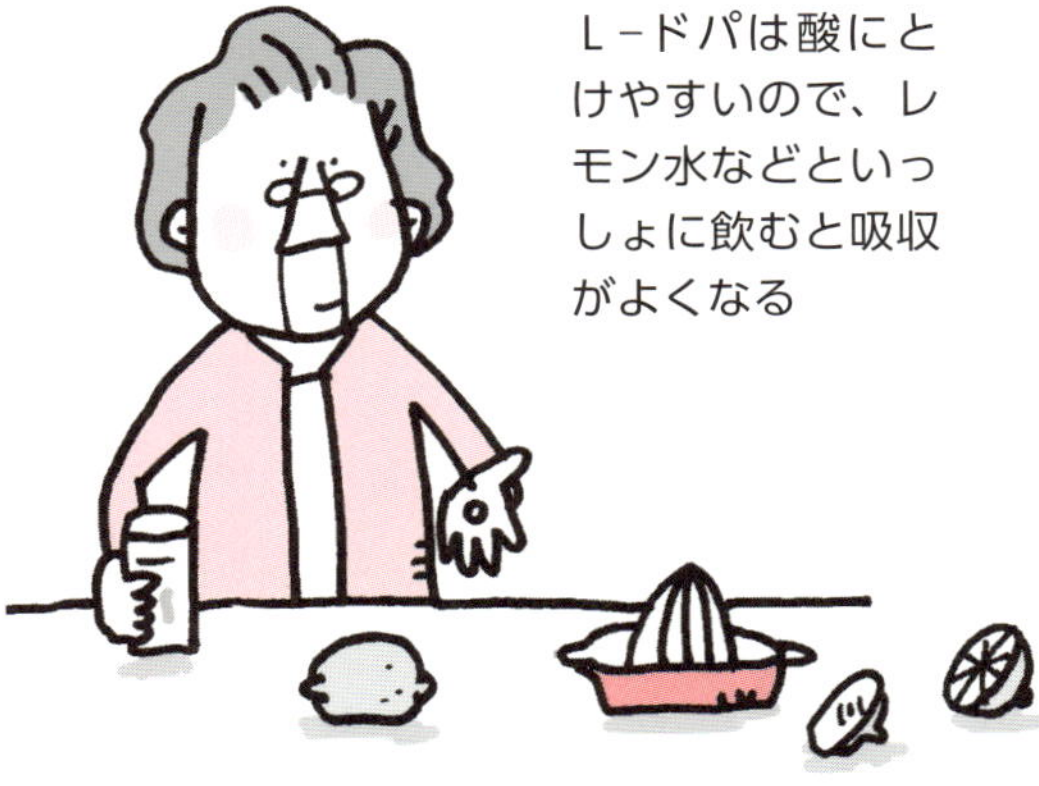

L－ドパは酸にとけやすいので、レモン水などといっしょに飲むと吸収がよくなる

ドパミンアゴニストの特徴と使い方

Point
- ドパミンアゴニストは運動合併症のリスクが低い
- ドパミンアゴニストには麦角系と非麦角系があるが、効果には差がない
- 副作用の「突発的睡眠」には注意が必要。車の運転や高所での作業は危険

初期治療におけるドパミンアゴニストの使い方

パーキンソン病の治療は、Ｌ－ドパによるドパミン補充療法が中心ですが、効き目の強いＬ－ドパを長期に服用すると、薬の効果が早く切れて体が動かなくなるウェアリングオフや、体が勝手にくねくねと動いてしまうジスキネジア（不随意運動）など、運動合併症といわれるさまざまな問題が生じてきます。

そのため、「ガイドライン」では、Ｌ－ドパの減量と使用開始時期を遅らせることを目的として、**非高齢者（おおむね65歳以下）で、運動合併症のリスクが高い場合などは、ドパミンアゴニストまたはＭＡＯＢ阻害薬による治療開始が望ましい**としています。

つまり、65歳以下の比較的若い人の場合は、はじめにＬ－ドパを使うと、数年後には高い確率で運動合併症を起こしやすいので、効果はＬ－ドパより劣りますが、そのぶん運動合併症のリスクが低いドパミンアゴニストまたはＭＡＯＢ阻害薬でまず治療を開始し、改善が不十分な場合は、ドパミンアゴニストの増量、またはほかの薬剤（Ｌ－ドパなど）への変更、あるいは併用を考慮するとしているのです。

高齢者の場合などはＬ－ドパで治療を開始

ドパミンアゴニストには、**運動合併症のリスクが低いという利点**がある反面、特に高齢者などの場合は、**幻覚や妄想などの精神症状が出やすいという欠点**があります。

したがって、高齢者や、精神症状発現のリスクが高い場合、また患者

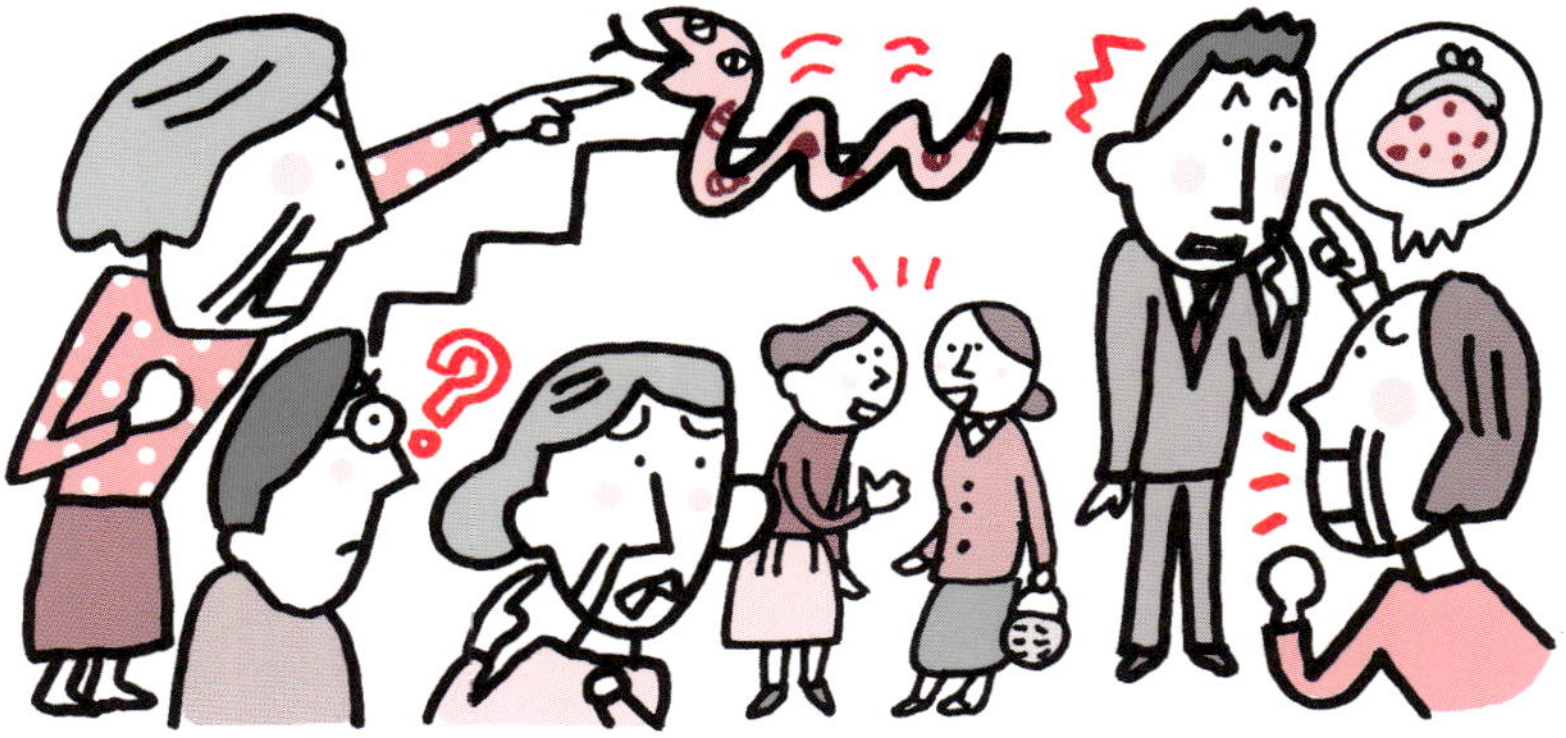

高齢者の場合は、幻覚や妄想などの精神症状が出やすい

さんにとって当面の症状改善の必要度が高い、といった場合などには、効き目の強いL－ドパで治療を開始すべきであるとしています。

ただし、高齢者はすべてL－ドパで治療を開始しなければならないというわけではありません。「ガイドライン」での年齢はあくまでも目安であり、実際には個々の患者さんの症状や状況を考慮しながら使う薬を選ぶことになります。

L－ドパとドパミンアゴニストの使い方

また、「ガイドライン」では、ドパミンアゴニストまたはMAOB阻害薬で症状の改善が不十分な場合は、「ドパミンアゴニスト（MAOB阻害薬）の投与量が十分であれば、ほかの薬剤（L－ドパなど）への変更、あるいは併用」と、**まずはドパミンアゴニストを十分な量投与すること**

MEMO

麦角系と非麦角系

麦《ばっ》角《かく》とは麦角アルカロイドのことで、小麦やライ麦などに寄生する麦角菌からとったアルカロイド（含窒素有機化合物）のことです

薬効と毒性は表裏一体とよくいわれますが、麦角アルカロイドにも「麦角中毒」といわれる食中毒症状を示す毒性があり、循環器系に対して血管収縮を引き起こしたりします。

同時に、麦角アルカロイドには種々の薬理作用があることが知られています。中枢神経系ではドパミン系神経に作用する働きがあり、こうした作用から、パーキンソン病などの治療に利用されています。

非麦角系とは、麦角成分に由来しない薬剤ということで、麦角系より遅れて開発されました。非麦角系は化学的に合成された成分が主作用を発揮します。

を**推奨**しています。
　副作用を心配するあまり、つい投与量を控える傾向がありますが、特にウェアリングオフ対策には、まず十分な量のドパミンアゴニストを投与することが重要です。

ドパミンアゴニストとはどんな薬か？

　ドパミンアゴニスト（ドパミン受容体刺激薬）は、大脳基《き》底《てい》核《かく》の線《せん》条体《じょうたい》にあるドパミン受容体に、ちょうどドパミンが分泌されたのと同じような刺激をあたえることによって、症状を改善し、体を動かせるようにする薬です。

　症状を改善する効果はL－ドパほど強くはないのですが、**服用してからの作用時間が長く、効果も持続する**という特徴があります。

　また、L－ドパによって治療をはじめた場合よりも、ウェアリングオフやジスキネジアなどの**運動合併症があらわれるのが遅い**というメリットもあります。

ドパミンアゴニストには麦角系と非麦角系がある

　現在わが国で使われているドパミンアゴニストは7種類で、麦角《ばっかく》系と非麦角系があります（前ページMEMO参照）。

　麦角系には**血管収縮作用**があるため、心臓の悪い人（特に心臓弁膜症を合併している人）や動脈硬化の強い人の場合などは、慎重に使う必要があります。

　また、麦角系は服用開始時に吐き気や嘔吐などの消化器症状が出やすいという欠点もあります。

　非麦角系は、消化器症状が比較的少なく、また心臓弁膜症など循環器系の症状を引き起こすリスクも低いという長所があります。しかし、一方、**眠気**や**傾眠**《けいみん》などの副作用が見られ、重大な副作用としては、前触れもなく「突然、眠ってしまう」という**突発的睡眠**が報告されています。

　この点は十分な注意が必要です。**車を運転する人や危険な作業に携わる人は服用は避ける**べきでしょう。

　麦角系と非麦角系には効果の差はないとされています。どちらの薬を使うかは、個々の患者さんの状態を見ながら判断します。

わが国で使われているドパミンアゴニスト

　現在、日本では7種類のドパミンアゴニストが使われていますが、それぞれの薬の特徴を簡単に説明します。

〈麦角系〉

●ブロモクリプチン（商品名：パーロデル）

　日本発売は1985年で、もっと

■ドパミンアゴニストが適さない人

- 心臓弁膜症、あるいは心エコー検査で心臓の弁に異常が見つかった人（麦角系）
- 車を運転する人、高所あるいは危険な作業に従事する人（非麦角系）
- 認知機能障害など精神症状を合併している人
- 症状が重かったり転倒のリスクが高いなど、早急に症状の改善が必要な人
- 肝臓や腎臓に重い障害がある人
- 胃潰瘍や十二指腸潰瘍が治っていない人
- 妊娠中の女性
- 授乳中の女性
- 服用すると月経不順になる女性

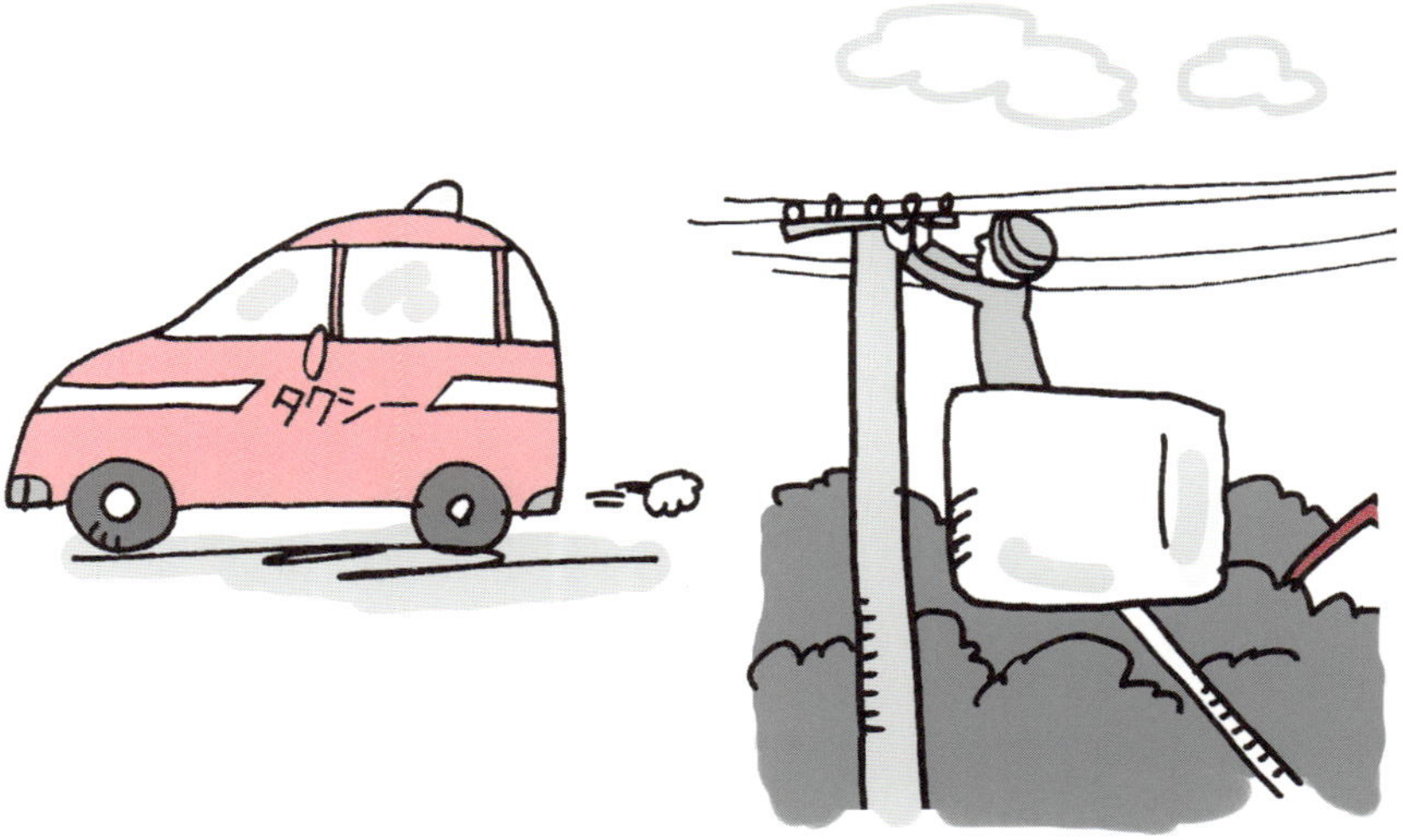

も古い薬です。ウェアリングオフの軽減効果があります。吐き気などの消化器症状のほか、急な血圧低下、起立性低血圧、精神症状などの副作用もありますが、重篤《じゅうとく》なものはありません。

　ただ、まれですが、肺線維《せんい》症、後《こう》腹膜《ふくまく》線維症の合併症があるので、注意が必要です。

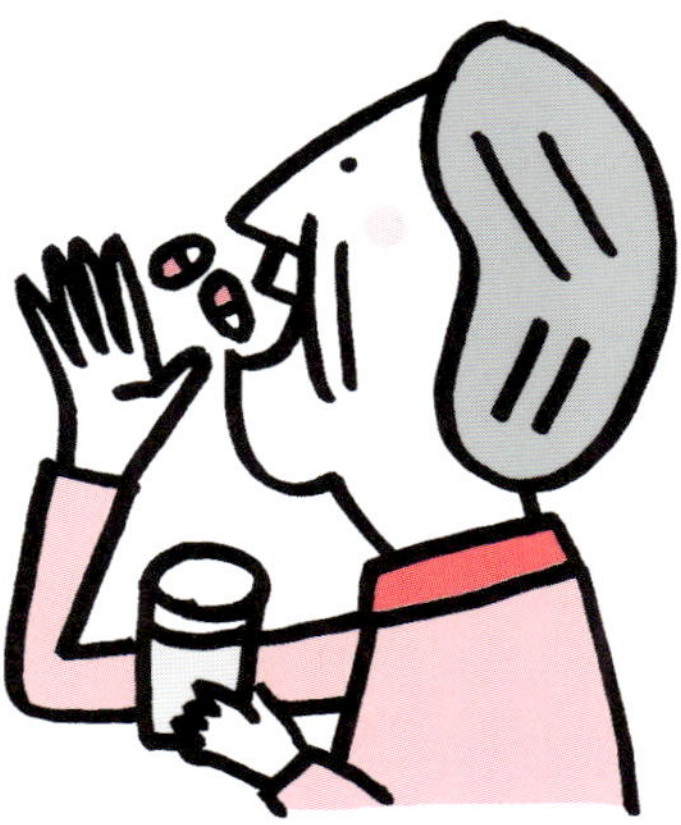

●ペルゴリド（商品名：ペルマックス）

　作用の強さはL－ドパとほぼ同じ程度で、早期治療薬として運動合併症の抑制効果も示されています。消化器症状や精神症状などの副作用がありますが、重篤なものはありません。

　ただし、心臓弁膜症を引き起こすリスクがあり、注意が必要です。

●カベルゴリン（商品名：カバサール）

　作用時間が長く、1日1回の服用でも血中濃度が安定しています。この薬も心臓弁膜症を引き起こす可能性があります。また、突発的睡眠に対しても注意が必要です。

〈非麦角系〉

●プラミペキソール（商品名：ビ・シフロール、ミラペックス）

　進行期のパーキンソン病に関して、「オフ」時間の短縮と軽症化、L－ドパの減量が認められ、有効です。また、抗うつ効果もあるとされます。

　ただし、突発的睡眠、日中過眠、衝動制御《しょうどうせいぎょ》障害、強迫《きょうはく》性障害などの副作用がほかのドパミンアゴニストより高い傾向があります。

　さらに、腎排泄《はいせつ》なので、腎障害のある患者さんや高齢者では副作用に注意して、低用量から開始します。

　ミラペックスは、ビ・シフロールの徐放剤《じょほうざい》（成分が徐々に放出されるように工夫された薬）で、1日1回の服用で同等の効果が得られます。

●ロピニロール（商品名：レキップ、レキップCR）

　早期から進行期までのパーキンソン病の治療薬として有効です。ウェアリングオフやジスキネジアの発現を予防する効果があります。副作用として、突発的睡眠などの睡眠障害があり、注意が必要です。徐放剤（レキップCR）もあります。

●アポモルヒネ（商品名：アポカイン）

　2012年に発売された薬で、「オ

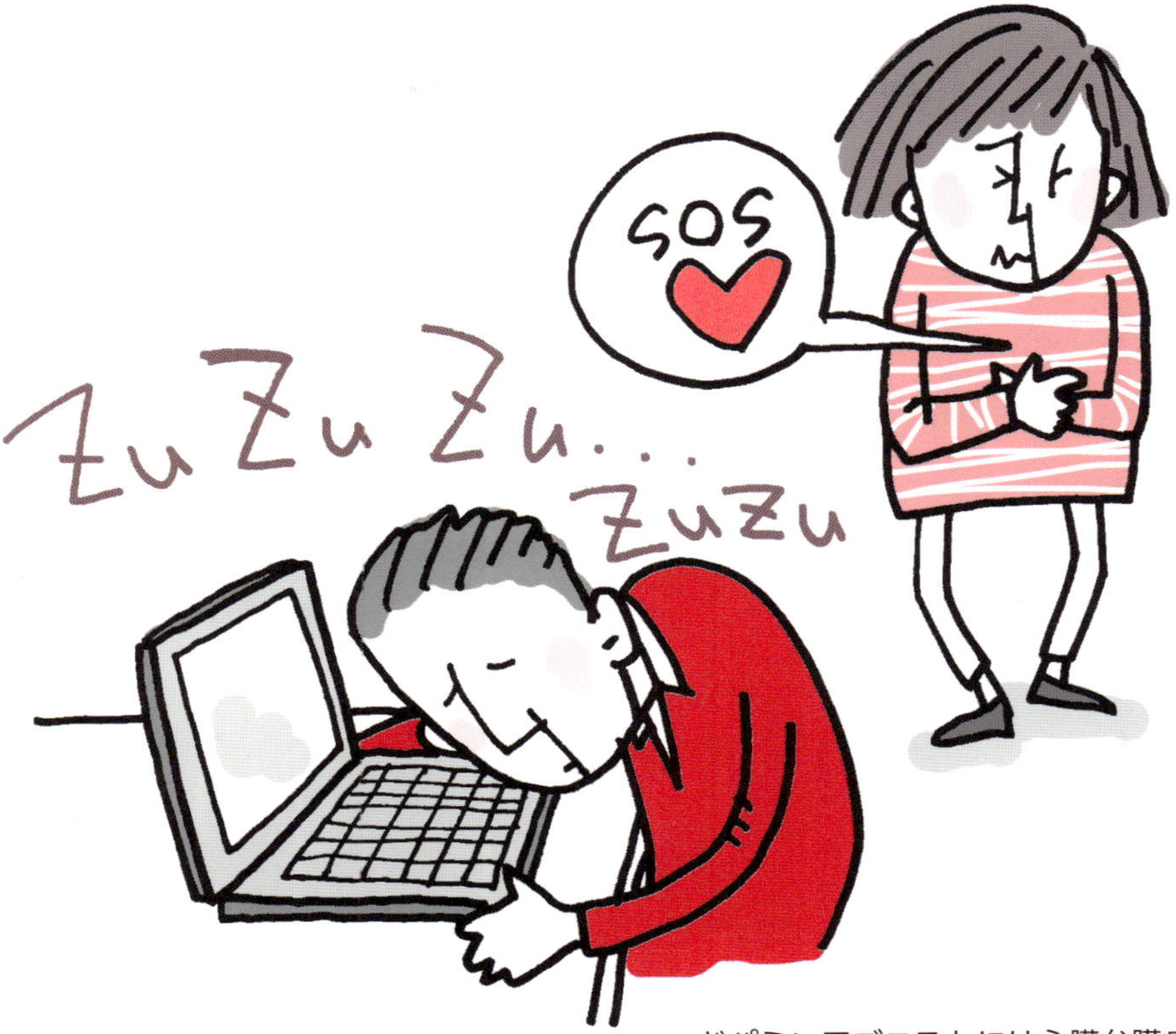

ドパミンアゴニストには心臓弁膜症や突発的睡眠などの副作用を引き起こすものがあるので、注意が必要

フ」症状を改善する日本ではじめてのレスキュー薬です。注射剤なので、効果が速くあらわれ、約1時間半効果が持続します。

●ロチゴチン（ニュープロ）

2012年に発売された新薬です。ドパミンアゴニストでは唯一の貼《ちょう》り薬（パッチ）で、1日1回の貼付《ふ》で24時間安定した効果が得られます。運動合併症を抑える働きがあり、中等度から高度の特発性下肢静止不能症候群（むずむず脚症候群）にも有効です。

なお、麦角系ドパミンアゴニストは、心臓弁膜症など循環器系の副作用を引き起こす危険性が高いことがわかっており、第一選択薬として使うことは推奨されません。麦角系の薬を使う場合には、定期的に心聴診を行ったり、心エコー検査によるモニタリングを行う必要があります。

その他の抗パーキンソン病薬

Point

- ●ドパミンを補充する「主役」の薬以外に、補助的に使われる薬がある
- ●それぞれ長所と短所があり、症状に合わせて使い分ける
- ●ノウリアストは既存の抗パーキンソン病薬とは異なる作用を持つ薬

補助的にさまざまな薬を使い分ける

パーキンソン病の治療薬はL－ドパ製剤とドパミンアゴニストが中心ですが、ほかにも補助的に使われる抗パーキンソン病薬があります。

●MAOB阻害薬

脳内でドパミンを分解（代謝）してしまう「MAOB《マオビー》（モノアミン酸化酵素B）」という酵素の働きを抑える薬です。それによって、**脳内のドパミン濃度を40～50%上げる**との報告もあります。

また、脳内のドパミン分解を遅らせることで、L－ドパの効果を長つづきさせ、症状の日内変動《にちないへんどう》を改善させる効果があります。

早期、および進行期のパーキンソン病の症状改善に効果がありますが、早期から単独で使うことで、L－ドパの使用開始を遅らせることも可能です。

MAOB阻害薬には**セレギリン**（商品名：**エフピー**）と**ラサギリン**（商品名：**アジレクト**）の2種類があります。ラサギリンはセレギリンの5～10倍のMAOB阻害効果があるとされ、2018年6月に発売されました。なお、セレギリンの単独使用が2015年12月に保険適応となりました。

MAOB阻害薬を使う場合は、三環系抗うつ薬、SSRI、SNRIとの併用は禁忌《きんき》です。脳内のセロトニン濃度が高まり、頭痛、めまい、嘔吐、昏睡《こんすい》、最悪の場合には死に至る**セロトニン症候群（セロトニン中毒）**を誘発する危険性があるからです。

●COMT阻害薬

COMT《コムト》阻害薬（カテコール－O－メチル基転移酵素阻害薬）は、脳以外の臓器（主に肝臓）でのL－ドパの分解を抑え、**L－ドパの効果を長つづきさせる作用**があります。

進行期のパーキンソン病の症状を改善させる効果があります。特に、ウェアリングオフの「オン」の時間を延長させる効果が確認されています。

L－ドパの利用効率を上げる薬なので、必ず（単剤ではなく）DCI合剤といっしょに使います。

この薬も、L－ドパの増強作用によって、ジスキネジア、悪心《おしん》といった副作用があります。また、下痢や便秘といった消化器症状もあります。

現在、わが国で使用可能なCOMT阻害薬は**エンタカポン（商品名：コムタン）**のみです。

●ドパミン放出促進薬

もともとはA型インフルエンザに対する抗ウイルス薬として開発された薬で、抗A型インフルエンザウイルス作用のほか、ドパミン神経細胞からドパミンが放出（遊離）されるのを促進することによって、抗パーキンソン病作用を示します。

また、**進行期のジスキネジアを抑制する効果**があるとされますが、効果の持続は8カ月以下とされます。8カ月以内に、投与前と同程度、あるいはより悪化した状態に戻ってしまいますので、効果をあらわしている間にほかの方法を検討しなければなりません。

アマンタジン（商品名：**シンメトレル**）は腎排泄なので、腎障害のある患者さんや高齢者では副作用に注意して、少量からはじめます。ただし、アマンタジンは比較的副作用（消化器症状、精神症状など）の少ない薬です。

●抗コリン薬

抗コリン薬はもっとも古い抗パーキンソン病薬です。パーキンソン病では、運動に関してアクセルの役目をするドパミンが不足していますが、逆にブレーキの役目をするアセチルコリンの作用はむしろ増強しています。抗コリン薬は、その**アセチルコリンの働きを抑える薬**です。

早期のパーキンソン病の症状全般に対し、アマンタジンや少量のL－ドパ単剤とほぼ同程度の効果が期待できます。振戦（ふるえ）に対しては、L－ドパと同等、またアマンタジンよりも有効率が高いとの報告もあります。

ただ、アセチルコリンは記憶や認知機能にも関係があるため（アルツハイマー病ではアセチルコリンが減少するといわれています）、抗コリン薬には、記憶力低下、幻覚、せん妄などの副作用があります。そのため、若い人ではあまり問題になることはありませんが、**高齢者の場合には使用を控えたほうがよい**とされています。また、便秘を起こしやすいので注意が必要です。

わが国で使われている抗コリン薬には、**トリヘキシフェニジル**（商品名：**アーテン**）、**ビペリデン**（商品名：**アキネトン**）、**ピロヘプチン**（商品名：**トリモール**）、**マザチコール**（商品名：**ペントナ**）があります。

●ノルアドレナリン補充薬

パーキンソン病の症状にすくみ足がありますが、このすくみ足は、脳内の神経伝達物質の一つノルアドレナリンの不足によって起こるといわれます。ノルアドレナリン補充薬（薬剤名：**ドロキシドパ**、商品名：**ドプス**）には、その不足しているノルアドレナリンを補う働きがあります。

ドロキシドパは、パーキンソン病の**すくみ足や無動、また起立性低血圧に効果**があるとされますが、その効果には個人差があります。

なお、ドロキシドパは日本で開発された薬です。

●Ｌ-ドパ賦活薬

Ｌ-ドパ賦活《ふかつ》薬（薬剤名：**ゾニサミド**、商品名：**トレリーフ**）はもともとは抗てんかん薬として開発された薬ですが、偶然にパーキンソン病の症状改善にも効果があることがわかり、2010年から抗パーキンソン病薬として使えるようになりました。

パーキンソン病の**進行期の運動症状を改善する効果**があります。さらに、ウェアリングオフの「オフ」の時間を短縮する効果も認められています。すでにＬ-ドパやドパミンアゴニストで治療を受けている患者さんが、さらに運動症状を改善させたい場合、あるいは「オフ」時間を短縮させたいという場合に使われます。また、振戦にも有効とされています。

●アデノシン受容体拮抗薬

アデノシン受容体拮抗薬（薬剤名：**イストラデフィリン**、商品名：**ノウリアスト**）は、アデノシンA_{2A}受容体を選択的に阻害する作用を持つ、既存の抗パーキンソン病薬とはまったく作用の異なる薬です。わが国では2013年5月から使用が可能となりました。

アデノシンA_{2A}受容体は、運動機能の調節に関係していると考えられており、イストラデフィリンは、**進行期の「オフ」時間の短縮に効果がある**とされていますが、早期における治療効果については、現時点ではまだ報告されていません。

全国パーキンソン病友の会（JPDA）

40年以上の歴史を持ち、会員数は8000名以上

全国パーキンソン病友の会（以下、友の会）は、1976年の11月に設立されました。現在会員数は8000名を超え、支部は全国に45あります。

友の会が結成された当時は、パーキンソン病に対する社会的な認識は非常に低く、病気の苦痛をなかなか理解してもらえませんでした。そこで、友の会では、患者さんの利益を第一に、パーキンソン病の「原因究明」「治療法の確立」「専門医の育成」を柱に訴え、その結果、特定疾患の認定と公費負担を実現することができました。

現在の主な活動としては、国や行政への働きかけ、情報発信源である会報の定期発行（年4回）、会員・家族の親睦を深める行事の企画などがあげられます。また、地域活動にも重点を置き、各支部では、医療講演会や定例会の開催、医療制度や医療機関などの情報提供などを行っています。

「1万人運動」と「男の介護」

近年、パーキンソン病は患者数が増加傾向にあり、全国で約15万人といわれています。より多くの患者さんや家族が力を合わせて発言力を高めるために、友の会では会員数1万人を目ざす「1万人運動」を行っています。

また、パーキンソン病は、患者さん本人だけでなく、介護する側の負担も非常に大きいので、友の会では、介護する家族の問題にも注目してきました。2006年には、女性介護者の体験集『二人三脚の声・声』を制作し、つづいて2008年には、男性介護者の声を集めた『介護体験集　男の介護』を発行しました。特に「男の介護」は、パーキンソン病だけでなく認知症などにも共通する問題であることから、社会的にも注目される活動となりました。

法人化し、新たな歩みを

友の会は、2010年10月に一般社団法人となりました。法人化を機会に、会では、これからは活動を「量」から「質」に転換していく必要があると考えています。また、今後の課題としては、介護保険の改良を訴えていくことや、患者・配偶者の高齢化への対応があげられます。また、パーキンソン病の患者さん同士の国際的な連携も必要であると考えています。

●一般社団法人　全国パーキンソン病友の会本部（本部事務局）
〒165-0025　東京都中野区沼袋4丁目31-12 矢野エメラルドマンション306号
電　話：03-6257-3994
FAX：03-6257-3995
（電話での問い合わせ　火～木　午前10時～午後5時）

抗パーキンソン病薬の副作用とその対策

Point
- 「吐き気」などの消化器症状には、食前に制吐剤を飲むなどする
- 覚醒障害には、夜よく眠れるように睡眠環境をととのえることも大切
- 麦角系のドパミンアゴニストの使用にあたっては「心臓弁膜症」に注意

●消化器症状

L－ドパやドパミンアゴニストを飲みはじめたころにもっともあらわれやすい副作用が、胃部不快感、吐き気、嘔吐、食欲不振などの消化器症状です。これらの副作用の対策としては、

1 薬の吸収をゆるやかにするため、薬の服用時間を食事の最中か食直後にする。

2 吐き気や嘔吐が止まらない場合は、制吐《せいと》薬のドンペリドン（商品名：ナウゼリンなど）を食事の前に飲んでおく。

といった方法があります。

制吐薬として、以前はメトクロプラミド（商品名：プリンペランなど）がよく使われましたが、パーキンソン病の症状を悪化させることがあるので、いまは使われません。

なお、通常、吐き気や嘔吐などの副作用は、長く飲んでいると慣れが生じてきて、症状が消えたり軽くなることが多いようです。

注意しなければならないのは、市販の胃腸薬を勝手に飲まないことです。

●日中過眠・突発的睡眠

ドパミンアゴニスト単独、あるいはL－ドパとの併用療法中の患者さんに、日中《にっちゅう》過眠《かみん》（日中の過度の眠気）や、突然何の前触れもなく眠ってしまう突発的睡眠があらわれることがあります。

日中過眠は患者さんの約30％に、突発的睡眠は約1～2％に見られるとの報告があります。

日中過眠と突発的睡眠は、投薬量が多いほど高頻度にあらわれるとされます。また、突発的睡眠は、非麦

Epworth Sleepiness Scale（ESS：エプワースの眠気尺度）

0＝眠ってしまうことはない
1＝ときどき眠ってしまう
2＝しばしば眠ってしまう
3＝大体いつも眠ってしまう

座って何かを読んでいるとき（新聞、雑誌、本、書類など）	0	1	2	3
テレビを見ているとき	0	1	2	3
会議、映画館、劇場などで静かに座っているとき	0	1	2	3
乗客として1時間以上車に乗っているとき	0	1	2	3
午後に横になって休憩をとっているとき	0	1	2	3
座って人と話をしているとき	0	1	2	3
昼食をとったあと（飲酒なし）、静かに座っているとき	0	1	2	3
自分で車を運転中に、渋滞や信号で数分間止まっているとき	0	1	2	3

判定：10点以下…正常　11 ～ 12点…軽症　13 ～ 15点…中等症　16点以上…重症

角系のドパミンアゴニストに多いとされ、服用にあたっては注意が必要です。

日中過眠の診断には、「**エプワースの眠気尺度**」というものが多く使われます。11点以上が日中過眠と判定されます。

なお、こうした覚醒障害の誘発原因としては、夜間頻尿《ひんにょう》、入眠《にゅうみん》困難、中途覚醒、（悪夢にうなされるなど）レム睡眠行動障害なども考えられます。

日中過眠・突発的睡眠の対策としては、

1 夜、よく眠れるように睡眠環境をととのえる（118ページ参照）。
2 夜間頻尿の治療。
3 鎮静作用のある薬物の日中での使用禁止。
4 日中過眠には、カフェインなどの刺激作用のある薬剤を試してみる。
5 突発的睡眠があらわれた場合に

は、抗パーキンソン病薬、特にドパミンアゴニストの減量と変更を行う。

などの方法があります。なお、突発的睡眠による重大な事故を防ぐために、**車の運転、機械の操作、高所作業など、危険をともなう作業には従事しない**ような注意が必要です。

●心臓弁膜症

麦角《ばっかく》系のドパミンアゴニストを長期にわたって使用していると、心臓弁膜症（弁膜の肥厚《ひこう》や弁逆流など）を引き起こすおそれがあります。それを防ぐには、次のような方法があります。

1 ドパミンアゴニストを使う際には麦角系のものを第一選択薬としない。

2 非麦角系のドパミンアゴニストでは治療効果が不十分、あるいは副作用その他の理由で非麦角系のものが使えない場合には、心電図、超音波（エコー）検査などを行い、心臓弁膜症がないことを確かめてから使用する。投与する場合には、患者に心臓弁膜症、その他の漿膜線維《しょうまくせんい》症の危険性があることを説明した上で使用する。

3 麦角系のドパミンアゴニストで開始した場合は、心臓弁膜症、心不全、その他の漿膜線維症などに十分注意しながら、定期的に検査を行って異常のないことを確認する。また、薬の維持量はできるだけ少なくする。

●浮腫

抗パーキンソン病薬による治療の過程で、足の甲の部分・足背《そくはい》に浮腫《ふしゅ》（むくみ）があらわれることがあります。ひどくなると、下腿《かたい》（ひざから足首までの部分）全体におよぶことがあります。女性に多い副作用です。

以前はアマンタジン（ドパミン放出促進薬）の副作用として知られていましたが、ドパミンアゴニスト、L－ドパでも見られます。

対策としては、次のような方法があります。

1 浮腫が、心疾患や腎疾患、あるいは運動低下によるリンパ浮腫などが原因でないかどうかを調べる。

2 抗パーキンソン病薬の副作用である場合には、薬の減量、変更、中止などを検討する。

3 利尿《りにょう》薬の服用で軽快することがある。

4 浮腫の程度が軽い場合には、弾《だん》性《せい》ストッキングの着用、運動などで対処する。

浮腫は、慢性化すると難治《なんち》性となるので早めの対策が必要です。

●衝動制御障害

ドパミン補充療法薬、特にドパミンアゴニストがドパミン受容体を過剰に刺激することによって、「衝動《しょうどう》制御《せいぎょ》障害」という行動障害があらわれることがあります。頻度としては、外国ではドパミンアゴニスト服用者の約13・7%、また、あらわれる時期は、パーキンソン病を発症してから平均で5〜9年という報告があります。

●**病的賭博《とばく》**…家庭的、社会的な活動をつづけることに困難や支障が生じてもなお賭博欲求に負けてしまう状態をいいます。若年発症で、進行期の男性に多いという特徴があります。

●**性欲亢進《こうしん》**…若年発症、進行期、ドパミンアゴニスト服用中の男性に多いという特徴があります。

●**買いあさり**…異常に多額の買い物をしたりしますが、本人はなぜそれを買ってしまったのか合理的に説明できないことが少なくありません。

●**むちゃ食い**…夜中に生じることが多く、結果的に体重が増加します。男女差はありません。

●**反復常同《じょうどう》行動**…衣類や家具の整理、掃除、機械の分解など、不急、無目的な動作をくり返します。

●**L-ドパ渇望・依存・乱用**…多幸感を求め、あるいは「オフ」時の不快感から逃れるために、自分で勝手にL-ドパの量を増やしたり調整します。比較的若年の男性に多い症状です。

対策としては、ドパミンアゴニストの減量、変更、中止など、抗パーキンソン病薬の見直しを検討します。

こうした行動障害は、家族などまわりの人間からは、急に人が変わったように思われますが、これは薬の副作用であり、決して患者さんの人格が変わったわけではありません。薬を調節すれば改善しますので、もし患者さんにこうした兆候が見られたら、まずは主治医に相談しましょう。

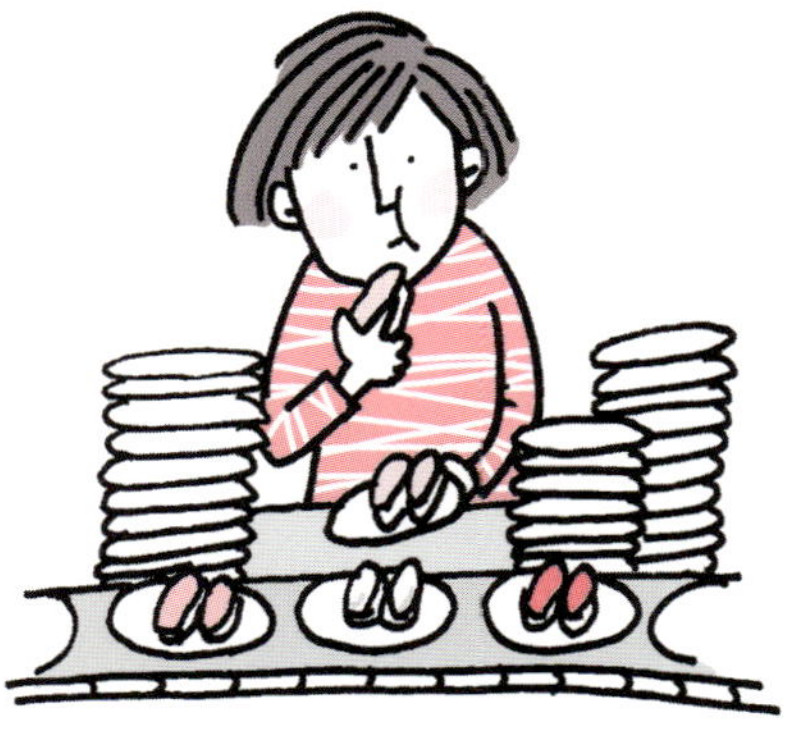

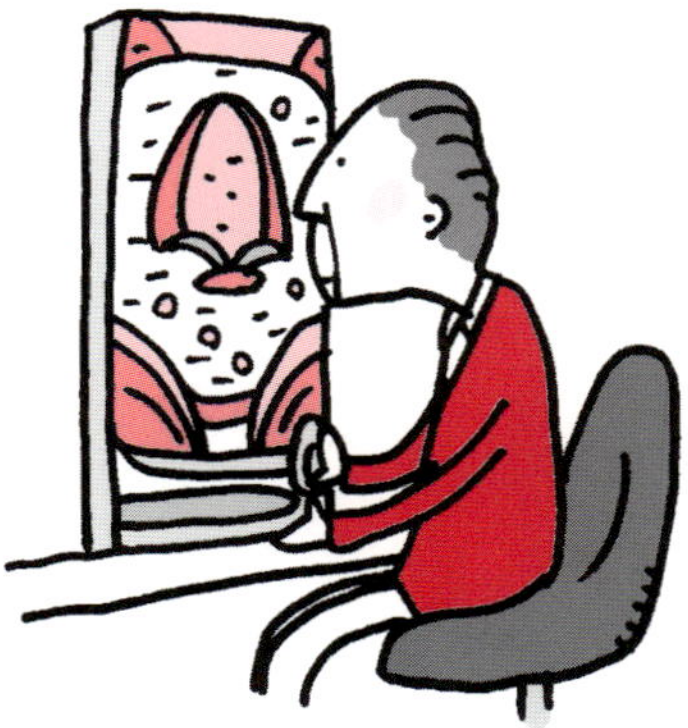

悪性症候群の治療と予防

Point
- 悪性症候群は命にかかわる危険な副作用。急な高熱が出たら、すぐ病院へ
- 治療は、十分な水分補給と全身を冷やすこと。急性腎不全にも注意
- 一時的でも、絶対に抗パーキンソン病薬を自己判断で中止しないこと

頻度は低いが、非常に危険な副作用

悪性症候群は、抗パーキンソン病薬を急に中止したり減量したときに起こりやすい副作用です。また、治療薬の中断がなくても、脱水、熱中症、感染症、強度のウェアリングオフでも引き起こされることがあります。**発生頻度は低いものの、非常に危険な副作用**ですので、早期発見が大切です。

症状としては、高熱（ときに40度を超える）が出て、全身に激しい硬《こう》直《ちょく》（こわばり）やふるえ、発汗が起こり、意識が混濁《こんだく》します。重症化すると、腎臓など全身の臓器が機能不全となり、最悪の場合は死に至ります。**暑い夏に起こりやすい**ので、注意が必要です。また、脱水症状を起こしやすい高齢者の場合も気をつける必要があります。

治療は、まず水分補給と全身を冷やすこと

パーキンソン病の患者さんが、急な高熱など、疑わしい症状を発した場合には、一刻も早く主治医に連絡し、できるだけ早く適切な処置を受けることが大切です。

治療は、まず十分な水分を補給し、氷嚢《ひょうのう》などを使って全身を冷やします。軽症の場合には、これで症状が改善します。中等度から重症の場合には、ドパミンアゴニストのブロモクリプチン（商品名：パーロデル）や筋弛緩《きんしかん》薬のダントロレン(商品名：ダントリウム）を使います。

急性腎不全を起こした場合には、血液透析を行います。

悪性症候群を予防するには？

「悪性症候群」の治療の流れ

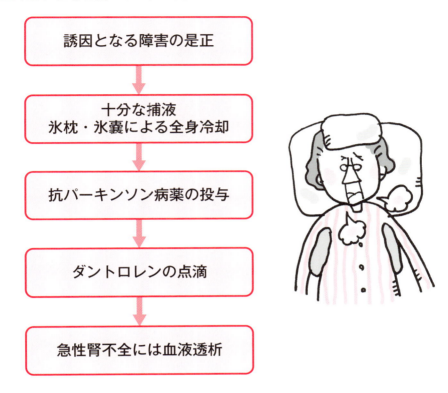

誘因となる障害の是正

↓

十分な補液
氷枕・氷嚢による全身冷却

↓

抗パーキンソン病薬の投与

↓

ダントロレンの点滴

↓

急性腎不全には血液透析

（日本精神神経学会監修『パーキンソン病ガイドライン2011』より一部改変）

悪性症候群は、命にもかかわる非常に危険な副作用ですので、発症の予防が何よりも大切です。

それには、まず、抗パーキンソン病薬の急激な中断を避けなければなりません。体調がよいからと、絶対に自己判断で中止したり量を変えたりしないでください。カゼなどをひいたときに、カゼ薬を飲むために、一時的にせよ抗パーキンソン病薬の服用を中断することは禁物です。

また、薬物吸収障害の原因となる便秘の解消に努めることも大切です。

脱水、発熱、感染症などが見られた場合は、原因疾患を治療するとともに、十分な補液を行います。パーキンソニズムを悪化させうる薬物を使用している場合は、悪性症候群誘発の可能性に留意するとともに、継続使用が必要かどうかを検討することも必要です。

薬の服用にあたっての注意点

Point
- 病気や薬についてわからないこと、気になることがあったら、納得できるまで医師に聞く
- 症状の変化、副作用の有無など、何でも「治療日記」に書いておくと便利
- パーキンソン病薬以外の薬を飲むときには前もって主治医に相談する

病気や薬についての知識や理解を深める

パーキンソン病の治療は、まず患者さんが薬をきちんと飲むことが基本となります。

特に、神経変性疾患であるパーキンソン病は、薬の使い方が非常にむずかしい病気ですので、医師は患者さんの症状にいちばん合うと思われる薬を試行錯誤しながら選んでいきます。

ですから、患者さんは、医師が処方した薬を、**決められた回数、決められた用量をしっかりと守って飲むことが大切**です。絶対に勝手に途中でやめたり、量を変えたりしてはいけません。

一方、患者さんが、自分の病気や処方される薬に関して正しい知識や理解を持つことは、長い療養生活をつづけていく上で重要です。何もわからないまま、「ただ医師に飲めといわれたから」というだけで薬を飲みつづけるのでは、不安がつのるばかりで、決してよい効果はもたらしません。

わからないことは何でも医師に聞く

病気や薬に関する情報は、本やインターネットでも調べることができますが、いちばん正確な情報を得る方法は、主治医に直接たずねることです。病気や薬に関することなど、わからないこと、気になることは何でも医師に確認して、納得して治療を受けることが大切です。たとえば、治療をはじめるときには、次のようなことを医師に確認しておくとよいでしょう。

●処方された薬の名前と量
●どうしてこの薬が選ばれたのか（この薬でどのような症状がどう改善されるのか）
●この薬にはどのような副作用があるのか
●もし副作用があらわれた場合の対処法
●この薬で症状の改善が見られなかった場合、次にどんな方法があるのか

自分が飲む薬について十分に理解していれば、うっかり飲み忘れたり、勝手に中断したりすることも防げますし、いたずらに副作用をおそれることもなくなります。

患者さんが、自分が飲む薬についてきちんと理解しているかどうかは、治療の行方を左右し、さらには以後の生活の質（QOL）にも大きく影響します。

医師によっては、患者さんを心配させないようにと、薬の副作用のことをあまり説明したがらない人もいるかもしれませんが、薬を飲むのは患者さん自身であり、患者さんには自分が受ける医療について「知る権利」があります。遠慮なく、不安に思うことや疑問に思うことは納得できるまで医師にたずねましょう。長い療養生活を前向きな気持ちで送るためにも、また、医師との信頼関係を築くという意味でも、遠慮は禁物です。

「治療日記」のすすめ

パーキンソン病の治療は、医師一人だけの力ではできません。患者さんとの相互理解と情報交換が何よりも大切です。特に、薬による治療は、医師と患者さんとの共同作業といってもよいでしょう。

パーキンソン病の治療は、基本的には薬を飲みながら自宅で療養をつづけ、通院するのは月に1〜2回程度です。もし薬を飲んでいて、症状の変化や副作用などがあらわれたときは、次の診察日に主治医に報告しますが、その日までこまかく正確に覚えていることはなかなか困難です。

そこで、おすすめしたいのが、ノートに簡単な記録をつけておくことです。症状の変化があったか（よく

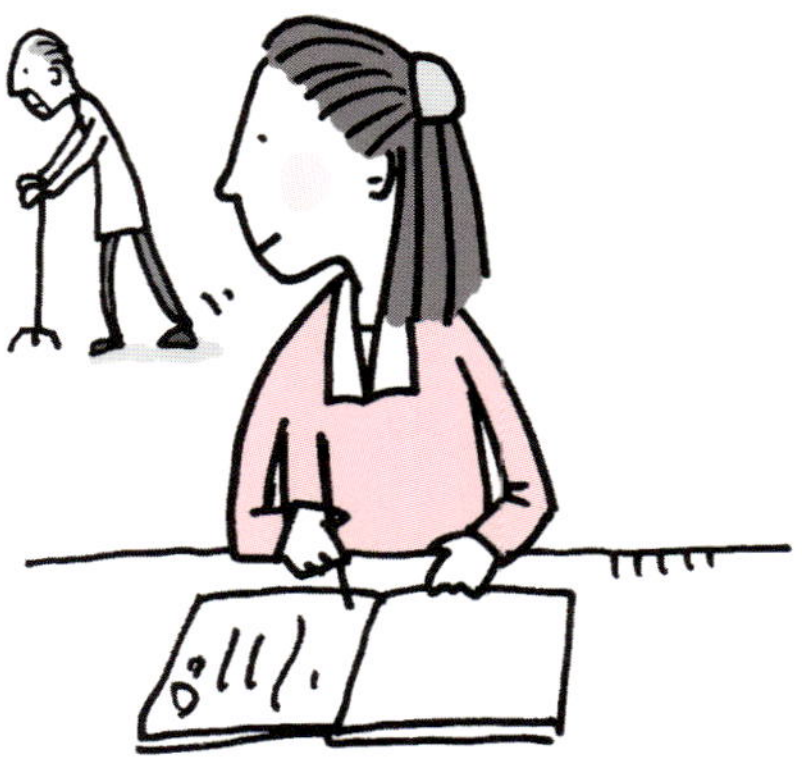

なったか悪化したか。それはいつからか、など)、ほかに気になる症状が出ていないか、薬の飲み忘れはなかったか、薬の副作用はあったか、などを書きます。また、日記ふうに、起床と就寝の時間、薬を飲んだ時間、食事の時間なども書いておくとよいでしょう。さらに、次の診察日に医師に聞きたいと思っていることなども、気がついたら記入しておくようにします。

診察日にこの「治療日記」を持参すれば、医師に正確で遺漏《いろう》のない説明ができますし、医師のほうでも、患者さんの状態がきちんと把握でき、治療を行う上で有益な情報が得られます。質問に対する医師の答えも、このノートに書いておきます。

また、この「治療日記」は、もし転院の必要が出てきた場合にも役に立ちます。いままでどのような治療を受けてきたのか、この「治療日記」があれば詳しく説明できますので、新しい医師にとっても非常に参考になります。

ほかの薬との飲み合わせにも注意

パーキンソン病の薬といっしょに飲むと、薬の効き目を弱めたり、症状を悪化させるおそれのある薬があります。

たとえば、抗パーキンソン病薬を飲みはじめたときに、吐き気や食欲不振などの消化器症状があらわれることがあります。それを抑えるための薬にメトクロプラミド(商品名:プリンペラン)という胃薬がありますが、この薬にはL-ドパなどの働きを阻害する作用(ドパミン受容体遮断《しゃだん》作用)があり、パーキンソン病の症状を悪化させることがしばしばあります。以前はよく使われた薬ですが、パーキンソン病薬といっしょに飲んではいけない薬です。

また、ビタミンB_6には、L-ドパを分解する酵素の働きを促進して、L-ドパの働きを弱める作用があります。ビタメジンやシーパラなど、ビタミンB_6が含まれているビタミン製剤も、パーキンソン病薬といっしょに飲まないように注意しましょう。

最近は、複数の医療機関に通院することがまれではなくなり、患者さんがほかにどんな薬を飲んでいるか、すべての処方内容を把握することが困難な場合もあります。また、一般の薬局で市販されている薬剤にも、パーキンソン病の症状を悪化させる成分が含まれていることもありますので、パーキンソン病薬以外の薬を飲む場合には、あらかじめ主治医に相談することが大切です。

なお、薬剤によって発症する「**薬剤性パーキンソン症候群**」については27ページを参照してください。

第4章

パーキンソン病の運動症状をどう治療するか

主な運動症状にどう対処するか

Point
- ●副作用に注意しながら、薬の用量調節をしたり、ほかの薬を追加したりする
- ●すくみ足や姿勢異常には感覚的キューの活用や運動療法も効果的
- ●嚥下障害は「誤嚥性肺炎」の原因ともなるので、食事なども食べやすい工夫を

●振戦（ふるえ）

パーキンソン病の振戦(ふるえ)は、安静にしていて動作をしていないときに強くふるえ、動作をすると軽くなったり消失したりするというのが特徴です。

振戦の治療は、まずは**薬物療法でパーキンソン病治療をしっかりと行うことが基本**です。

使われる抗パーキンソン病薬は、有効性や安全性などから3つのグループに分けられます。

1つ目のグループは、**Lｰドパ**と**非麦角系ドパミンアゴニスト**（プラミペキソール、ロピニロール、ロチゴチン）です。

2つ目のグループは、**麦角系ドパミンアゴニスト**（ブロモクリプチン、カベルゴリン、ペルゴリド）と**抗コリン薬**(トリヘキシフェニジルほか)です。

麦角系ドパミンアゴニストは、何らかの理由で非麦角系ドパミンアゴニストが使えない場合に、また抗コリン薬は、Lｰドパや非麦角系ドパミンアゴニストによる治療が不十分な場合などに変更、あるいは追加投与が検討されます。

そして3つ目のグループは、セレギリン・ラサギリン（MAOB阻害薬）、エンタカポン(COMT阻害薬)、ゾニサミド（レボドパ賦活薬）、イストラデフィリン（アデノシン受容体拮抗薬）の併用です。

それ以外に、β《ベータ》遮断薬（プロプラノロール）、αβ《アルファベータ》遮断薬（アロチノロール）、抗てんかん薬のプリミドンやクロナゼパムなども用いられますが、β遮断薬は副作用の徐《じょ》脈《みゃく》に注意が必要です。

■「すくみ足」の治療の流れ

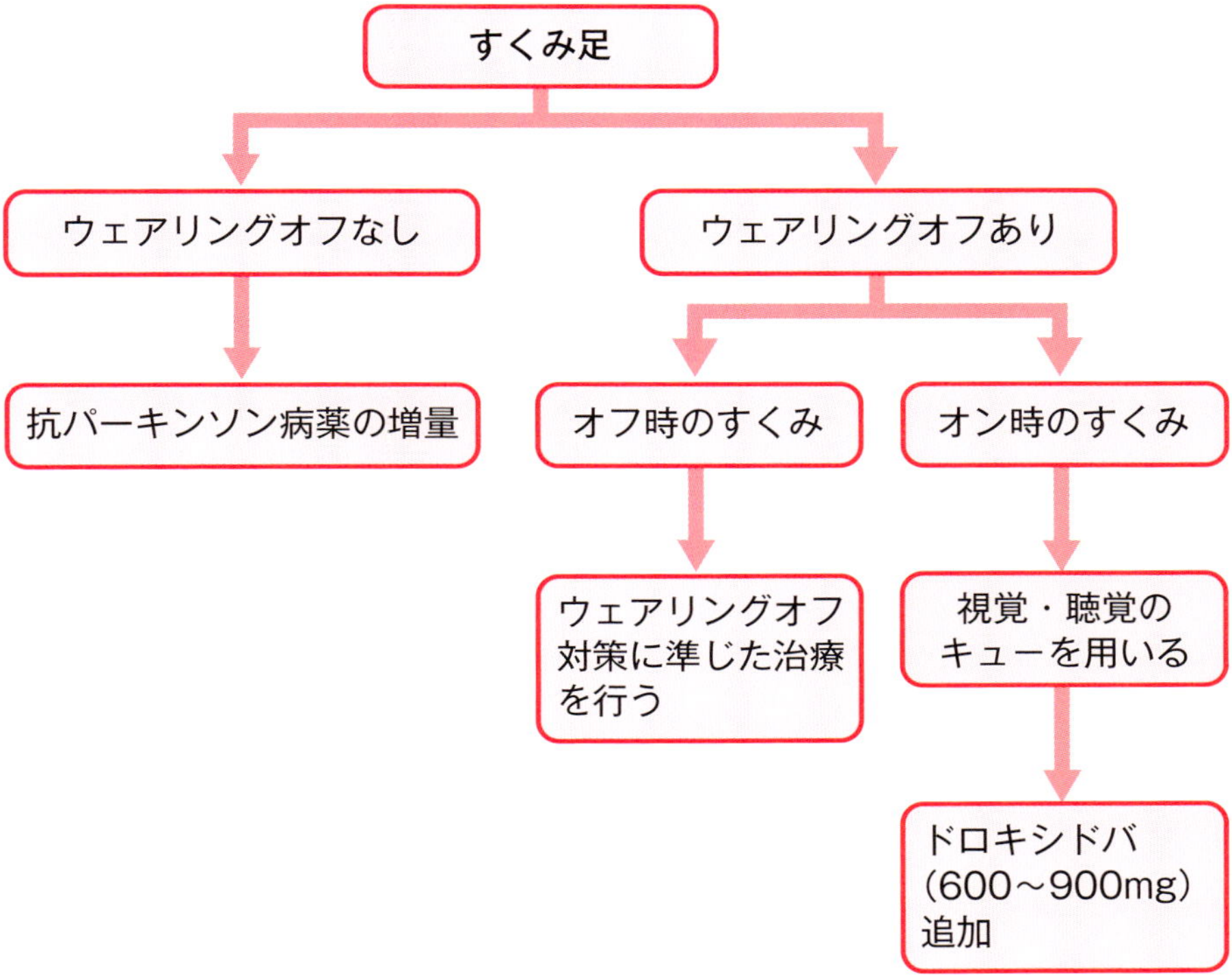

（日本神経学会監修『パーキンソン病診療ガイドライン2018』より一部改変）

高齢でない患者さんで、薬物治療でも症状が改善せず、日常生活に支障がある場合には、手術療法（104ページ参照）も検討します。

●すくみ足

パーキンソン病の患者さんは、歩行が遅くて歩幅が狭く、自然な腕の振りが見られません。

また、最初の一歩がなかなか踏み出せず（すくみ足）、いったん歩き出すと早足となって急には止まることができない（加速歩行）といった特徴があります。

パーキンソン病におけるすくみ足は、最近の研究では、6620例中47％に見られ、**一般に考えられているよりかなり頻度が高い**ことがわかっています。また、罹病《りびょう》期間が長く、より進行期の患者さんに多く見られます。

パーキンソン病の姿勢異常による主な障害

日常生活動作への影響	●前方が確認できず、歩きにくい　●転倒しやすくなる ●筋肉のこりや痛みが強くなる　●疲れやすくなる ●会話がしにくい ●食事がしにくい（嚥下《えんげ》がしにくい） ●肺活量が低下して発声がしにくくなる、など
体への影響（合併症）	●肩、首、腰背部の痛み　●転倒による骨折 ●腹部圧迫にともなう合併症（逆流性食道炎、食道裂孔《れつこう》ヘルニア、頻尿・便秘） ●肺活量低下にともなう合併症（肺炎を併発しやすくなる） ●静脈還流《かんりゅう》障害による合併症（下肢《かし》の浮腫《ふしゅ》、静脈瘤《りゅう》）など

すくみ足の治療にあたっては、まず**ウェアリングオフの有無を確認**します。

　ウェアリングオフがなく、すくみ足が生じている場合は、治療薬の用量が不十分と考えられ、抗パーキンソン病薬を増量します。

　ウェアリングオフがある場合は、すくみ足が主に「オフ」時に生じているのか、「オン」時に目立つのかを確認します。「オフ」時のすくみ足に対しては、**ウェアリングオフ対策に準じた薬剤調節をし**（98ページ参照）、**オフ時間をなくす**ことで対処します。

　一方、筋強剛や無動が改善している「オン」時に見られるすくみ足は、ドパミン補充療法が効かなくなっていると考えられ、治療は困難です。対策としては、**リズミカルな感覚的キュー**（127ページ参照）**や補助的用具の活用**がすすめられます。また、すくみ足の改善に効果がある**ノルアドレナリン補充薬（ドロキシドパ）**を追加する方法もあります。

　感覚的キューを活用するとは、たとえば歩くときに声を出してリズムをとって歩いたり、家では床に歩幅の間隔に目印となる線を引いたりテープを貼って、それをまたぎながら歩いたり、といったように、聴覚や視覚に訴える感覚的なキュー（手がかり）を利用することで、足が出やすくなり、歩行をつづけやすくなります。また、歩行器、シルバーカー、買い物カートなどの歩行補助具は、すくみ足を軽減し、転倒防止に役立ちます。

●姿勢異常

　無動（運動緩慢）、振戦（ふるえ）、筋強剛の3大症状とともに、姿勢異常はパーキンソン病の特徴的な症状です。パーキンソン病が進行するにつれて多く見られるようになります。

姿勢異常として知られるのは、いわゆる「**前傾・前屈姿勢**」「**体幹屈曲（腰曲がり）**」「**斜め徴候**」「**首下がり・頸部前屈症**」と呼ばれるものです。

前傾・前屈姿勢はパーキンソン病に特徴的な症状です。

体幹屈曲（腰曲がり）は、通常の前傾・前屈姿勢と異なり、極端に腰が曲がって上体が前に傾いた状態です。

斜め徴候は、体が横に曲がったり、斜めに傾くことをいいます。ピサの斜塔のように傾くことから「**ピサ症候群**」とも呼ばれます。

首下がり・頸部前屈症は、頭が下を向き、いつも下を向いたようになっている状態です。

こうした姿勢異常は、立っているときよりも、**歩いているときに特に目立つ**という特徴があります。

また、仰向けに寝ているときには症状が改善し、体はまっすぐになります。

姿勢異常の原因はまだよくわかっていませんが、仰向けに寝ると体がまっすぐになることから、骨の異常ではなく、筋肉の異常な緊張によるものではないかといわれています。

また、抗パーキンソン病薬、コリンエステラーゼ阻害薬などの追加後に発症、増悪するケースもあり、注意が必要です（**薬剤性の姿勢異常**）。その場合は、原因となった薬を中止するか、量を調節します。

姿勢異常はパーキンソン病に特徴的に見られる症状でありながら、その治療法に関してはまだ有用なエビ

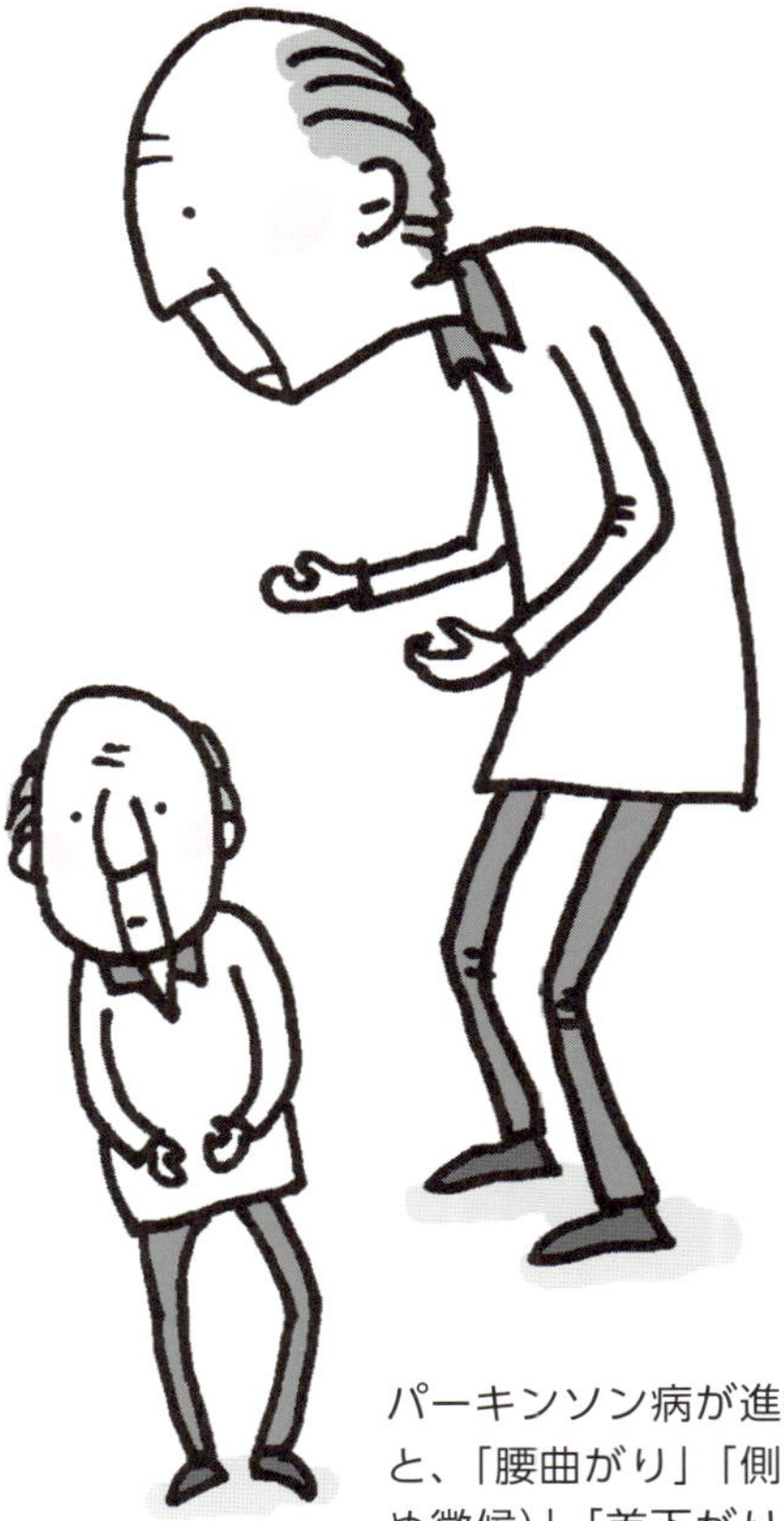

パーキンソン病が進行すると、「腰曲がり」「側屈（斜め徴候）」「首下がり」などの姿勢異常があらわれる

デンスがないというのが実状です。ただ、薬物による調整で改善するケースがあるので、調整を試みるとともに、姿勢異常の進行を防ぐため、筋肉トレーニングやストレッチを行うことも有効です。

●嚥下障害

口に入った食べもの(飲みもの)が、のどの奥から食道へとスムーズに送り込まれるためには、舌や咽頭《いんとう》の筋肉の働きが必要です。しかし、パーキンソン病によって、舌やのどの奥の筋肉の動きが低下すると、嚥下《えんげ》機能も落ちてきます。そのため、食べものが飲み込みにくくなり、食事に時間がかかったり、食べもの（飲みもの）にむせたりします。

また、飲み込んだあとも、口の中に食べものが残って、次の食べものがさらに飲み込みにくくなるといったことも起こります。

嚥下障害は、**パーキンソン病の患者さんの半数前後が自覚**しているとされますが、実際には嚥下障害がありながら、その自覚がない人もいます。通常は、病気の進行とともに嚥下障害の頻度が高くなります。

また、抗パーキンソン病薬の副作用であるジスキネジア(不随意運動)や口内乾燥の影響、薬の切れた「オフ」時間帯での嚥下機能の悪化（日《にち》内変動《ないへんどう》）などにも注意が必要です。

嚥下障害は、パーキンソン病の死因でもっとも多い肺炎のうちの「**誤嚥性肺炎**」（食べものがあやまって気管に入ることで引き起こされる肺炎）の原因ともなるので、その対策は重要です。

嚥下障害の対策としては、次のような方法があります。

●嚥下障害は、「オフ」時で悪化し「オン」時で改善するので、L－ドパを含めた抗パーキンソン病薬の調整する。

●ウェアリングオフなどと関連がある場合には、食事のタイミングが「オン」時になるように服薬時間を調節する。

●内服が困難な場合には、ロチゴチン貼《ちょう》付《ふ》剤やアポモルヒネ自己注射を考慮してもよい。

●食事に「とろみ」をつけるなど、飲み込みやすい工夫をする。また、首のまわりの筋肉をマッサージしたり、舌の筋肉を動かす運動（嚥下体操。130ページ参照）をしたりすると、飲み込みやすくなることがある。

●嚥下障害が強くてものが食べられない場合は、経管《けいかん》栄養や胃ろう造設も考慮する。

●流涎

流涎《りゅうぜん》（よだれが口から流れ出る

こと）は、**パーキンソン病の患者さんの8割近くが経験**しているといわれます。

流涎もまた、パーキンソン病が進むにつれてあらわれる頻度が高くなります。

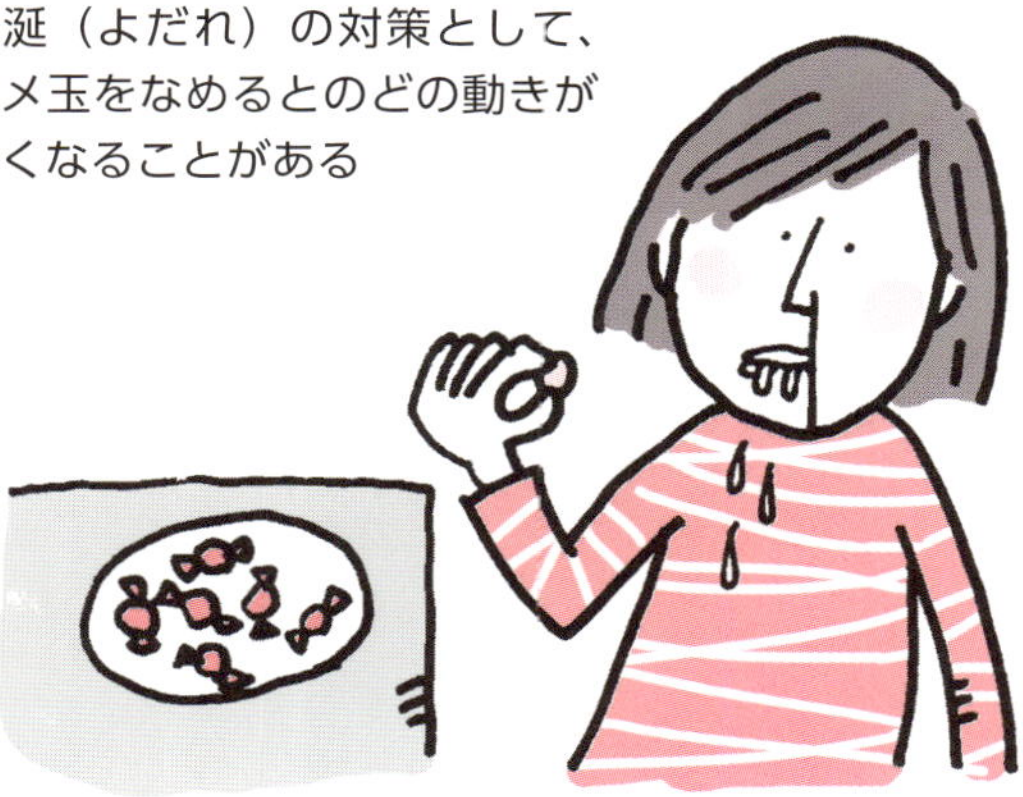

流涎（よだれ）の対策として、アメ玉をなめるとのどの動きがよくなることがある

流涎の原因は、嚥下障害によって、よだれが口の中にたまってしまうためと考えられています。また、顔の筋肉の動きが乏しいと、唇が閉じるのもゆるくなり、それもよだれの原因となります。

流涎の対策としては、次のような方法があります。

●病気がはじまったときから、意識的に口を閉じるように心がける。また、顔やあごを上に向けるようにして、できるだけ早めに口にたまった唾液《だえき》を飲み込むようにして、それを習慣づける。

●アメ玉をなめたりガムをかんだりしていると、のどの動きがよくなることがある。

●唾液の分泌を抑える抗コリン薬が有効な場合もあるが、抗コリン薬には記憶障害やせん妄などの副作用があるため、高齢者の場合には注意する。

●構音障害

抑揚のない小声でぼそぼそしゃべる、どもりがちになる、次第に早口になる（言語の加速現象）、といった構音《こうおん》障害は、**ある程度パーキンソン病が進行した患者さんに多く見られる症状**です。構音障害が進むと、言葉が聞き取りにくくなります。対策としては、次のような方法があります。

●まずは抗パーキンソン病薬による治療を行う。

●言語のリハビリテーションを行って、顔の筋肉を意識的に動かす訓練をする。

●発声練習として、文章を声を出して朗読してみる。その場合、はっきりと大きな声で発音するようにする。同時に、呼吸改善のリハビリテーションも行うと、より効果的。

運動症状の日内変動にどう対処するか

Point
- ●「ウェアリングオフ」対策には、「オフ」時間の短縮と「オフ」時の症状改善の2つがある
- ●「ディレイドオン」「ノーオン」にはL-ドパの空腹時服用が有効
- ●ジスキネジアには2種類あり、それぞれ治療法が異なるので注意する

●ウェアリングオフ

L-ドパの長期服用によってあらわれてくる問題症状に、「ウェアリングオフ」と「オン・オフ」があります。ウェアリングオフは、L-ドパの効いている時間が1～4時間と短くなって、切れると（オフになると）、運動緩慢《かんまん》、歩行障害、振戦（ふるえ）などのパーキンソニズムがあらわれてくる現象です。L-ドパ服用を開始して5年ぐらいたつと、約40～50％の人に見られます。

このウェアリングオフは、**脳内の線条体にドパミンを保持しておく能力が低下することで起こります。**

ウェアリングオフを改善させるには、「オフ」の時間を短縮させる方法と、「オフ」時の症状を改善させる方法があります。

●L-ドパを1日3回投与しても、次の薬を服用する前に効果の減弱を感じる場合は、L-ドパを1日4～5回投与するか、またはドパミンアゴニストの併用を検討する。

●すでにL-ドパとドパミンアゴニストの併用が行われている場合には、エンタカポン（COMT阻害薬）、セレギリン・ラサギリン（MAOB阻害薬）、イストラデフィリン（アデノシン受容体拮抗薬）、ゾニサミド（L-ドパ賦活《ふかつ》薬）の追加投与を検討する。

●それでも効果が不十分な場合は、L-ドパの頻回《ひんかい》投与、およびドパミンアゴニストの増量・変更を検討する。ただし、L-ドパの投与量が増加すると、1～数年後にウェアリングオフがよりひんぱんに起こるようになる可能性があるので、L-ドパの少量頻回投与を行う場合には、1

■「ウェアリングオフ」の治療の流れ

L-ドパを1日3回投与しても、
薬の内服時間に関連した
効果減弱がある
(ウェアリングオフ)

↓

L-ドパを1日4~5回投与、
または
ドパミンアゴニストを開始・増量・変更※1

↓

エンタカポン、セレギリン、ラサギリン、
イストラデフィリン、ゾニサミドなどの併用

↓

さらにL-ドパの頻回投与および
ドパミンアゴニスト増量・変更
(アポモルヒネ※2併用も含む)

↓

適応を十分考慮した上でDAT※3の導入を検討

※1　ウェアリングオフ出現時には投与量不足の可能性もあるので、L-ドパを1日3~4回投与にしていない、あるいはドパミンアゴニストを十分加えていない場合は、まずこれを行う。

※2　アポモルヒネ(商品名:アポカイン)は非麦角系のドパミンアゴニスト。「オフ」症状を改善する日本ではじめてのレスキュー薬で、注射剤。

※3　DAT:device aided therapy。日本ではDBS(脳深部刺激療法)およびL-ドパ持続経腸療法がこれに該当する。

(日本神経学会監修『パーキンソン病診療ガイドライン2018』より一部改変)

回の服用総量に十分注意する。
●薬物コントロールを行っても効果が不十分な場合には、手術療法を検討する。

●オン・オフ

オン・オフは、服薬時間に関係なく、電気のスイッチが入ったり切れたりするように、急に薬の効果があらわれて（オン）体が動くようになったり、効果が切れて（オフ）体が動かなくなったりする現象です。**ウエアリングオフが予測可能であるのに対して、オン・オフは予測不可能**である点が特徴です。

「オン」のときには、しばしばジスキネジアをともないます。

オン・オフの治療法については、まだ十分なエビデンスがないため、ウェアリングオフと、次のディレイドオン・ノーオンの治療法に準じた方法を行います。

●ディレイドオン　ノーオン

ディレイドオンとは、L－ドパを服用して30分以上たってもなかなか効果があらわれてこない現象です。また、ノーオンは、L－ドパを服用しても効いてこない現象で、いずれも主に**L－ドパの消化管からの吸収が悪くなることで起こる**と考えられます。対処法としては次のような方法があります。

●L－ドパは空腹時のほうが吸収がよいので、食前、あるいは空腹時の服用に切りかえる。
●L－ドパを水にとかして服用すると、吸収速度が速くなる。
●食後服用のまま、1回に飲むL－ドパの量を増やす。
●L－ドパ持続経腸療法は、L－ドパの安定した血中濃度を維持するのに効果的。

●ジスキネジア

ジスキネジア（不随意運動）は、手足や首や胴体などが、自分の意思に反して、くねくねと勝手によじれるように動いたり、舌を左右に動かしたり、口をもぐもぐさせたり、顔をしかめたりといった症状があらわれる現象です。

ジスキネジアには、血液中のL－ドパの濃度がピークになったときなど、薬が効きすぎている状態のときに起こるピークドーズ・ジスキネジアと、L－ドパの効きはじめと切れていくときに2回あらわれるダイフェイジック・ジスキネジア（二相性ジスキネジア）とがあります。

ピークドーズ・ジスキネジアは、顔面、舌、首、手足、胴体に、くねくねとした舞踏運動があらわれるのが特徴で、ダイフェイジック・ジスキネジアは、主に下肢にあらわれ、

■「ジスキネジア（ピークドーズ・ジスキネジアの場合）」の治療の流れ

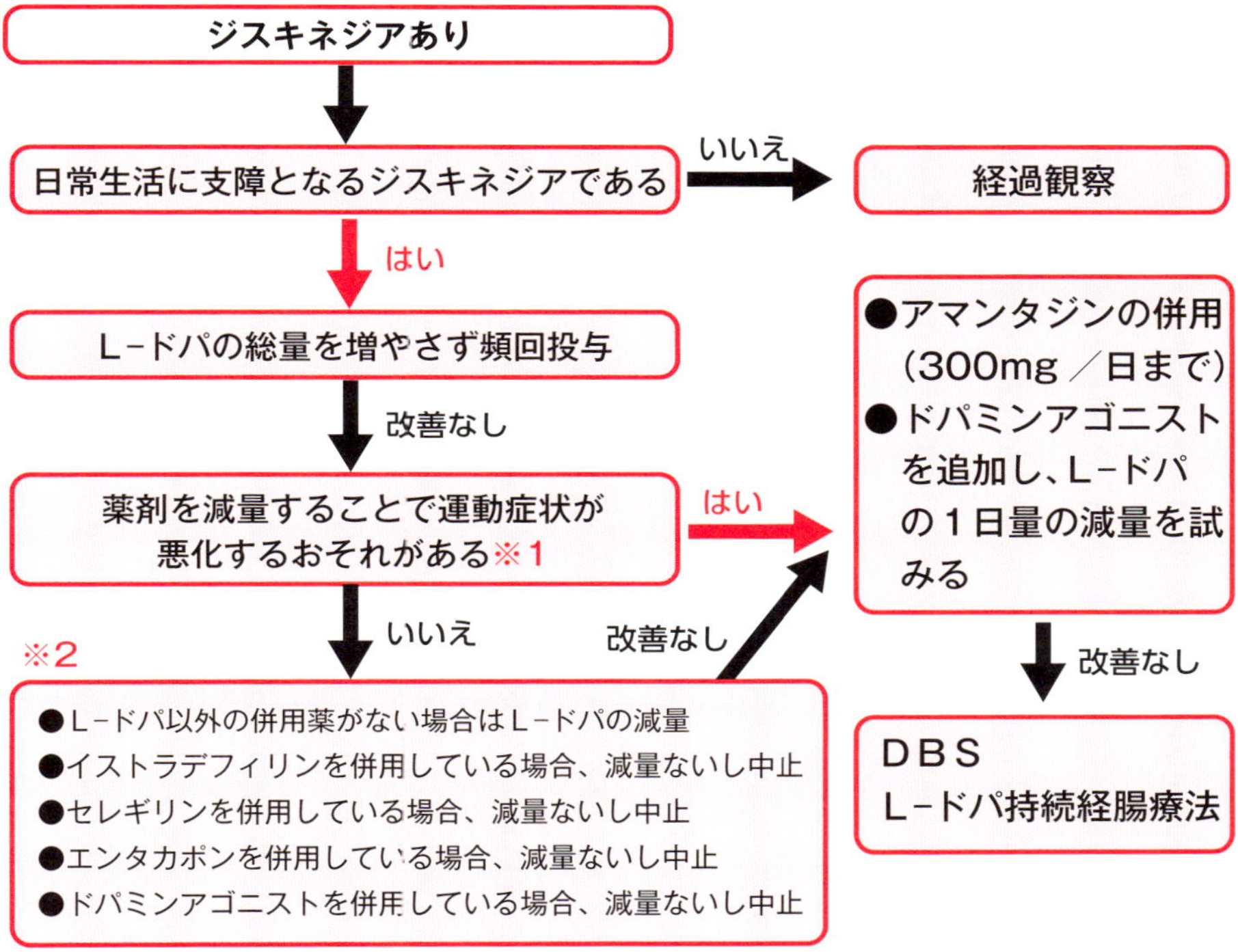

※1　薬剤を減量することでウェアリングオフが悪化する場合がある。
※2　優先順位に明らかなエビデンスはない。

（日本神経学会監修『パーキンソン病診療ガイドライン2018』より一部改変）

ふるえに似た、やや不規則な揺れを特徴とします。ダイフェイジック・ジスキネジアは、薬が効いている「オン」のときにはあらわれません。また、ダイフェイジック・ジスキネジアは、ピークドーズ・ジスキネジアより頻度は高くありません。治療法はそれぞれ異なりますので、注意が必要です。

〈ピークドーズ・ジスキネジアの場合〉

ピークドーズ・ジスキネジアは、薬剤の投与量が多いことが原因の一つなので、最初に投与量が多いかどうかを検討し、以下の方法を試みます。

●L-ドパの総量を増やさず、1回量を減量し、服用回数を増やす。そのことでL-ドパの血中濃度、脳内濃度のピークを下げる。

●減量する場合は、併用しているジスキネジア誘発作用の強い薬剤（イ

■ジスキネジア

Ｌ－ドパを服用していて、次のような症状が見られた場合には、自己判断で服薬を中止せずに、できるだけ早く医師に連絡しましょう。

●くり返し唇をすぼめる　●舌を左右に動かす
●口をもぐもぐさせる　●口を突き出す
●歯を食いしばる
●目を閉じるとなかなか開かずしわを寄せる
●勝手に手や足が動いてしまう
●手に力が入って抜けない
●足が突っ張って歩きにくい

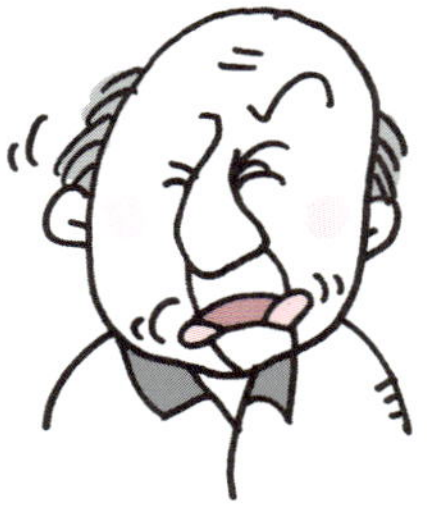

ストラデフィリンなど）から減量、中止する。

●Ｌ－ドパの１日総量を減らした上で、不足分をドパミンアゴニストの追加・増量で補う（ドパミンアゴニストはＬ－ドパよりジスキネジアを起こしにくい）。

●ジスキネジア抑制効果があるアマンタジン（ドパミン放出促進薬）を投与、あるいは増量する。

●以上の薬物療法でも改善しない場合には、脳深部刺激療法（ＤＢＳ）が有効である。ＤＢＳを希望しない場合、あるいは適応外の場合は、Ｌ－ドパ持続経腸療法も選択肢となる。

〈ダイフェイジック・ジスキネジアの場合〉

ダイフェイジック・ジスキネジアに対する治療はむずかしく、まだ確立された治療法はありません。以下の方法を試みますが、優先順位はありません。

●併用しているエンタカポン（ＣＯＭＴ阻害薬）を中止する。

●Ｌ－ドパの１回量を減らし、服用回数を増やす。

●Ｌ－ドパの１回量を増やした上で、服用回数を減らす。

●アマンタジンの追加、あるいは増量。

●手術は、脳深部刺激療法（ＤＢＳ）が有効である可能性があるが、エビデンスは十分でない。

●ジストニア

ジストニアは、抗パーキンソン病薬誘発性ジスキネジアとして、主にオン時にあらわれる**オン期ジストニア**と、抗パーキンソン病薬の効果が低下したときにあらわれる**オフ期ジストニア**とがあります。

オン期ジストニアの治療は、ピークドーズ・ジスキネジアに準じます。

「早朝ジストニア」の治療の流れ

※日中のオフ期ジストニアはウェアリングオフ対策に準じて行う。

早朝ジストニア

▼

起床時にL-ドパを追加

▼

ロチゴチン貼付剤や長時間作用型ドパミンアゴニストを追加

▼

就寝前にL-ドパまたはドパミンアゴニストを追加

▼

ボツリヌス（ボトックス）治療、手術療法

（日本神経学会監修『パーキンソン病診療ガイドライン2018』より一部改変）

オフ期ジストニアは、痛みをともなった筋肉の収縮と硬直（こわばり）が見られます。特に早朝に起こることが多く（**早朝ジストニア**）、これは夜間に薬の効果が切れてしまうためです。

オフ期ジストニアの症状は、主に足に見られることが多く、指が足の裏の方向に内《ない》反《はん》屈《くっ》曲《きょく》し痛みが出ます。そのため歩行が困難となります。ジストニアは若い患者さんほど生じやすいという特徴があります。

ジストニアの治療としては、**まずはウェアリングオフに対する治療を行い、薬剤調節によってオフ時間を短縮・消失させることを目的とします**。対策としては次のような方法があります。

●早朝ジストニアに対しては、起床直後に少量のL－ドパを服用する。

●ドパミンアゴニストを服用している場合は、長時間作用型のもの（徐放剤）に変更し、さらに、朝夕に分けて飲むなどの工夫をする。

●早朝ジストニアには、ロチゴチン貼付剤も有効である。

●ゾニサミドやイストラデフィリンなどの非ドパミン系薬剤も長時間作用が持続することが期待できるので、早朝ジストニアに試してみてもよい。

●就寝前にL－ドパまたはドパミンアゴニストを追加する。

●ドパミン補充療法で症状が改善しない場合、ボツリヌス（ボトックス）治療を試してもよい。

●以上の方法でも改善しない場合には手術療法を検討する。

※**ボツリヌス（ボトックス）治療**…筋肉のけいれんや収縮の症状を、ボツリヌス菌がつくり出す天然のたんぱく質（ボツリヌス毒素）をその筋肉に注射してマヒさせることで改善させる治療法。

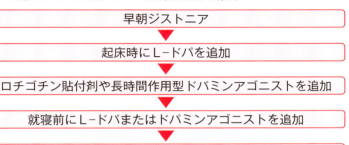

手術療法の効果と限界

Point

- 薬物療法が限界にきたときに手術療法は選択肢の一つ
- 手術療法を行うにあたっては、十分な薬物治療を行っていることが条件
- 手術でも改善できない症状があることを理解した上で、慎重に検討する

どういう場合に手術療法を選択するか

パーキンソン病の治療法には、薬物療法、リハビリテーション（運動療法）、手術療法の3つの柱があります。

その中でも基本となるのが薬物療法です。しかし、L-ドパを開始して4〜5年たつとウェアリングオフがあらわれ、やがてジスキネジアも出るようになります。こうした**運動合併症を薬でコントロールすることがむずかしくなってきた場合や、薬の副作用が強くて十分な量の薬の服用が困難な場合**などに、手術療法が検討されます。

手術が向いている人と向いていない人

ただし、手術療法は、だれにでもすすめられる方法ではありません。基本的に、手術をして効果が期待できるのは、次のような患者さんです。

1 若年発症で、著明な日内変動（ウエアリングオフやオン・オフ）やジスキネジアが薬でうまくコントロールできなくなっている場合。おおよそ75歳以下。

2 薬の副作用（精神症状、消化器症状など）が強く、薬物治療が困難になっている場合。

3 発症後、長い期間が経過して、薬の効果が減弱してきた場合。

1と**2**についてはかなりの効果が期待できますが、**3**に関しては効果は限定的です。手術を行っても、パーキンソン病の原因であるドパミン神経の変性を止めることはできないので、多くの症状は手術後も徐々に悪化していきます。

一方、手術が向いていないのは次

のような患者さんです。

1 パーキンソン病以外の、いわゆるパーキンソン症候群の場合。

2 認知機能障害、高度の脳萎縮《いしゅく》、高度のうつ（精神症状）、重い全身疾患がある場合。

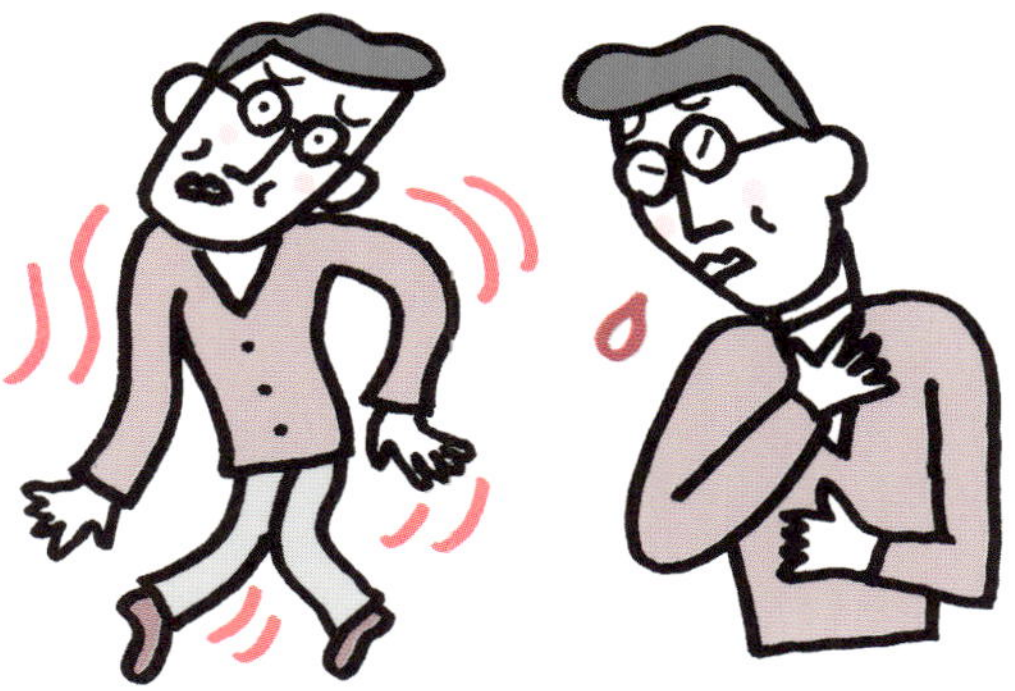

薬で症状がコントロールできない場合や、副作用のために薬物療法がむずかしいような場合は手術を検討する

手術が可能かどうかは、さまざまな条件がありますので、主治医とよく相談することが大切です。

十分な薬物治療を行った上ではじめて手術を検討する

手術を検討する場合、いつ手術を行うかは、むずかしい問題です。手術は、病気が非常に悪くなってからでは、効果はあまり期待できないからです

しかし、**手術療法はあくまでも補助的な治療法**であり、薬物療法の限界（ジスキネジアなどの副作用や薬の効果の減弱など）が見られた場合にのみ手術を検討するのが一般的です。ですから、薬物療法が十分に効果をあげている場合には、手術が検討されることはありません。

いいかえれば、十分な薬物療法を行っていることが、手術を検討する前提条件となります。十分な薬物療法を行っても、なお症状の改善が見られない場合に、はじめて手術が検討されることになります。

また、手術は決して病気の根治療法ではありません。手術を行っても、薬は飲みつづける必要があります。しかし、**かなりの量の薬を減らすことができますし、服用する薬の種類も減らすことができます**。そのことで、薬の副作用も軽減化することができます。

主流となっているのは脳深部刺激療法（DBS）

パーキンソン病の手術は、運動系の神経回路の特定部分を、ピンポイントで刺激したり破壊したりして症状を改善させるもので、「定位《ていい》脳手術」と呼ばれます。その中で、**現在主流となっているのは、脳深部刺激療法（DBS）**です。

脳深部刺激療法（DBS）は、刺

激する部位によって、視床腹中間核刺激療法、淡蒼球《たんそうきゅう》内節刺激療法、視床下核《かかく》刺激療法の3種類があります。

手術は、まず細い刺激電極を目標とする脳の神経核に埋め込み、次に胸部または腹部に、心臓のペースメーカーのような刺激（パルス）発生装置を埋め込んで、この2つを皮膚の下で連結ワイヤーで結びます。脳の電極は、頭の片側、または両側に埋め込みます。

手術後、電気刺激のオン・オフは患者さんが自分でできますが、通常は24時間オンの状態にしておきます。

手術によって電気刺激をあたえる部位は、直径数ミリの非常に小さな場所ですので、手術の成功のカギは、いかに正確にこの小さな場所に電極を埋め込むことができるかにかかっているといっても過言ではありません。そのため、定位脳手術装置（フレーム装置）を頭部に装着してCTやMRI撮影を行い、その画像を見ながら脳内の目標点の位置を1ミリ単位で正確に測定します。

神経核を破壊させる手術（破壊術）

定位脳手術には、脳深部刺激療法（DBS）のほかに、目標とする神経核をガンマナイフで破壊（切除）、あるいは熱凝固《ぎょうこ》させて、異常な神経活動をブロックする破壊術（凝固術）という方法もあります。

手術の部位は、脳深部刺激療法と同様に、視床腹中間核、淡蒼球内節、視床下核で、症状に合わせて部位を選びます。

破壊術（凝固術）の効果は、刺激療法とそれほどちがいはありませんが、破壊術（凝固術）は刺激療法とくらべ、**手術による脳組織破壊のリスクが高いという欠点**があります。

また、刺激療法は、脳の両側に行うことができるほか、電気刺激の調節ができるという利点もあります。

手術後のケアと日常生活の注意点

通常、手術後は1～2週間入院する必要があります。入院中に、医師が、刺激（パルス）発生装置のスイッチを入れて、刺激の調整を行います。また、退院後は、定期的な診察を受けて、電気刺激の程度（電圧、刺激頻度、パルス幅など）を症状に合わせて調節します。

体内に埋め込んだ電池のオン・オフの切りかえは患者さんが自分で行います。電池は、刺激する電気の強さにもよりますが、3～5年に1回は交換のための手術が必要です（最近は体外から充電できるタイプのものもあります）。

術後の生活は、それまで通りでかまいませんが、電源の入った携帯電

■ 脳深部刺激療法（DBS）

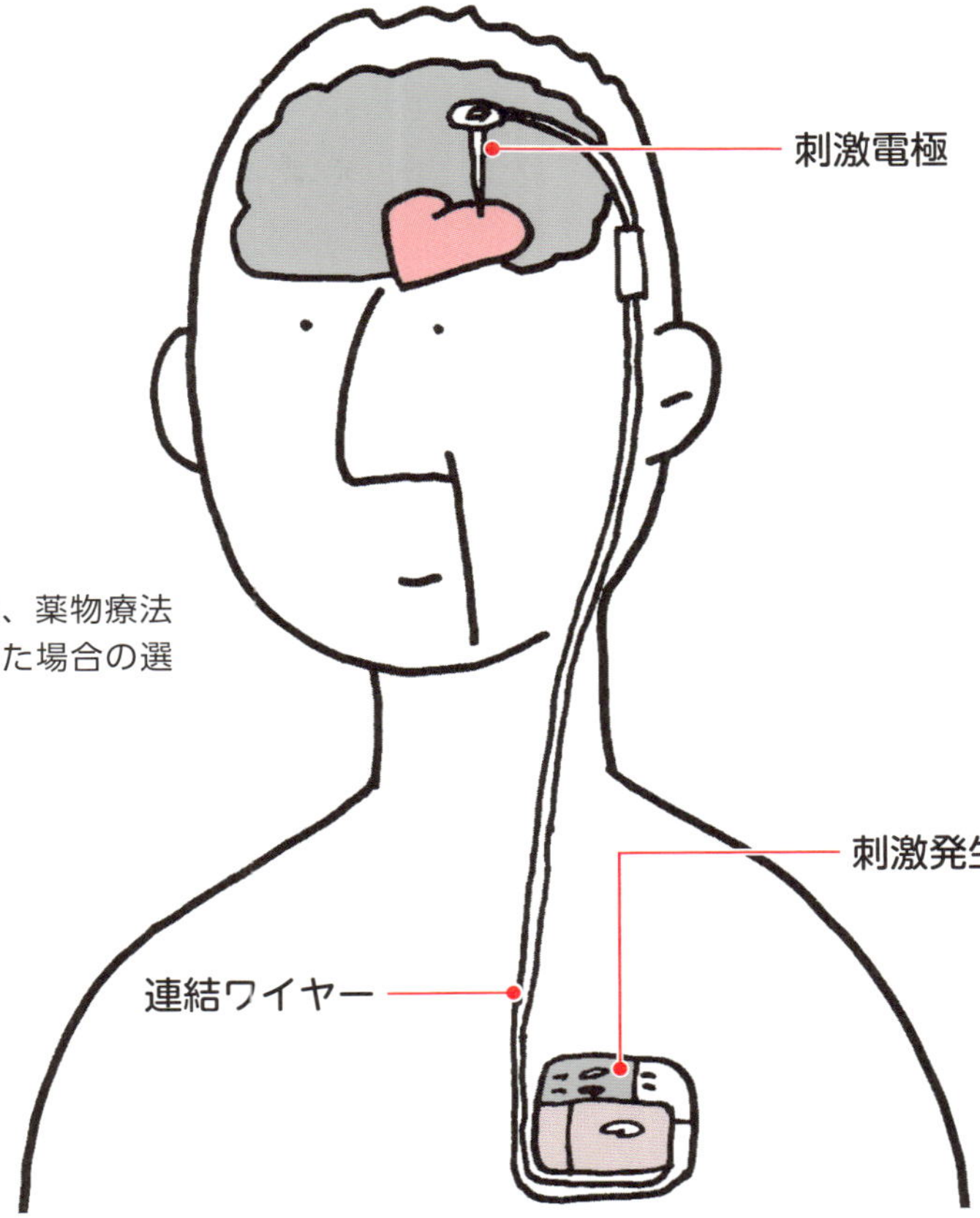

手術療法は、薬物療法が限界にきた場合の選択肢の一つ

話を胸ポケットに入れない、車のエンジンに近づかない、MRI検査は受けられないなど、刺激発生装置が誤作動しないための大切な注意点がいくつかあります。

手術の効果と問題点

手術の効果は大きく2つあります。1つは、振戦（ふるえ）やジスキネジア、ウェアリングオフなどで日常生活が困難になった患者さんの症状（副作用）を軽減・改善させ、生活の質（QOL）を向上させることができることです。もう1つは、抗パーキンソン病薬の量をかなり減らすことができる点です。個人差はありますが、L-ドパ換算で約20～40％減量できたという報告もあります。

手術の問題点としては、パーキンソン病の症状の中で、自律神経症状、認知機能障害、精神症状、睡眠障害に対しては効果がない点です。

　また、運動症状も、構音《こうおん》障害（ろれつが回らない症状）や嚥下《えんげ》障害に対しては効果があまりなく、むしろ悪化させる場合もあります。さらに、手術の合併症として、頻度はそれほど高くありませんが、感染症、頭蓋《とうがい》内出血、錯乱・見当識《けんとうしき》障害、けいれん発作などが起こる場合もあります。

　手術は、運動症状や運動合併症などの副作用が強ければ、早めに選択肢の一つに入れておくべき治療法ですが、同時に、改善が期待できない症状や問題点もあることをよく理解した上で検討すべき治療法です。

　なお、脳深部刺激療法（ＤＢＳ）は保険が適用されます。また、高額療養費制度の対象ですので、申請すれば自己負担限度額を超えた金額は払い戻されます。ヤール重症度Ⅲ以上の患者さんで、「特定疾患」に認定されている場合は、自己負担はほとんどありません。

■Ｌ－ドパ持続経腸療法

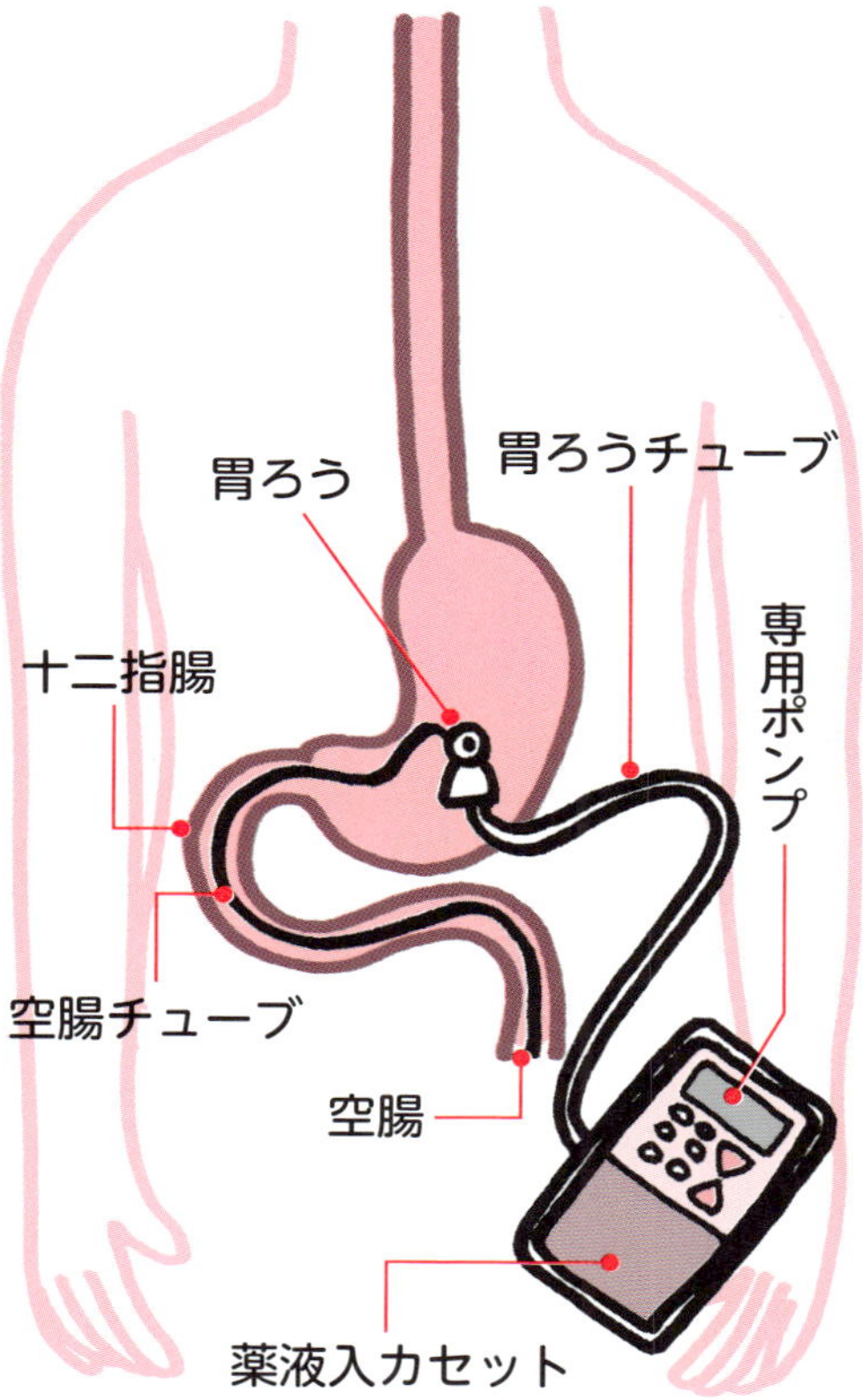

Ｌ－ドパ持続経腸療法

　最近、Ｌ－ドパ持続経腸療法という治療法が開発されましたが、これはカセットに入ったＬ－ドパ製剤（空腸投与用Ｌ－ドパ・カルビドパ配合剤）を専用ポンプとチューブを使って空腸（小腸）に直接、持続的に投与するものです。経腸療法は、胃ろうを造設することが条件となります（184ページ参照）。ポンプは日中つけたままにして、就寝前にはずします。投与している時間は、起きている時間（最大16時間）です。

第5章

パーキンソン病の非運動症状をどう治療するか

自律神経症状にどう対処するか

Point
- 便秘を軽く見ない。食物繊維の多い野菜やくだもの、そして水分を十分にとる
- 起立性低血圧の対策は、転倒予防の意味でも重要。非薬物療法も試してみる
- 排尿障害、発汗障害はＱＯＬに大きな影響をあたえるので、きちんと治療する

パーキンソン病になると、障害が起こるのは運動面だけではありません。体中の内臓の働きを調整する自律神経（交感神経・副交感神経）のバランスにも影響をあたえ、さまざまな症状を引き起こします。

●便秘・吐き気

便秘と吐き気は、パーキンソン病の患者さんに多く見られる消化器症状です。

特に、**ほとんどのパーキンソン病の患者さんが便秘に悩まされています。**病気自体の症状(自律神経症状)によるものですが、病気のせいで運動不足や胃腸の働きが弱くなることも原因と考えられます。また、抗コリン薬の副作用でも便秘が起こります。

便秘になると、抗パーキンソン病薬の吸収が低下するだけでなく、ときには腸閉塞《ちょうへいそく》を引き起こす場合もありますので、十分な対策が必要です。

1 便秘対策としては、ふだんの食事で、食物繊維が多い野菜やくだもの、そして水分を十分にとることが大切である。ただし、ごぼうやさつまいもなどの繊維の長い根菜類は、かえって便秘を悪化させることもあるので、注意する。繊維の短いくだものは、便秘解消に役立つ。頻尿《ひんにょう》を避けるために水分を控える患者さんもいるが、便秘対策には水分摂取が必要である。朝食前に冷たい水や牛乳を飲むのもよい。

2 できるだけ体を動かすようにして、座りがちな生活を避けるようにする。

3 便秘に使われる経口下剤には、膨張《ぼうちょう》性下剤、浸透圧性下剤、大腸

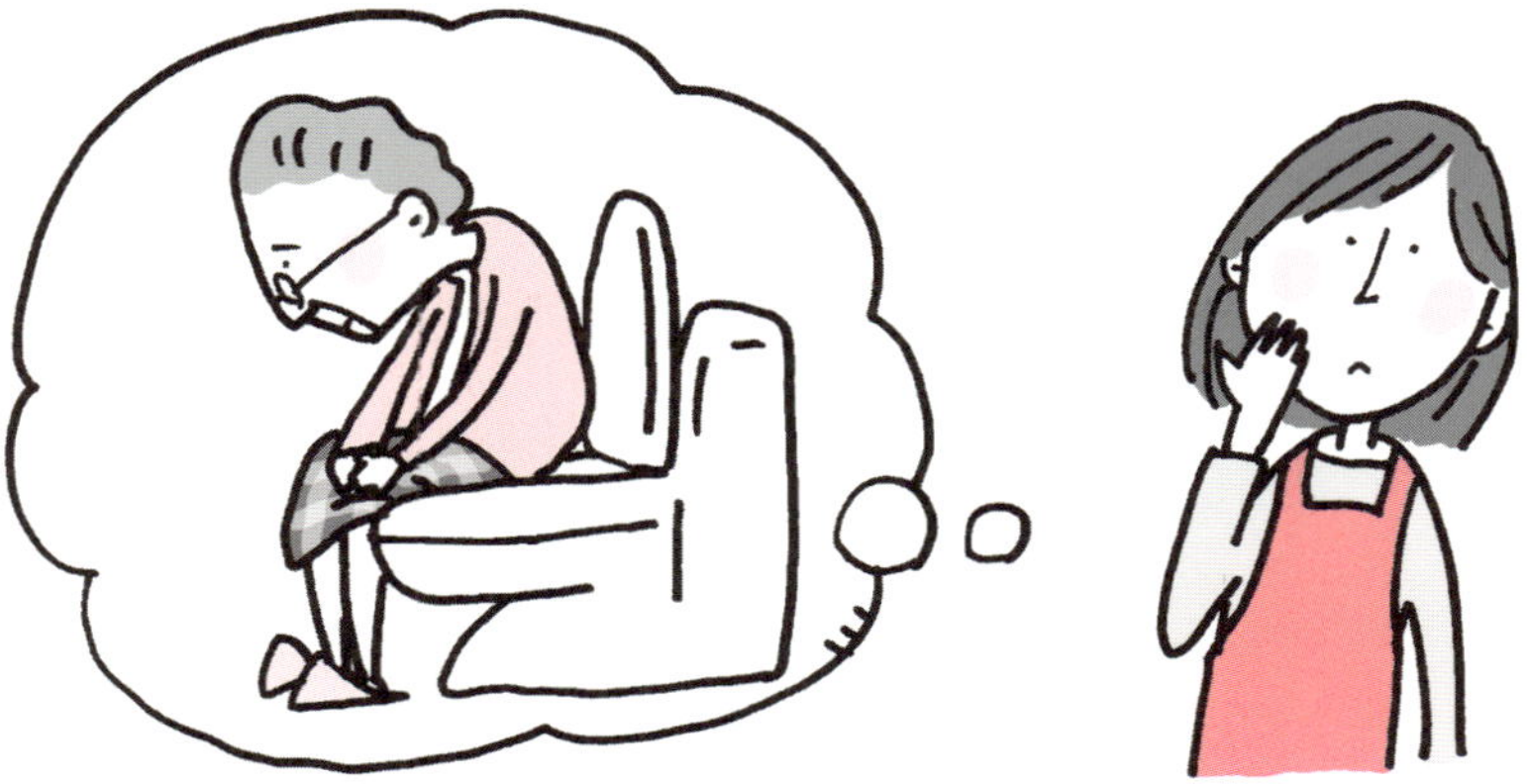

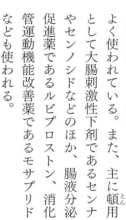

刺激性下剤があるが、日本では浸透圧性下剤である酸化マグネシウムがよく使われている。また、主に頓《とん》用として大腸刺激性下剤であるセンナやセンノシドなどのほか、腸液分泌促進薬であるルビプロストン、消化管運動機能改善薬であるモサプリドなども使われる。

4 吐き気に対しては、制吐《せいと》薬のドンペリドンが有効である。モサプリドも、ドンペリドンより効果は弱いが、副作用が少なく、よく使われる。

●起立性低血圧

起立性低血圧は、**進行期のパーキンソン病に多く見られる症状**です。また、起立性低血圧は、抗パーキンソン病薬の副作用としてもあらわれることがあり、注意が必要です。起立性低血圧は、パーキンソン病の患者さんの約60％に見られるとの報告もあります。

また、一般に血圧が低いことが多いのですが、食事の途中、あるいは食後に低血圧になり、めまい、気持ち悪さ、眠気などを訴えることもあります（**食事性低血圧**、あるいは**食後低血圧**）。

起立性低血圧の治療は、パーキンソン病の症状改善や転倒防止にもつながるので大切です。

治療法としては、まだ明確なエビデンスはありませんが、以下の方法がすすめられます。

1 まず、非薬物療法を試みます。方法としては、「低塩分食を避け、毎食0・5〜1・0gの塩分を摂取する」「寝るときは頭を30度ほど高くして寝る（夜間の臥床《がしょう》高血圧を防ぐため）」「急な姿勢変化や、壁などにもたれる姿勢を長時間とることを避ける」「高温の環境下に身を置かない」など。

2 食事性（食後）低血圧に対しては、「食後はゆっくり立ち上がる」「立ってもすぐ歩き出さないで、しばらく足踏みなどして気分が悪くならないか様子を見る」「1回の食事の量を減らし、回数を増やしてとる」「炭水化物をなるべく控える」などが有効である。

3 起立性低血圧の程度が重い場合には、弾性《だんせい》ストッキングやコルセットも有効である。

4 一般的な起立性低血圧に対する薬物療法としては、ドロキシドパ、血圧を上げる作用のあるミドドリン、血液中のナトリウムを貯留《ちょりゅう》させる働きのあるフルドロコルチゾンなどが有効である。

●排尿障害

排尿障害も、パーキンソン病によって、あるいは薬の副作用によってあらわれる障害です。すぐにトイレに行きたくなる**頻尿**《ひんにょう》や、尿意を感じてトイレに行っても尿がなかなか出ない（**排尿困難**）、といったことが起こります。

パーキンソン病における排尿障害の頻度は、尿失禁も含めると、男性で53％、女性で63％と高いものがあります。種類としては、夜間頻尿（60％以上）がもっとも頻度が高く、次に尿意切迫感（33～54％）、日中頻尿（16～36％）の順となっています。

排尿障害は、ほとんどの場合、運動症状のあとにあらわれてきます。

排尿障害で問題になるのは夜間頻尿です。トイレに何度も起きているうちに睡眠がさまたげられますし、歩行障害がある場合は転倒の危険があります。

男性の排尿障害の場合、まず前立腺肥大がないかどうか調べる必要があります。前立腺肥大があるときは、泌尿器科で診察してもらいます。

排尿障害の対策としては、次のような方法があります。

1 パーキンソン病の場合、過活動《かかつどう》膀胱《ぼうこう》になっていることが多いので、膀胱訓練や骨盤底筋訓練などの非薬物療法や、パミン補充療法などによる薬物療法を適宜行う。また、膀胱選択性の高い抗コリン薬（ソリフェナシン、トルテロジン、イミダフェナシン、フェソテロジン）を使う。

2 抗コリン薬が効かない場合や、副作用のため服用できない場合の過活動膀胱には、抗コリン薬とは異なる作用機序を持つミラベグロンを使う。

3 排尿困難に対しては、尿道をゆるめる作用のあるウラピジルを用いる。ほかには、前立腺肥大症による排尿障害に使われるタムスロシンやナフトピジルを使ってもよい。

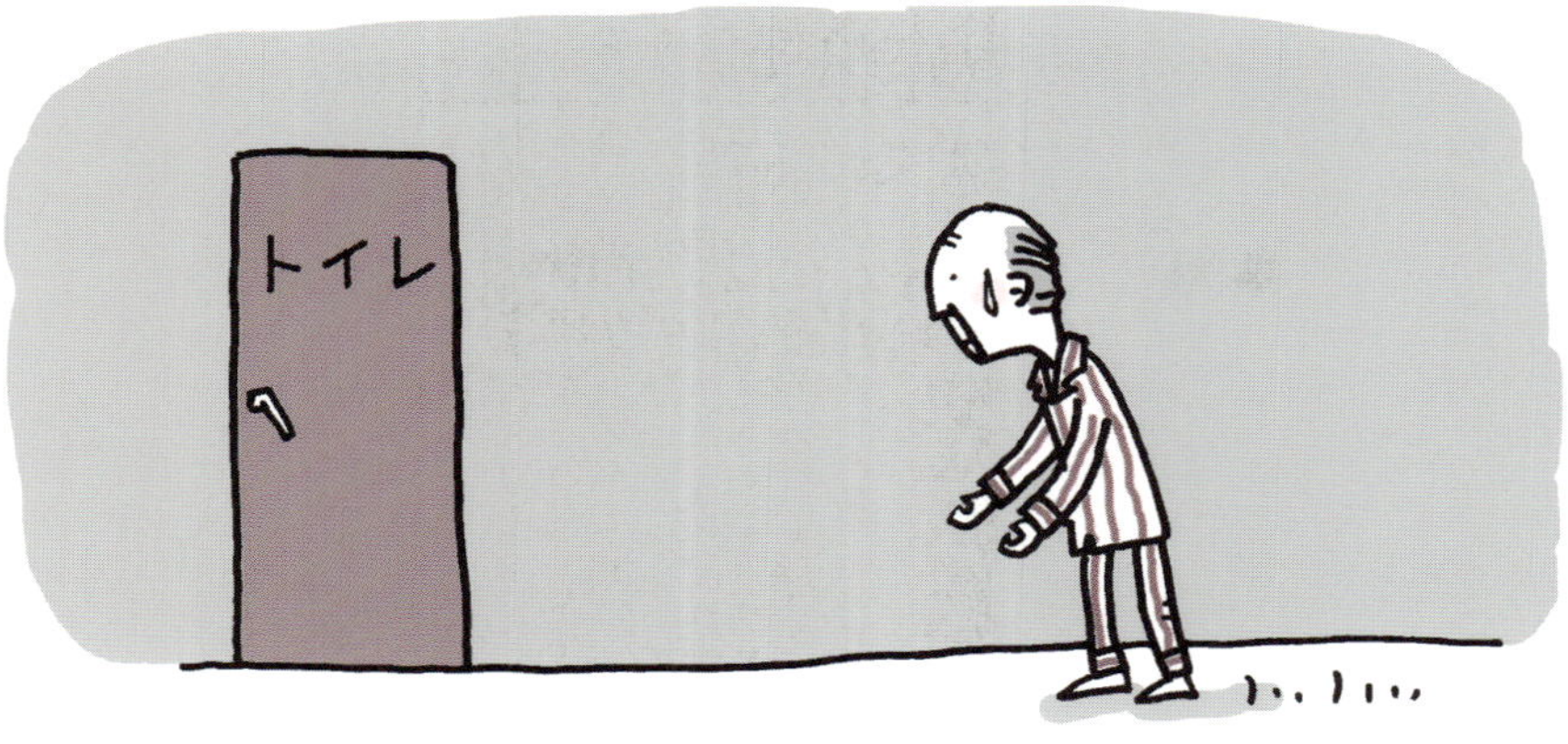

4　夜間頻尿の対策としては、夕食後は、日本茶、紅茶、コーヒーなどカフェインが含まれる飲み物には利尿作用があるので、飲まないようにする。飲むなら白湯《さゆ》にする。

発汗障害

パーキンソン病になると、体温調節がうまくできなくなり、手足が冷えたり、顔から上、特に顔面に多量の汗をかきます。発汗過多は、患者さんのＱＯＬ（生活の質）に悪影響をおよぼし、それがうつを引き起こす原因ともなりますので、軽く見てはいけません。

パーキンソン病の発汗障害に対する有効な（エビデンスのある）治療法はありませんが、**発汗障害は運動症状の変動と関係がある**といわれています。つまり、「オフ」時に発汗過多の頻度が増えることと、「オン」時のジスキネジアにともなって発汗過多が起こることが明らかになっていますので、まず運動症状に対する適切な治療を行うことが、発汗過多の症状を抑えることにつながると考えられます。

性機能障害

性機能障害は、パーキンソン病の患者さんの37～65％に見られるとの報告があります。ただ、パーキンソン病の患者さんには高齢者が多く、加齢による性欲低下もあり、また調べにくい症状でもあるので、はっきりしたデータは少ないのが実態です。

男性患者の性機能障害は、パーキンソン病の**運動症状のあとに出ることが多い**ようです。

男性患者の性機能障害に対する薬物療法としては、勃起《ぼっき》不全《ふぜん》改善薬のシルデナフィルが有効です。

精神症状にどう対処するか

Point

- 精神症状は薬の副作用でもあらわれる
- うつ症状は多くの患者さんに見られる非運動症状。ドパミンの欠乏が原因
- 幻覚・妄想は症状の程度に応じて薬を順次減量・中止していく

　パーキンソン病が進行すると、精神症状が問題となってきます。精神症状としては、うつ症状、不安、興味・関心の喪失（アパシー）、幻覚、妄想などがあります。

　精神症状は、病気そのものが原因で起こるだけでなく、**薬の副作用**であらわれることもあります。

●うつ症状

　うつ症状は、パーキンソン病の患者さんの半数近くに見られる症状で、近年、**もっとも頻度が高い非運動症状の一つ**として認識されています。

　パーキンソン病の場合のうつは、一般的なうつとちがい、自責の念が強い、自殺願望にかられる、といった症状はあまりなく、**無気力**、**不安**、**興味・関心の喪失（アパシー）**といった症状が目立ちます。うつ症状は、「快感物質」ともいわれる**ドパミンの欠乏が影響している**といわれています。

　うつ症状は、患者さんのQOL（生活の質）を大きく落とす要因となるので、十分な対策が必要です。

1　まずはパーキンソン病の運動症状に対する十分な治療を行う。ドパミンアゴニストを用いて治療を行う場合には、抗うつ作用のあるプラミペキソールなどの使用を考慮する。

2　それでもうつ症状の改善が見られない場合は、治療薬としてSSRI（選択的セロトニン再取り込み阻害薬）やSNRI（セロトニン・ノルアドレナリン再取り込み阻害薬）を試す。

3　三環系抗うつ薬は、効き目は強いが、不整脈、認知障害、せん妄などの重篤《じゅうとく》な副作用が出るおそれがあるので、第一選択薬としては問題

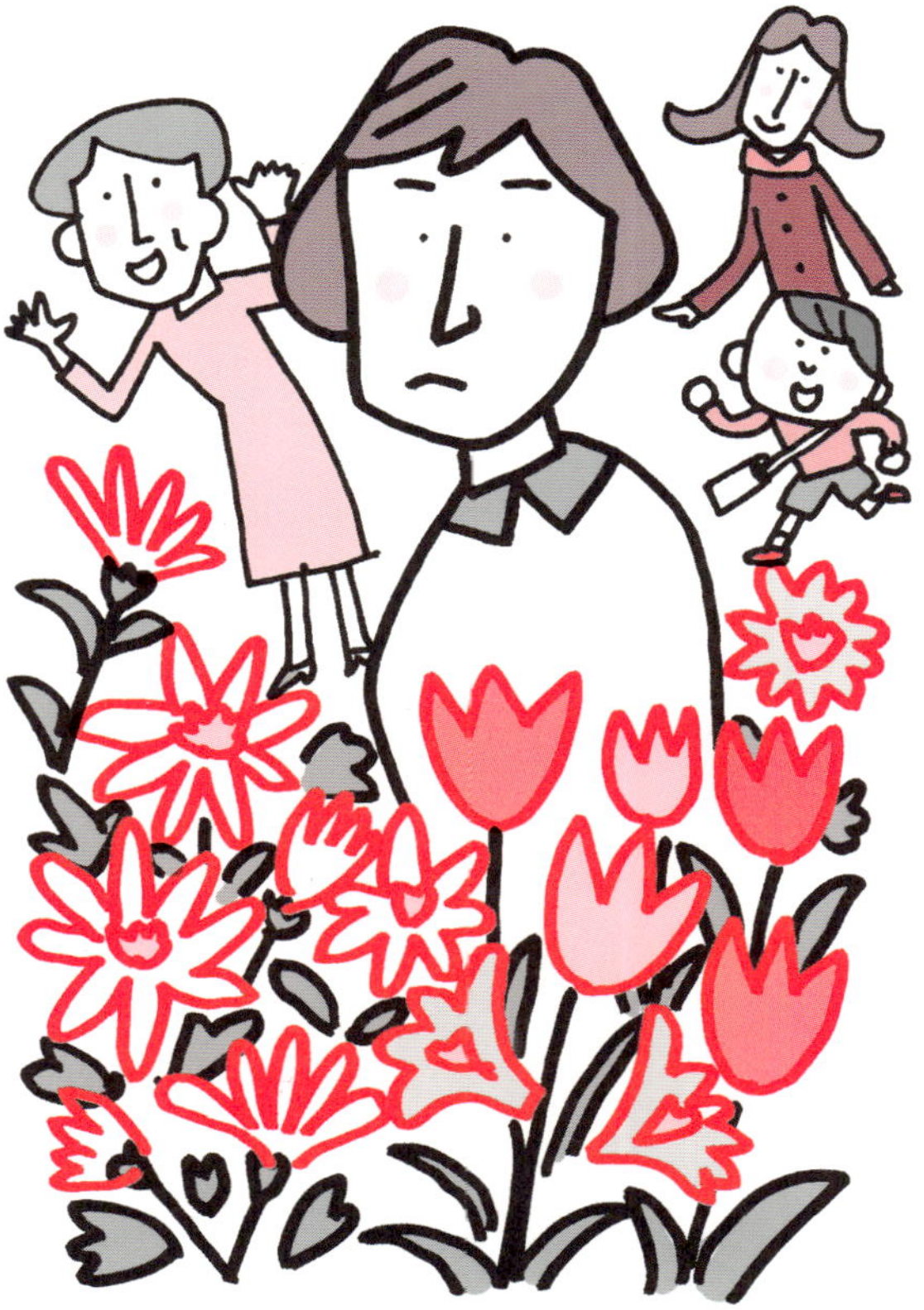

がある。SSRIやSNRIは三環系抗うつ薬よりは副作用は少ないとされるが、MAOB阻害薬との併用は、セロトニン症候群（セロトニン中毒）合併の危険性があり禁忌となっているので、注意が必要。

4 非薬物療法としては、認知行動療法（心理療法）などがある。

●アパシー

アパシーは、無感動、無関心のことで、「アンヘドニア（喜びの喪失）」とともにパーキンソン病の精神症状としてしばしば見られるものです。アパシーは、**うつや認知機能障害をともなっていることが多い**といわれます。

1 うつや認知症をともなっている場合は、その治療を十分に行う。

2 うつや認知症をともなっていないアパシーには、ドパミンアゴニストとコリンエステラーゼ阻害薬（抗認知症薬）が有効とされる。

●幻覚・妄想

パーキンソン病が進行すると、幻覚症状（**幻視**、**幻聴**、**体感幻覚**など）があらわれることがあります。パーキンソン病の場合、幻視は見られますが、**幻聴はほとんどない**といわれます。幻視は、現実には見えない人物や動物、虫などが見えたりする症状です。なお、早い時期から幻視が目立つ場合は、レビー小体型認知症

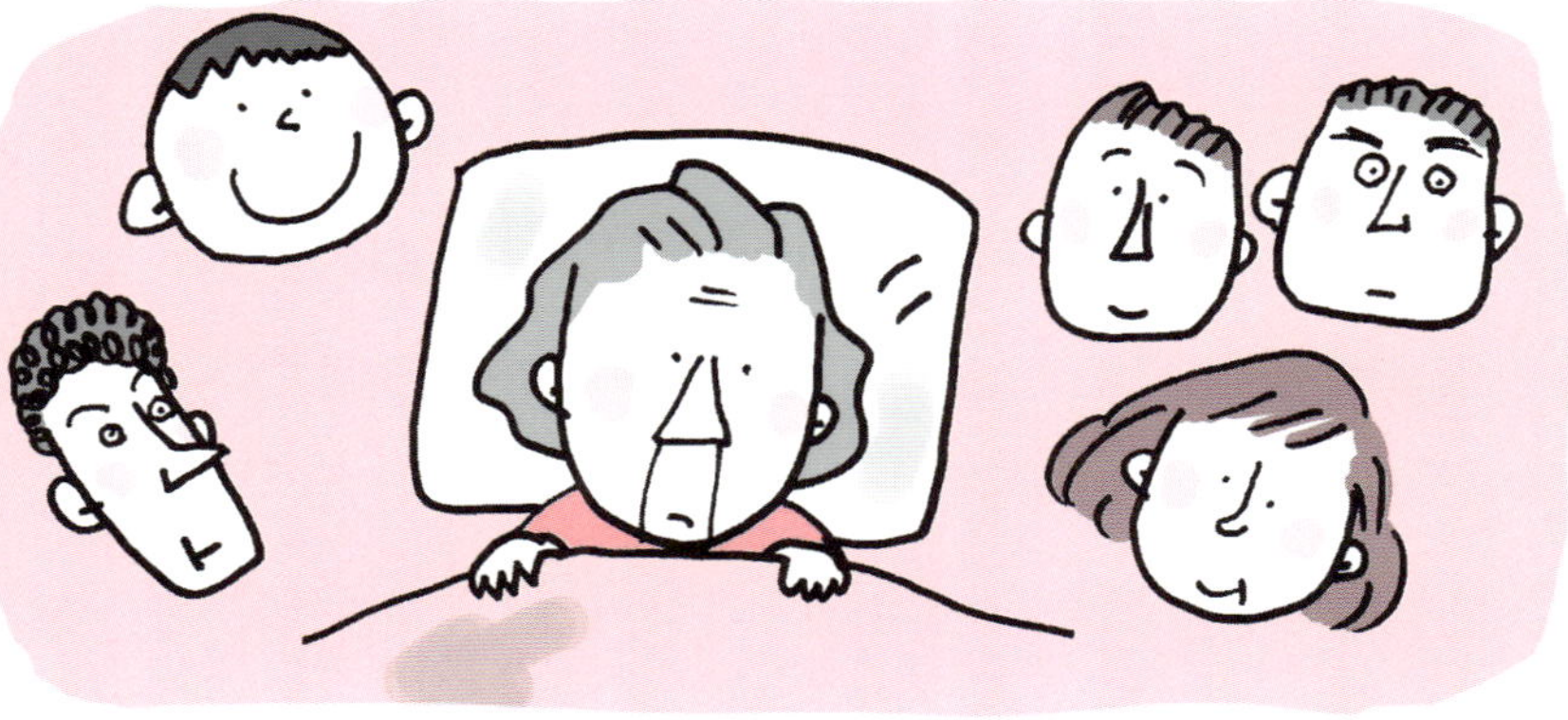

の可能性があります。

抗コリン薬など抗パーキンソン病薬の副作用でも幻覚やせん妄があらわれることがあるので、注意が必要です。

薬物治療の基本は、抗パーキンソン病薬を順次減量・中止して処方を単純化し、L－ドパ中心の治療に切りかえていくという方法をとります。

1 症状があっても、特に日常生活に支障がないようであれば、治療をしないで様子を見る。

2 何かの薬を加えたことで幻覚・妄想などの精神症状が出た場合は、その薬を中止する。

3 **2**で改善しない場合は、L－ドパ以外の抗パーキンソン病薬を順次減量・中止していく。一般的には、抗コリン薬、アマンタジン、セレギリン、ドパミンアゴニストの順に減量・中止する。

4 緊急の対応が必要な場合には、抗精神病を投与する。クエチアピンは抗幻覚・妄想作用が期待され、しかも運動症状を悪化させにくい。

5 コリンエステラーゼ阻害薬のドネペジル、リバスチグミンなども幻覚への効果が期待できる。

6 漢方薬の抑肝散も幻覚に有効とされる。ただし、副作用のカリウム低下に注意が必要。

●興奮・錯乱

興奮や錯乱が急に起こった場合は、脱水症（熱中症）や感染症、頭蓋《とうがい》内出血などの合併がないかどうか調べます。これらがない場合は、抗パーキンソン病薬の副作用である可能性が高いので、順次減量を試みます。

治療上、L－ドパの減量が困難な場合には、抗精神病薬の使用を検討します。

睡眠障害にどう対処するか

Point
- 睡眠障害も多くのパーキンソン病の患者さんを悩ませている症状の一つ
- 睡眠障害にはさまざまなタイプがあり、対処法も異なる
- 日中過眠や突発的睡眠には、ドパミンアゴニストの減量を検討する

睡眠障害は、パーキンソン病の患者さんに非常に多く見られる症状の一つです。病気が原因の場合もありますが、突発的睡眠や日中《にっちゅう》過眠《かみん》といった**薬の副作用**、あるいは**うつ症状の影響**によるものもあります。

症状として多いのは、昼間の居眠り（日中過眠）と、ふとんに入ってもなかなか寝つかれない入眠《にゅうみん》障害、眠りが浅くて夜中に何度も目が覚めてしまう中途覚醒《ちゅうとかくせい》などです。

また、ふとんに入ると足がむずむずして、足を動かさずにはいられなくなる下肢《かし》静止不能症候群（むずむず脚症候群）や、睡眠中に夢を見て大声を出したり、手足を動かしたりするレム睡眠行動障害、あるいは睡眠中に夢遊病者のように家の中を歩き回ったり、台所で食事をしたりしても、あとで本人はそのことを覚えていないノンレム睡眠行動障害といった睡眠障害も起こります。

●夜間の睡眠障害

1 パーキンソン病にともなう夜間の一般的な睡眠障害には、まず「睡眠環境」をととのえる（118ページ参照）。

2 薬物治療としては、入眠障害、概日《がいじつ》リズム障害（昼夜逆転）には、短時間作用型睡眠鎮静薬のブロチゾラム、ゾピクロン、ゾルピデムを使用する。

3 頻回《ひんかい》中途覚醒、早朝覚醒には、作用が少し長く持続するフルニトラゼパムの使用も検討する。ただし、過鎮静《かちんせい》、脱力、日中過眠の副作用に注意する。

4 振戦（ふるえ）、寝返り困難、「オフ」時にともなう痛みなど、パーキンソン病の症状が入眠困難や中途覚

■ 睡眠環境調整

- 日中の十分な活動
- 日中十分光を浴びる
- 昼寝は15時以前に短時間（20 ～ 30分程度）
- 就寝前の刺激物（アルコール、カフェイン）、喫煙、飲水を避ける
- 夜食を控える
- 睡眠前のリラックス
- 適温で静かな環境
- 寝る前にいつもと変わったことをしない
- 規則正しい入眠時間
- 睡眠時間は7 ～ 8時間以内
- 決まった寝室

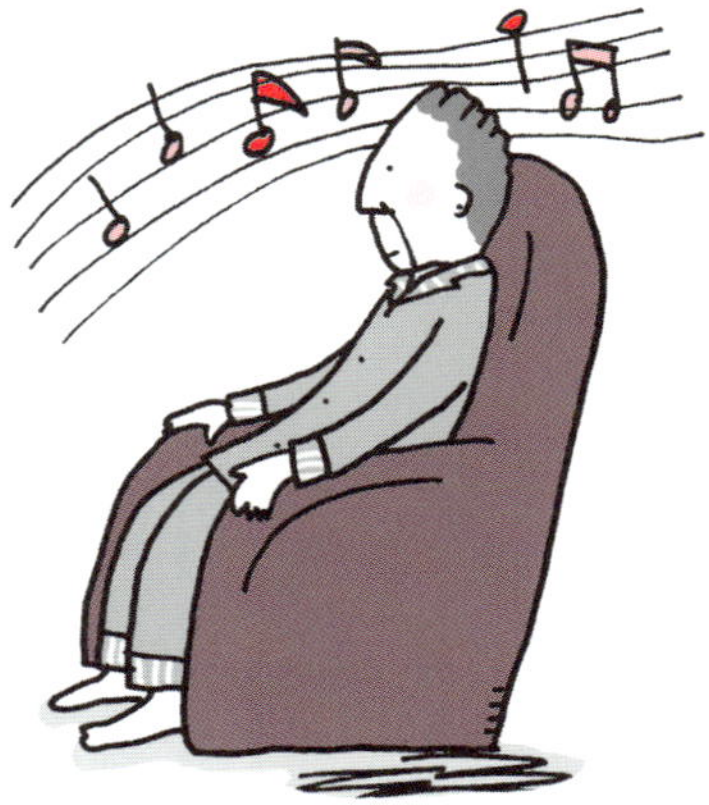

（Ferreri F. Agbokou C. Gauthier S. Recognition and management of neuropsychiatric complications in Parkinson's disease. CMAJ. 2006；175（12）：1545-1552および内山真編．睡眠障害の対応とガイドライン．東京．じほう．2002を参照）

醒の原因である場合には、就寝前にL－ドパやドパミンアゴニストを服用する。ジスキネジアが原因である場合には、抗パーキンソン病薬を減量する。

●レム睡眠行動障害

まわりの人に迷惑をかけるような大声や暴力行為がある場合には、抗てんかん薬のクロナゼパムが有効といわれます。

●下肢静止不能症候群（むずむず脚症候群）

下肢静止不能症候群（むずむず脚症候群）は、夕方から夜間にかけて、安静にしていると両足がむずむずしたり、カッカとほてったりして、足をこすったり動かしたりするといったんやわらぎますが、安静にするとまた症状が出て眠れないというのが

典型的な症状です。

治療の対象となるのは、入眠困難などで不眠に苦しんでいる場合です。

薬物治療としては、ドパミンアゴニスト（まず少量の非麦角系からはじめる）や、カバペンチンエナカルビルが有効とされますが、パーキンソン病に合併する下肢静止不能症候群の治療に対するエビデンスは不足しているのが実情です。

●覚醒障害

日中過眠（昼間うつらうつらと居眠りする）の背景には、加齢、パーキンソン病による睡眠障害、うつ症状、薬の副作用、などがあります。男性に多く、病気が進行し、薬の量が増えるにしたがって頻度が増します。

また、突然何の前触れもなく眠ってしまい、2～5分で目覚める突発的睡眠の原因としては、パーキンソン病罹病《りびょう》期間が長いこと、ドパミンアゴニストを服用していること、日中過眠があること、などがあげられます。

日中過眠などの覚醒障害には、夜間睡眠障害の改善と並行して、ドパミンアゴニストの減量を試みます。

また、突発的睡眠の症状があらわれている患者さんには、危険をともなう行為や作業（車の運転や高所での作業など）を行わせないように注意します。

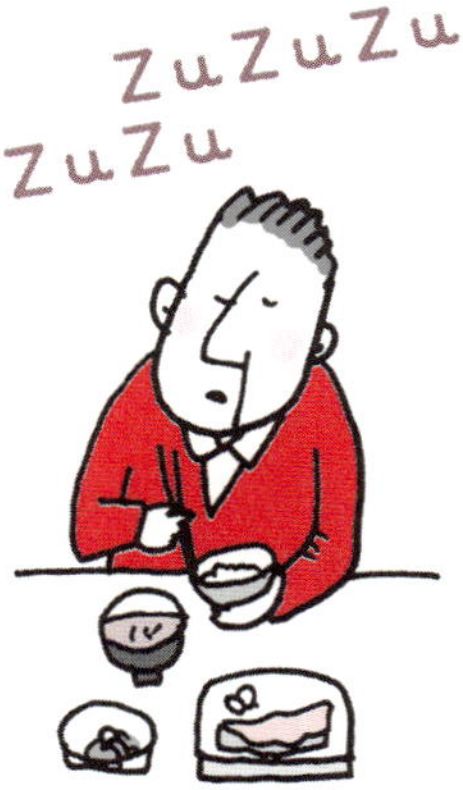

MEMO

レム睡眠とノンレム睡眠

睡眠は、その深さと特徴によって「レム睡眠」と「ノンレム睡眠」に分けられます。

レム（REM）とは、急速（Rapid）眼球（Eye）運動（Movement）の頭文字をとったもので、レム睡眠は、急速眼球運動をともなった眠り、つまり眠っていても目玉が動き、脳は覚醒に近い浅い眠りのことです。

一方、ノンレム睡眠は、「レム睡眠でない眠り」のことで、ぐっすりと熟睡した状態の眠りのことです。

眠りに落ちると、まずレム睡眠がはじまり、しばらくすると、深いノンレム睡眠の段階に入ります。レム睡眠とノンレム睡眠は、大体約90分サイクルで交互にくり返され、朝、目覚めるまで規則的に4～5回くり返されます。

その他の非運動症状にどう対処するか

Point
- ●パーキンソン病に認知症を合併する確率は高い
- ●パーキンソン病では腰と足に痛みを感じる患者さんが多い
- ●嗅覚低下と味覚低下には有効な治療法がなく、今後の課題

●認知症

パーキンソン病に認知症を合併する確率は、**診断後12年で60%、20年後では80%に達する**といわれます。

認知症を合併した場合の治療としては、

1 Lードパ中心の治療に変更する。
2 コリンエステラーゼ阻害薬（ドネペジル、リバスチグミン）を使う。
3 抗コリン薬を中止する。
4 NMDA（メマンチン）を使う。

といった方法があります。ただし、抗認知症薬のNMDAについては、まだエビデンスが十分ではありません。

●感覚障害・痛み

パーキンソン病では、しびれや痛みといった感覚症状もあらわれてきます。症状の軽いものまで含めると、約半数のパーキンソン病の患者さんで見られます。

以前は、パーキンソン病では痛みは起こらないといわれていました。しかし、Lードパが使われるようになってから、ウェアリングオフに連動して、つまり、**Lードパの効果が切れてくると（オフになると）、痛みが出る**ことがわかりました。痛みはどこにでも出ますが、頻度としては**腰と足に多い**といわれます。腰の痛みの場合は、パーキンソン病の前《ぜん》屈《くつ》姿勢による影響も考えられます。

「オフ」時に起こる痛みに対する治療としては、Lードパが有効です。また、ウェアリングオフを軽減する治療を行うことも必要です。

●嗅覚低下・味覚低下

パーキンソン病では、**運動症状に先行して嗅覚障害が起こる**といわれています。また、嗅覚が低下すると、それにともなって味覚が低下することがあります。味覚低下の原因はわかっていません。

嗅覚低下と味覚低下に対する治療法としては、いまのところ有効な方法はなく、今後の課題です。

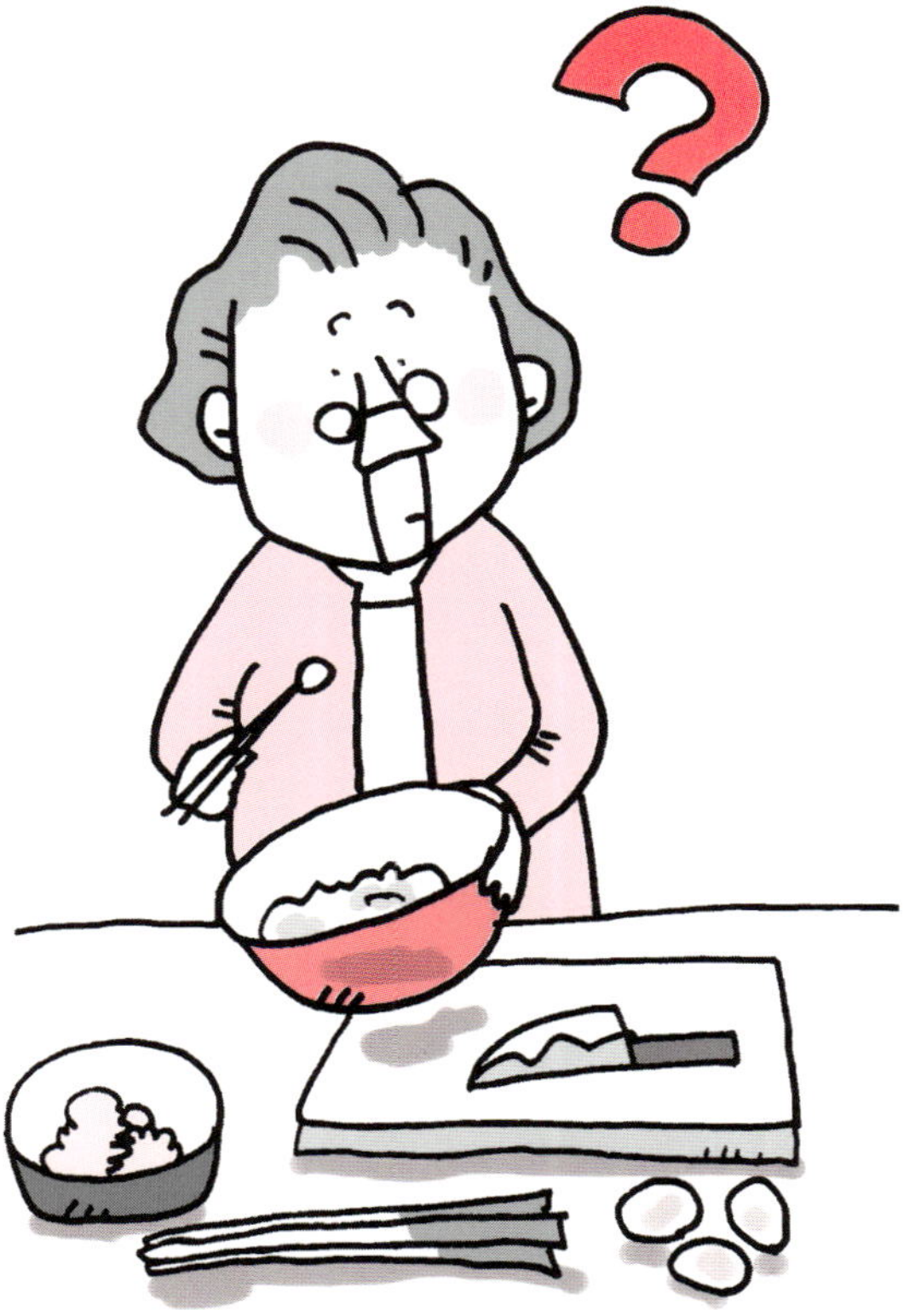

嗅覚低下は、便秘などとともにパーキンソン病の前駆症状なので、注意が必要

MEMO

薬物性味覚障害

味覚障害の症状はさまざまで、部位的には舌の一部や片側、あるいは舌全体が味覚を感じないことがあります。

味覚障害には、濃い味でないと感じない「味覚減退」や、まったく味を感じない「味覚消失」などがあります。また、本来の味を異なった味に感じる「錯味《さくみ》」もあります。

薬を飲んだことで起こる薬物性味覚障害では、全体的に味を感じなくなる、あるいは一部の味が低下するといった症状がよく見られます。原因となる薬には、降圧薬、消化性潰瘍治療薬、抗うつ薬、抗菌薬、抗がん剤などがあります。

また、亜鉛キレート作用（亜鉛の吸収を抑制する作用）のある薬や、唾液《だえき》分泌を抑える薬には味覚障害が起こりやすいとされています。

入院が必要な場合

診断を確定するための入院や手術のための入院など

パーキンソン病は、基本的には入院しなければならない病気ではありません。月に1～2回通院をして、症状に合った薬を処方してもらい、自分で薬を飲みながら自宅で療養するのが基本です。

ただし、次のような場合は入院が必要になることがあります。

1 診断をつけるための入院

約1週間ほど入院し、脳を中心に検査を行い、診断を確定して治療を開始します。

2 慢性期の教育入院

病気が進行してきて不安が増したり、薬の効き方が弱くなったとき、あるいは歩行障害が進んだような場合、歩行訓練や日常生活での工夫、薬の調整など、あらためて指導やカウンセリングが必要になったときなど。

3 薬の長期投与にともなう問題に対処するための入院

●ウェアリングオフや、ジスキネジアなどの運動合併症が強いとき、あるいは、幻覚・妄想などの精神症状が強いときなど、通院治療だけでは対処がむずかしい場合、入院をして、医師の診断を受けながら、薬の量を減らしたりほかの薬に変えたりして調整を行います。

●姿勢保持障害、すくみ足が起こったときなど、薬物療法のほか、感覚刺激（感覚的キュー）を利用した歩行訓練などを行うために入院することがあります。

●脱水や感染など身体的な原因で精神症状が起こった場合は、その治療を行います。また、薬剤が精神症状を誘発している場合は、医師の診断を受けながら、原因となっている薬を減量したり、中止します。

●重い自律神経症状を改善するために入院することがあります。起立性低血圧には弾性《だんせい》ストッキングの使用や、薬物療法を試みます。排尿障害や頻尿《ひんにょう》には、薬の調節をしたり、間欠導尿《かんけつどうにょう》や留置《りゅうち》カテーテルなどを試して、様子を見ることもあります。

4 悪性症候群の治療のための入院

抗パーキンソン病薬の治療を急に中断したりして悪性症候群（86ページ参照）になった場合は、命にかかわるため、ただちに入院して治療を受けなければなりません。

5 定位脳手術を受けるための入院

薬物療法によって症状がコントロールできなくなった場合には、定位《ていい》脳手術を行うことがあります（105ページ参照）。

第6章

運動機能の回復と維持に役立つリハビリテーション

リハビリはなぜ必要なのか

Point

- リハビリは、薬物治療と車の両輪の関係にある
- 毎日、少しずつでも運動する習慣をつけることが大切
- 無理は禁物。自分に合ったリハビリを、疲れない程度に行うこと

リハビリは薬物治療と車の両輪

パーキンソン病は、適切な薬物治療や外科的治療（手術）を受けても、症状の進行を抑えることは困難です。しかし、リハビリを同時に行うことで、症状の進行を遅らせたり軽減させることができます。

リハビリは、薬物治療と車の両輪の関係にあるといえます。

しかも、リハビリは自分でできる治療法です。

運動機能を維持し さらに運動機能を高める

体を思うように動かすことがむずかしくなると、外出もおっくうになり、つい家にこもりがちになります。しかし、体を動かさないでいると、筋肉や関節がかたくなって、ますます体が動かなくなってしまいます（これを**廃用《はいよう》症候群**といいます）。

こうした悪循環を断ち切るためにも、病気の初期から、軽い運動を習慣にし、外出も進んでしましょう。歩くことは、気分転換にもなりますし、便秘の予防・解消にも有効です。

毎日、少しずつでも体を動かすことで、体の運動機能を維持し、さらに運動機能を高める効果が期待できます。また、運動することで、筋肉や関節の痛みを予防することもできます。体を動かすことは、精神活動にもよい影響をあたえます。

日常生活の動作もリハビリになる

着替えや掃除、洗濯、料理など、日常生活の動作一つ一つも立派なリハビリです。できる範囲で身のまわ

りのことを自分で行い、運動量の低下を防ぎましょう。

いままでの生活スタイルをなるべく変えずに、仕事や家事、趣味などもつづけましょう。

専門家の指導のもとに自分に合ったリハビリを

リハビリの基本は、**自分の症状や体力に合った運動を、無理のない範囲で行う**ことです。リハビリをはじめるにあたっては、理学療法士、作業療法士、言語聴覚士といった専門家に、自分の症状に合ったメニュー（プログラム）を作成してもらい、その後は自宅でリハビリをつづけ、定期的にチェックを受けながら、必要があれば見直しを行うとよいでしょう。また、リハビリを行う際には、次の点に注意することが必要です。

★薬が効いているときに行う。
★決して無理をせず、疲れない程度に行う。
★少しずつでも、毎日つづけることが大切。
★強い痛みを起こすような運動は避ける。
★できるものからはじめ、だんだんむずかしい運動に進む。
★運動量を少しずつ増やしていって、最終的には1回につき10～20分ほどの運動を1日に2～3回、たとえば朝、昼、夕方に分けて行う。

■体を動かすことで得られる効果

- ●かたくなった体をやわらかくすることができる。
- ●動作がスムーズになる。
- ●バランスがよくなり、転びにくくなる。
- ●筋力の低下や関節がかたくなるのを防ぐことができる。
- ●姿勢をととのえることができる。

■リハビリを長つづきさせるコツ

- ●気持ちを楽にして、時間を十分かけて行う。
- ●自分でできるメニューを日課に組み込んで、習慣づける。
- ●グループや仲間をつくったり、遊びを取り入れたりして、楽しみながら行う。
- ●音楽に合わせてやると、より楽しく行える。
- ●目標をつくり、それを達成できるように行う。
- ●家族がいっしょに運動したり、掛け声をかけたりして、いつも見守り、励ます。

パーキンソン病のリハビリ・運動療法

※以下に紹介するものは、順番に、すべて行わなければならないというものではありません。症状や体力を考えて、自分にふさわしいリハビリ（運動）を選び、時間や回数も徐々に増やしていきましょう。

※特に立って行う運動は転倒のおそれがありますので、注意が必要です。自宅で行う場合は、慣れるまでは介助者（家族）に横についてもらって実施しましょう。

※パーキンソン病の運動療法・リハビリの具体的な内容については、医師や医療機関によって異なる場合があります。

立って行うリハビリ

■前傾姿勢を直し、歩行障害を改善する運動

A

壁を背にして立ち、足のかかと、肩、頭の後ろをぴったりと壁につける。この姿勢で１分ほど立ちつづける。

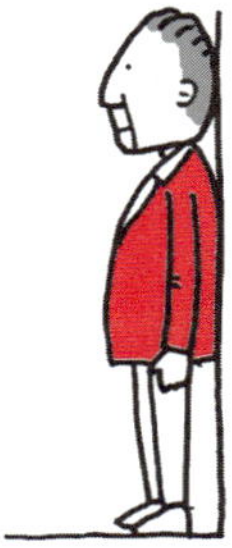

B

次に、足を高く上げて腕を大きく振り、姿勢をまっすぐに保って「イチ、ニ、イチ、ニ」と声でリズムを取りながら、30歩ほどその場で足踏みする。

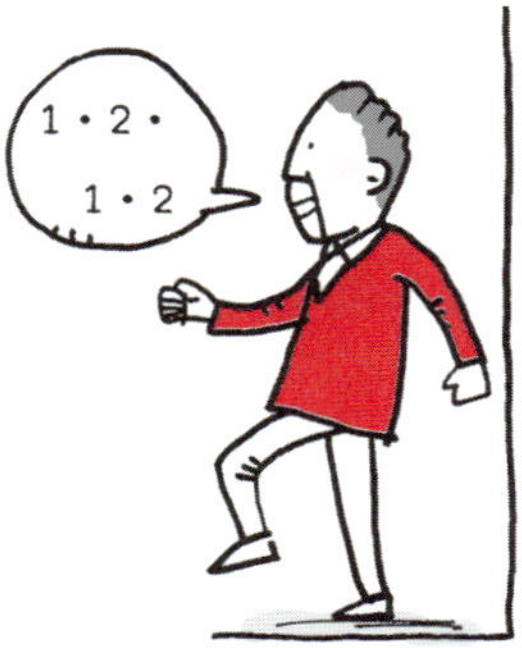

C

壁に向かって立ち、両手をついてゆっくりと壁を押す。片足は後方に引き、もう片方のひざは軽く曲げる（かかとは上げない）。

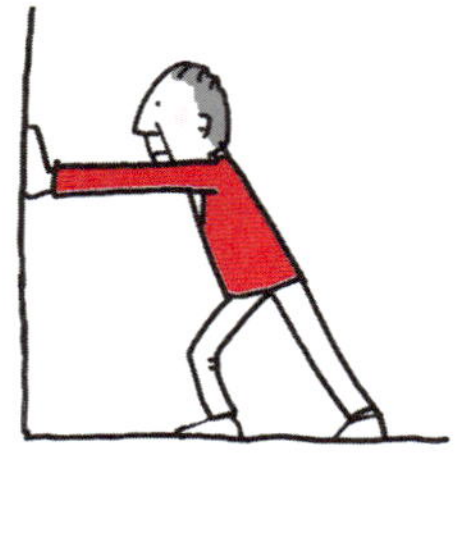

D

バンザイをするような形で両手のひらと胸を壁につけ、できるだけ高くまで体を押し上げていく。このとき首と背中は少し後ろに反らせるようにする。**C**と**D**を各５回ほど行う。

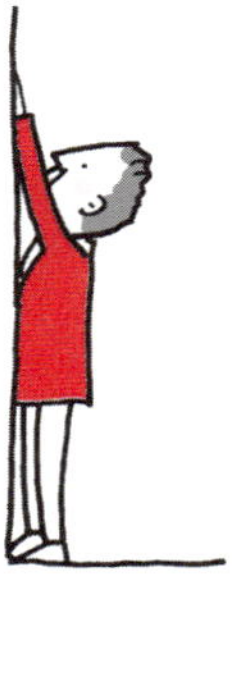

E

立ったまま、体をゆっくりと前に曲げていき、背すじからひざまでを十分にのばす。

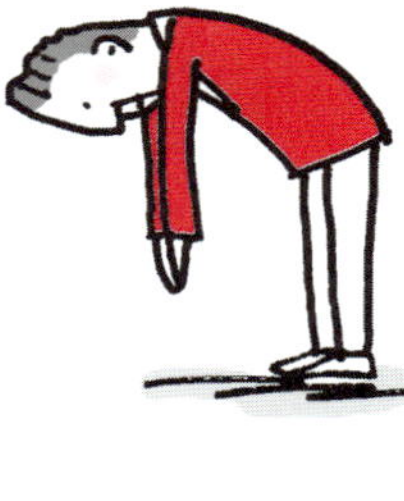

■すり足、突進歩行を改善する運動

A
両手で安定したものにつかまり、右足を大きく前後に５〜10回振る。左足も同様に行う。

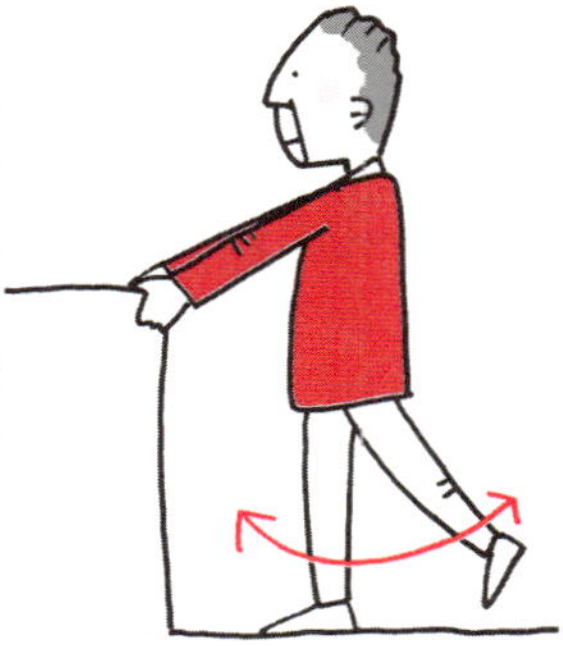

B
足を高く上げて歩いたり、行進したりする練習をする。このとき「イチ、ニ、イチ、ニ、右、左、右、左」というふうに声を出して、きびきびとリズムを取って歩く。腕は大きく前後に振る。リズムを取るには、足が床を打つ音を聞くようにするとよい。

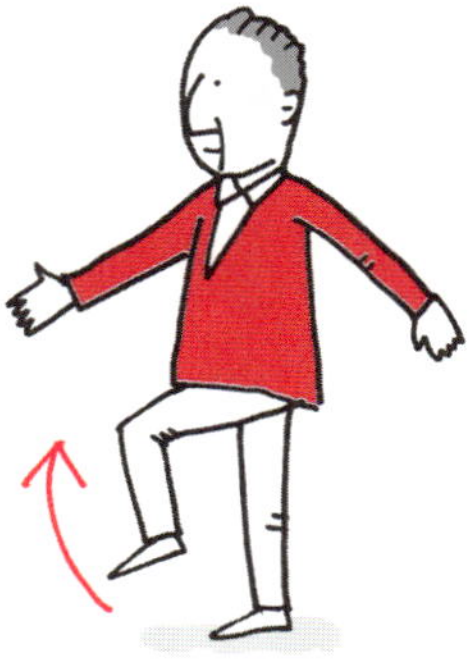

■歩行障害を改善するためのキューの活用

キューとは「きっかけ」あるいは「手がかり」という意味です。すくみ足や小刻み歩行といった歩行障害がある場合に、キューを利用すると足が出やすくなり、歩きやすくなります。

A（感覚によるキュー）
リズミカルな音楽を流す、メトロノームで一定のテンポの音を出す、靴のかかとに鋲を打ち、カチカチ鳴る音を聞きながら歩く、あるいは患者さん自身または介助者が「イチ、ニ、イチ、ニ」と声を出してリズムを取りながら歩くなど。メトロノームの音に美しいメロディー（クラシック音楽など）を重ね合わせると、より効果がある。

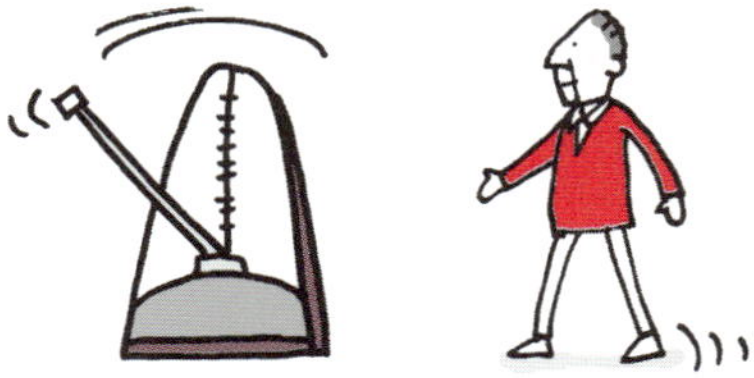

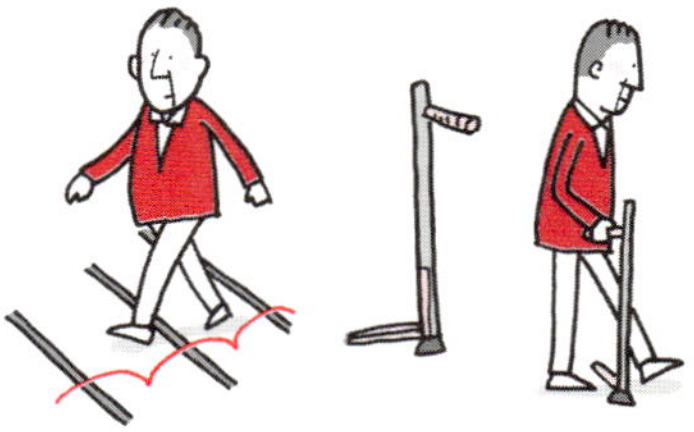

B（視覚によるキュー）
- 室内のよく歩く場所の床に、歩幅の間隔に目立つ色のテープを貼っておき、それをまたいで歩く。外では敷石などを目印にするとよい。
- リハビリ用のＬ字型つえを逆にして、足元にゴム製の横に伸びたバーをつけ、そのつえを突きながらバーをまたぐようにして歩く。

C（触覚によるキュー）
すくみ足が出て止まってしまったときに、患者さん自身、あるいは介助者が、一方の腰や足をポンと軽くたたくと、足が出やすい。

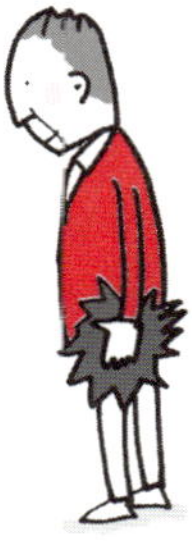

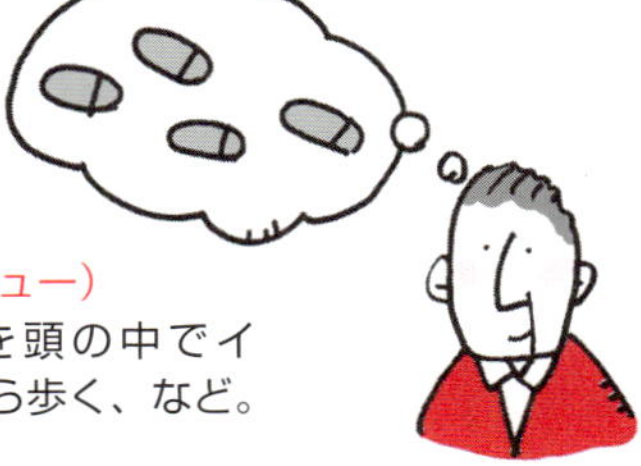

D（認知的キュー）
適切な歩幅を頭の中でイメージしながら歩く、など。

座って行うリハビリ

■イスから立ったり、座ったりする運動

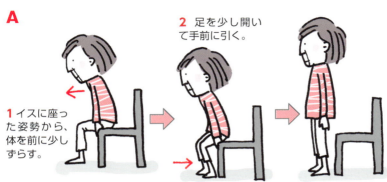

A

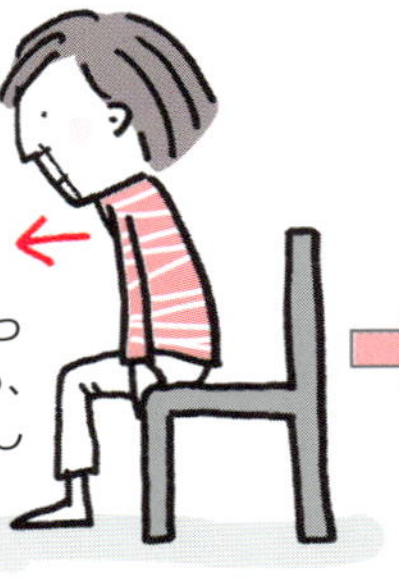

1 イスに座った姿勢から、体を前に少しずらす。

2 足を少し開いて手前に引く。

3 上体を45度くらい前に曲げ、両手でイスを押しながら、ひざをのばして勢いよく立ち上がる。必要なら「1、2、3のハイ」と、かけ声をかけながらやる。

B

1 座るときは、まず、イスにできるだけ近づく。体を回して向きを変え、腰がイスの中央になるようにする。

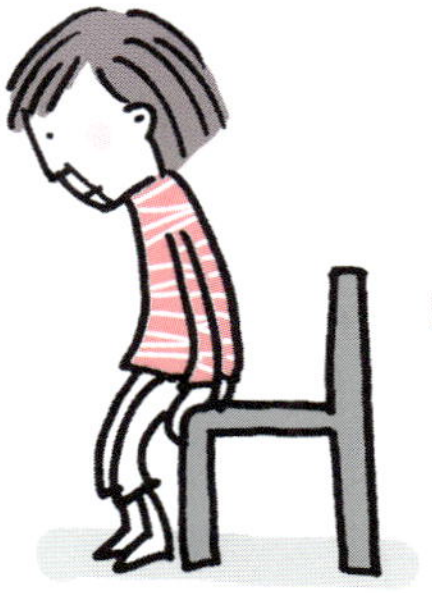

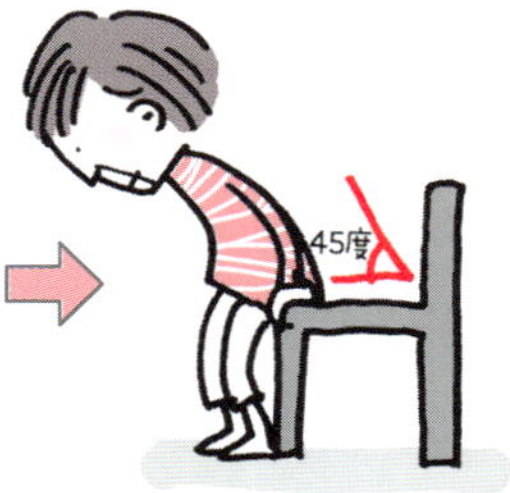

2 あごを引き、体を前に45度曲げて、両手をイスにつけて体重を支えながら、ゆっくりと座る。AとBの動作を5〜10回くらい反復してつづける。

■座りながらできるリハビリ

A

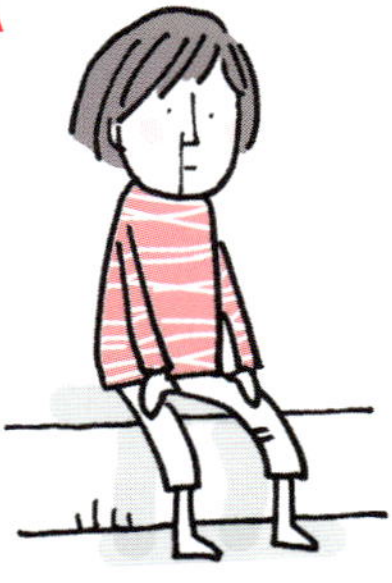

1 安定した場所（イスやベッドの端など）に、背すじをのばして座る。足は肩幅に開き、胸は大きく張る。

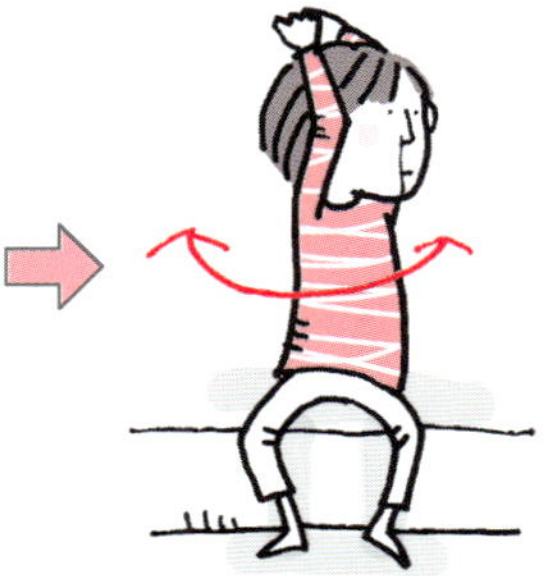

2 両手を頭の後ろで組み、体をゆっくり左右にひねる（ひねった状態で5〜10秒静止するとより効果的）。

B

同じく両手を頭の後ろで組んだ姿勢で、今度は体をゆっくりと前後に曲げのばしする。

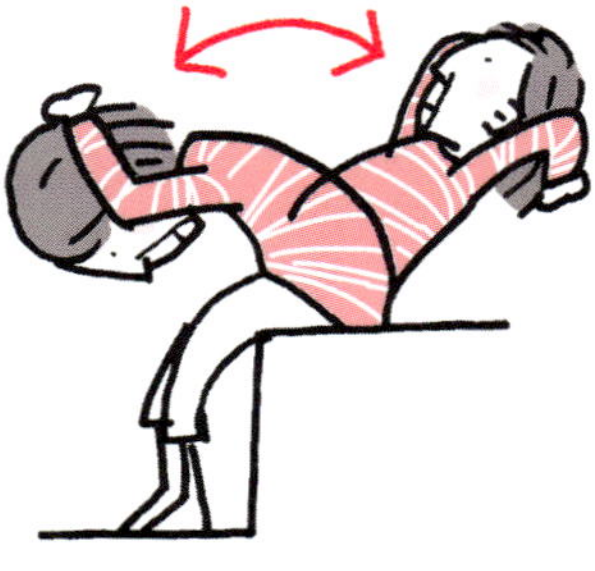

寝て行うリハビリ

■腹筋・背筋・おしりの筋肉の運動

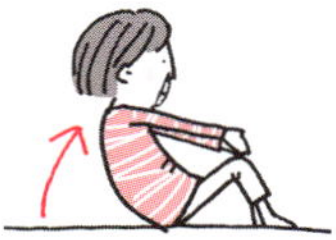

A（腹筋）
あおむけになり、両腕をのばし、両ひざを立てた姿勢で、おへそを見るようにして上体をゆっくりと起こす。

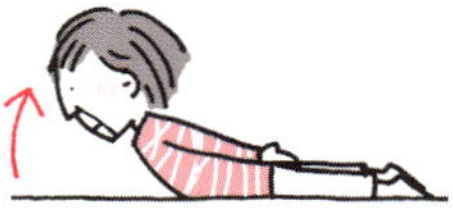

B（背筋）
うつぶせになり、ゆっくりと上体を起こす。手をついてもかまわない。

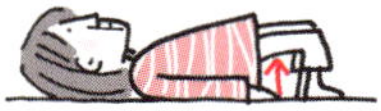

C（背筋）
あおむけになり、両足を曲げた姿勢からおしりを持ち上げ、3～5秒保つ。

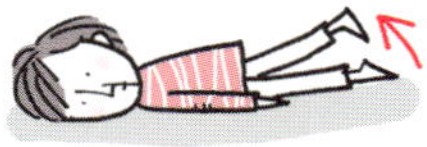

D（おしりの筋肉）
うつぶせになり、足先をゆっくり上げ、5～10秒保つ。ひざは曲げないようにする。左右の足を交互に行う。

■筋肉や関節の動きをよくする運動

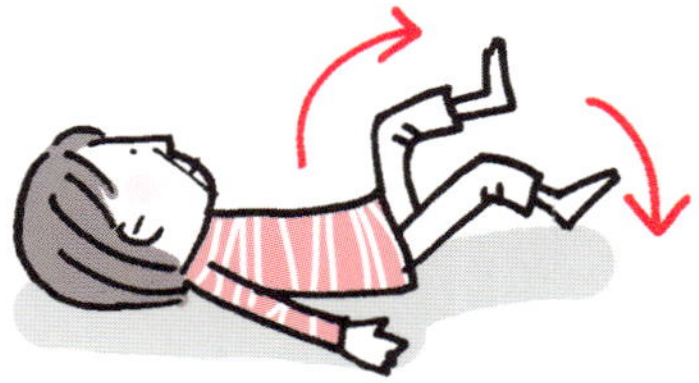

あおむけになり、両手を床につき、両足を上げて自転車をこぐようにクルクル回す。手を腰にあててもよい。

■股関節とひざの運動

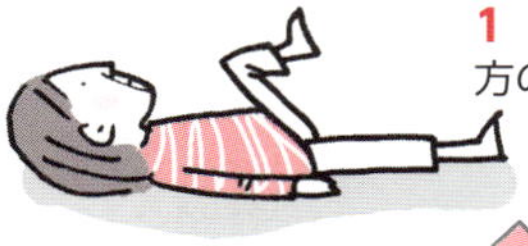

1 あおむけになり、片方の足を曲げる。

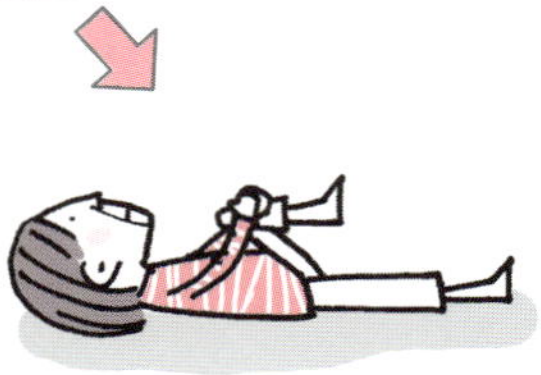

2 両手でひざをかかえ込み、胸のほうに引きつけて5～10秒保つ。反対側の足は、股関節とひざを浮かさないようにして、まっすぐのばす。これを左右両方の足で行う。

■ねじり運動・寝返りの運動

A

1 あおむけになり、両ひざを立てる。手は少し広げる。

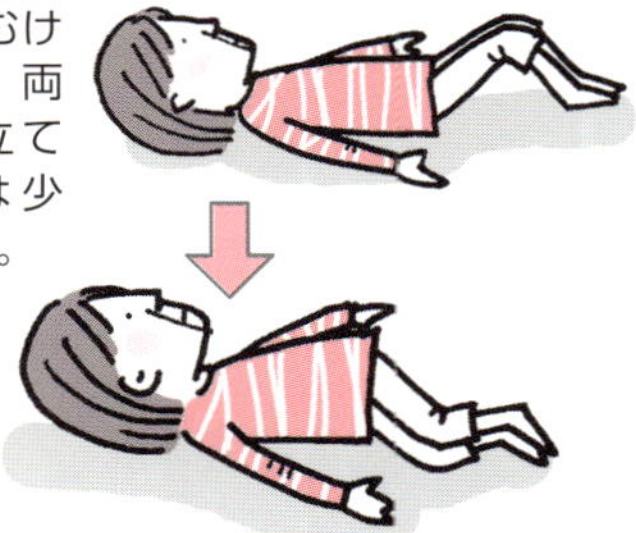

2 両ひざを離さないようにして右側に倒し、5～10秒静止する。次に左に倒し、同様に行う。

B

1 あおむけになり、バンザイの形をして両手を組む。

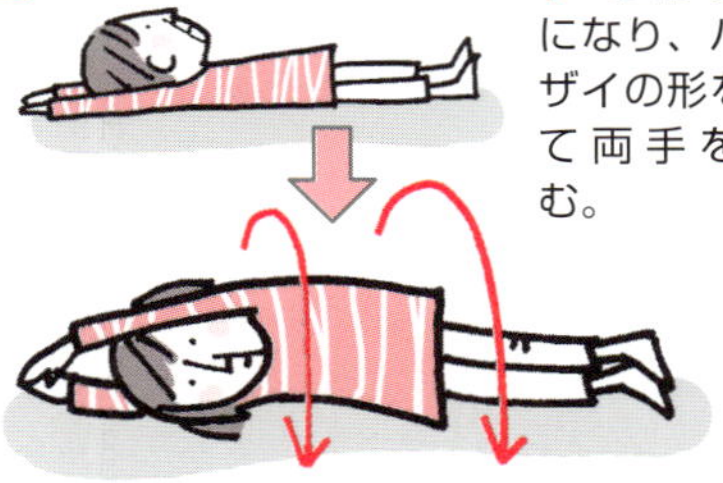

2 体を上下にのばすように意識しながら、そのまま体を右に回す。ゆっくり元に戻り、次に体を左に回す。慣れてきたら、ごろんごろんと左右に寝返りを打つ。

バランスの訓練

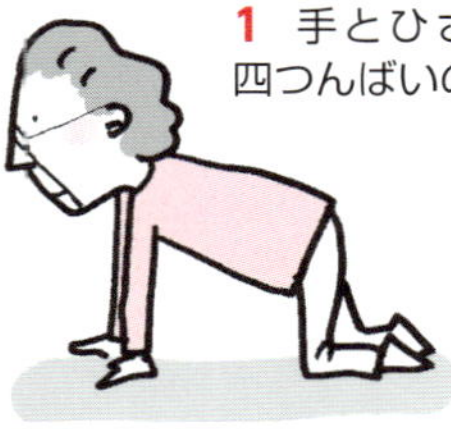

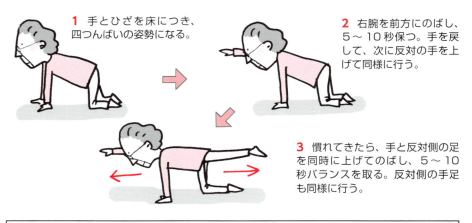

1 手とひざを床につき、四つんばいの姿勢になる。

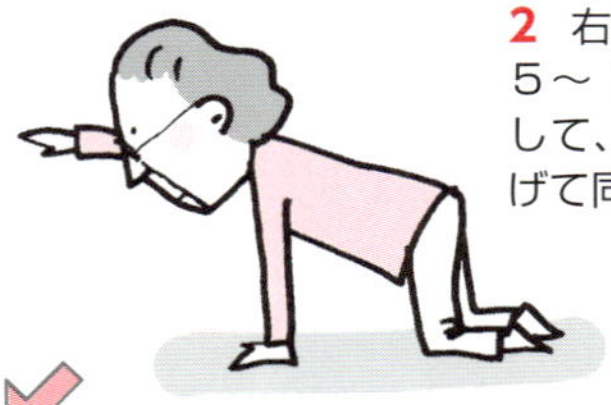

2 右腕を前方にのばし、5～10秒保つ。手を戻して、次に反対の手を上げて同様に行う。

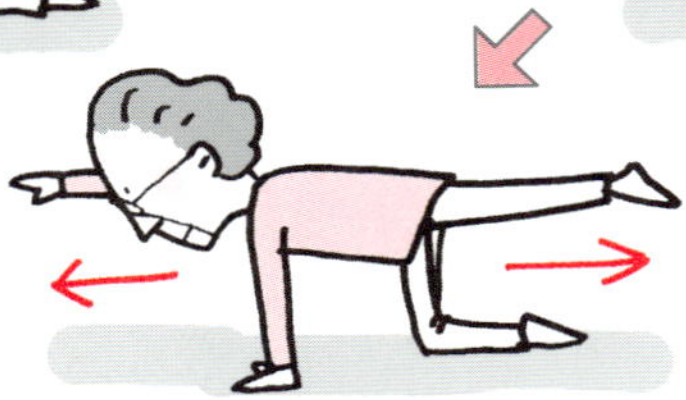

3 慣れてきたら、手と反対側の足を同時に上げてのばし、5～10秒バランスを取る。反対側の手足も同様に行う。

嚥下障害を改善するリハビリ（嚥下体操）

のどの筋肉の働きが低下すると、嚥下障害が起こります。食事の前に、首まわりや肩をリラックスさせ、口や舌を動かしましょう。

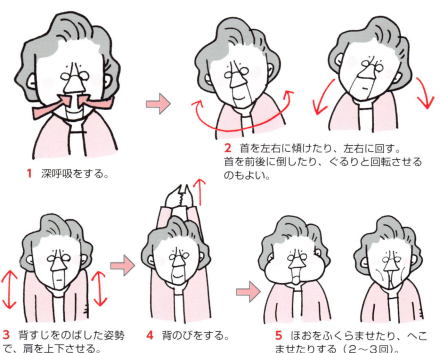

1 深呼吸をする。

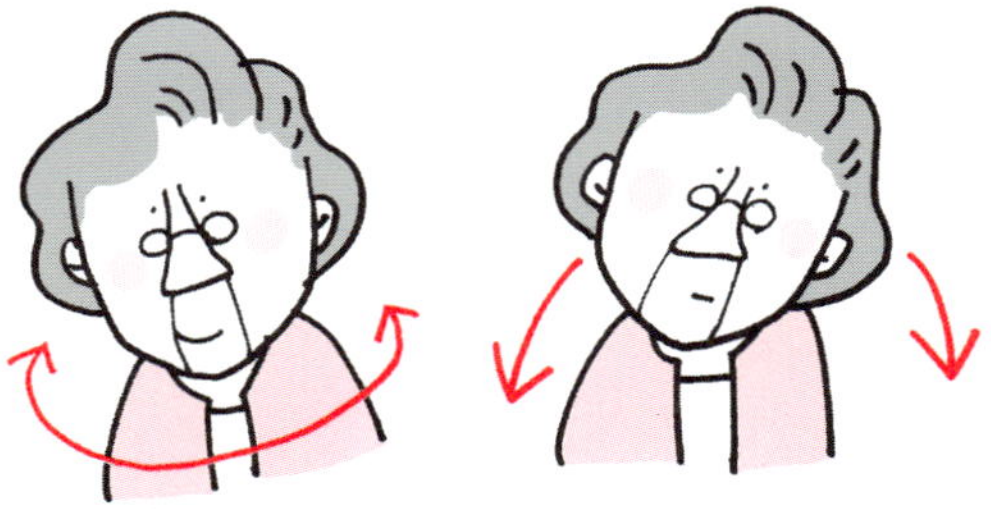

2 首を左右に傾けたり、左右に回す。首を前後に倒したり、ぐるりと回転させるのもよい。

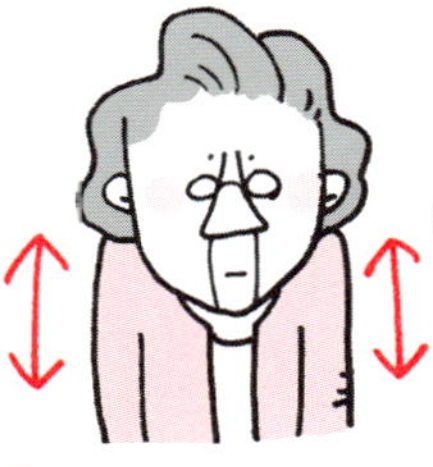

3 背すじをのばした姿勢で、肩を上下させる。

4 背のびをする。

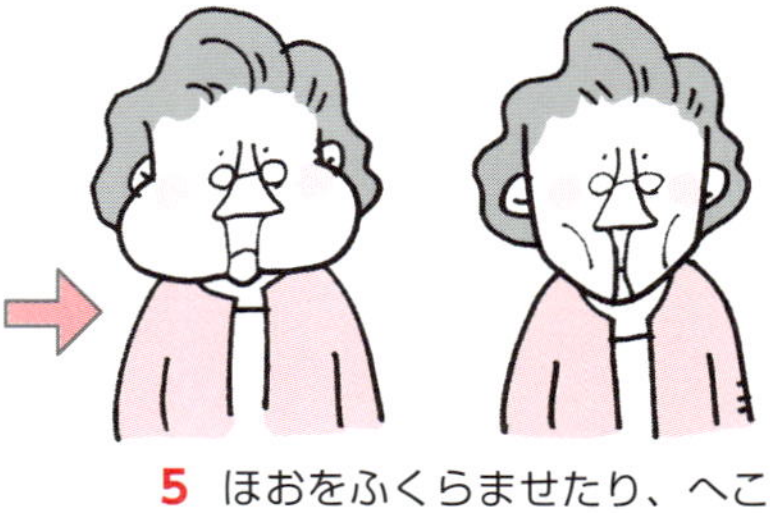

5 ほおをふくらませたり、へこませたりする（2～3回）。

6 舌で口角をさわる（左右を2～3回）。次に舌を上下に動かす。

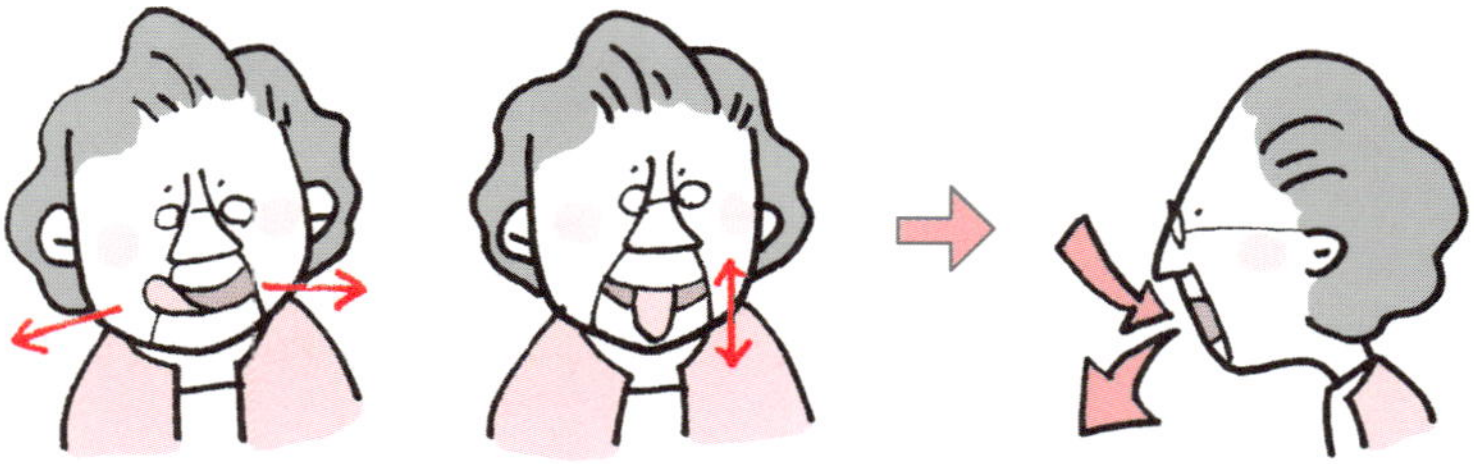

7 大きく息を吸い込み、止めて3つ数え、吐く。

8 「パパパパ」「ラララ ラ」「カカカカ」を、ゆっくりという。

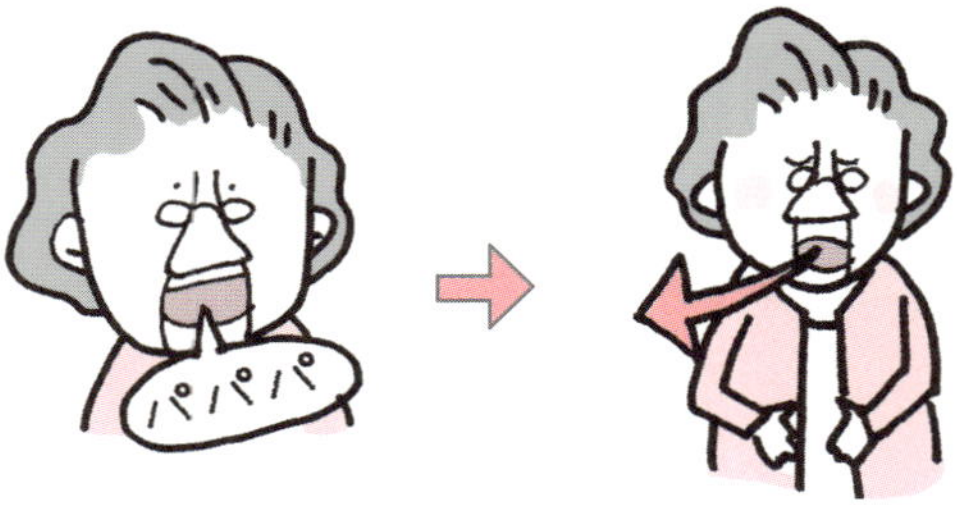

9 最後に、また深呼吸をする。

表情づくりのリハビリ（顔面体操）

パーキンソン病では表情が乏しくなり、仮面をかぶったようなかたい印象になりがちです。リハビリで顔の筋肉を思い切りのばしたり縮めたりして改善をはかりましょう。表情をつくるリハビリは、言語障害や呼吸の改善にも役立ちます。

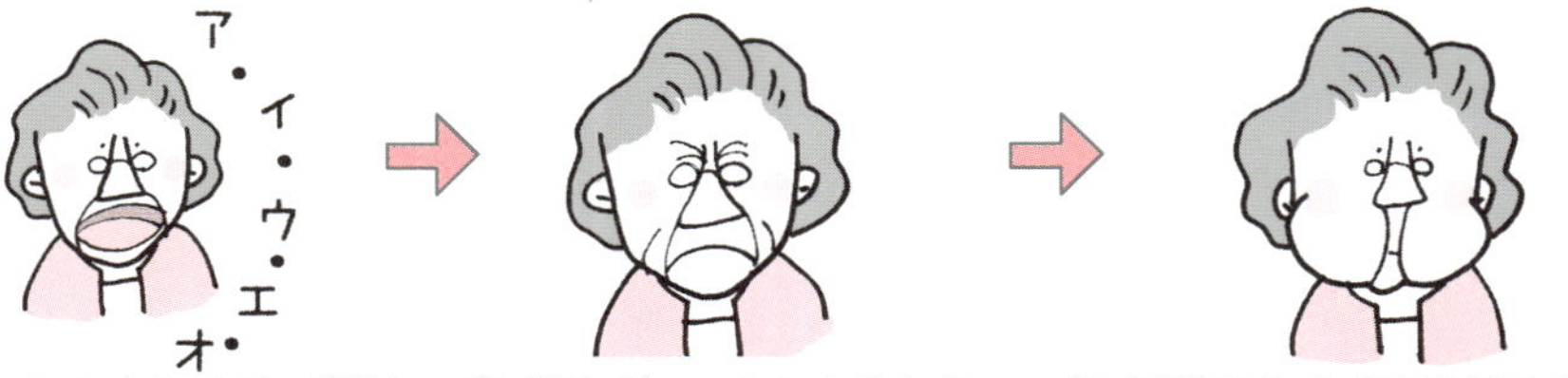

1 口を大きくあけて、閉じる（大きな声で「ア、イ、ウ、エ、オ」とはっきり発音する練習も）。

2 顔をぎゅっとしかめたり、ゆるめたりする（ゆるめるときには目を大きく見開く）。

3 風船をふくらませるときのように、両方のほおに息をためてふくらませる。

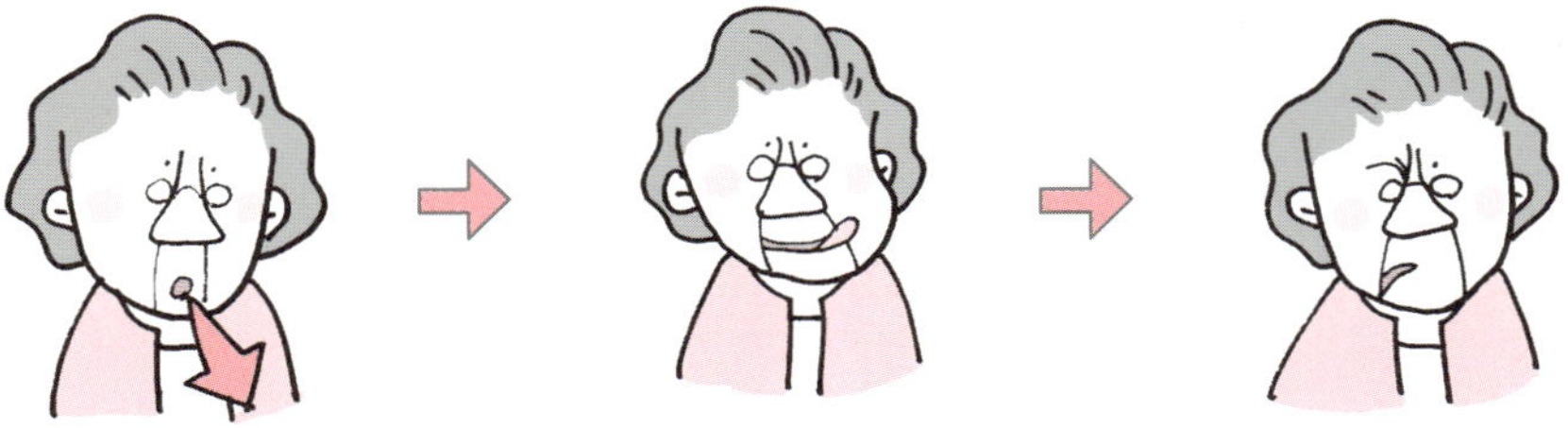

4 次に口をすぼめてフーッと吐き出す。

5 下あごを左右に動かしながら、舌で口のまわりをなめる。

6 口を右のほうへ引き、同時に右の目を閉じる。同じ動作を左でも行う。

呼吸改善のリハビリ

呼吸筋をきたえると、誤嚥や感染症の予防にも役立ちます。

A

足を開いて立ち、背すじをのばし、両手を大きく広げる。胸を張り、肺全体を広げるように深呼吸して、「アー」と長く発声する。

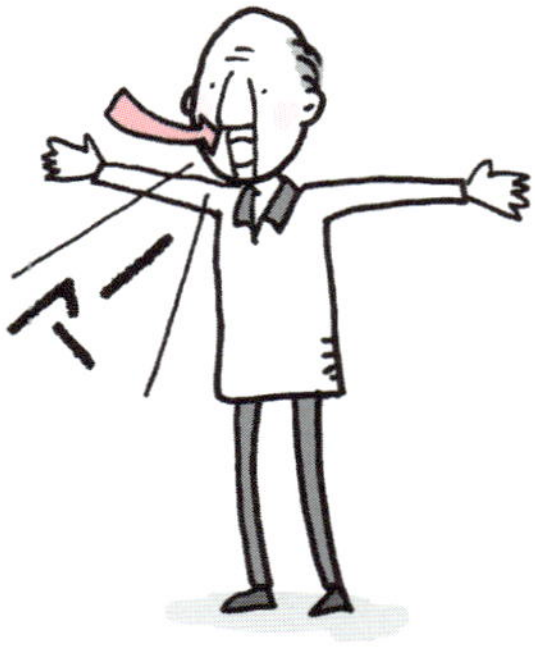

B

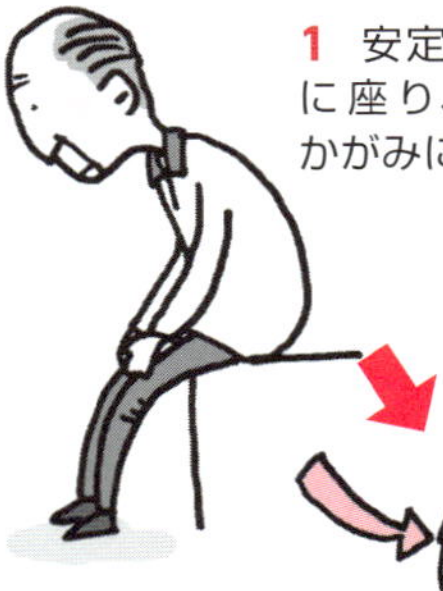

1 安定した場所に座り、少し前かがみになる。

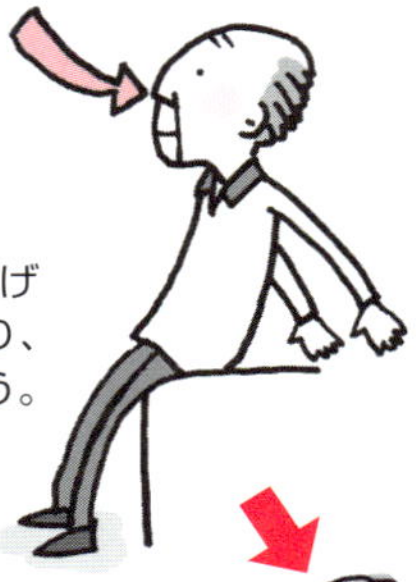

2 両腕を広げて胸を張り、深く息を吸う。

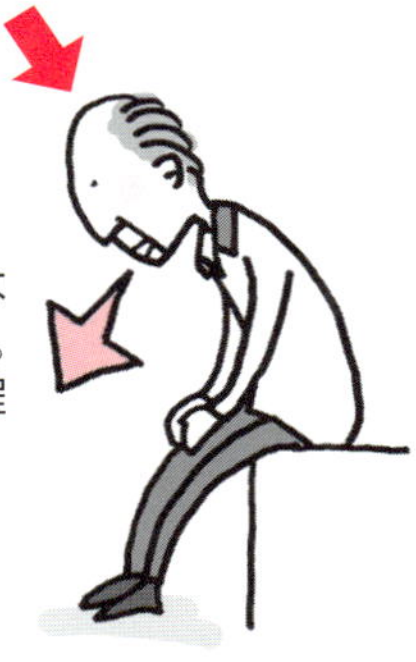

3 息を吐きながら **1** に戻る。これを10回程度くり返す。

C

イスや台などに座り、おなかを十分ひと回りできるような長い布（さらしなど）を腰に巻き、両手で引きながら深呼吸する（深呼吸しながら大きな声を出すとよい）。

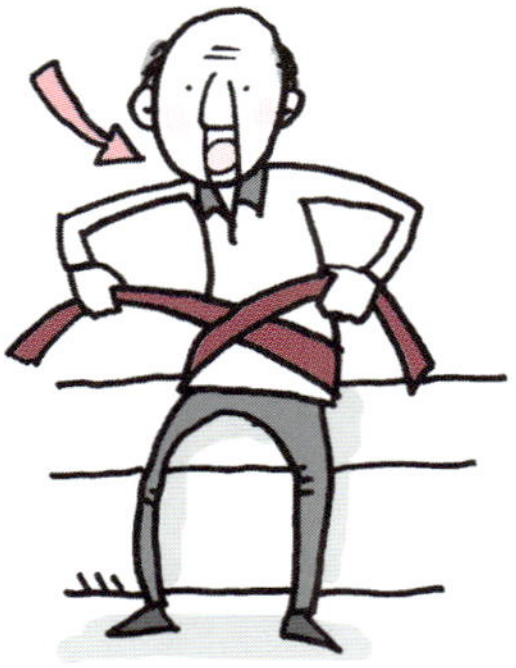

音楽療法

パーキンソン病の患者さんには「内的リズム形成障害」があり、そのためスムーズに歩けなくなったり、歩行に障害が出ます。音楽療法は、音楽によって「外的リズム刺激」をあたえ、そこなわれた「内的リズム」を回復させようというものです。リズミカルな音楽を聞きながら歩行練習をしたり、家族や仲間と歌や楽器の演奏を楽しんだりすることで、そこなわれたリズム感が改善されます。また、音楽療法は、うつや不安など、精神症状の改善にも有効です。

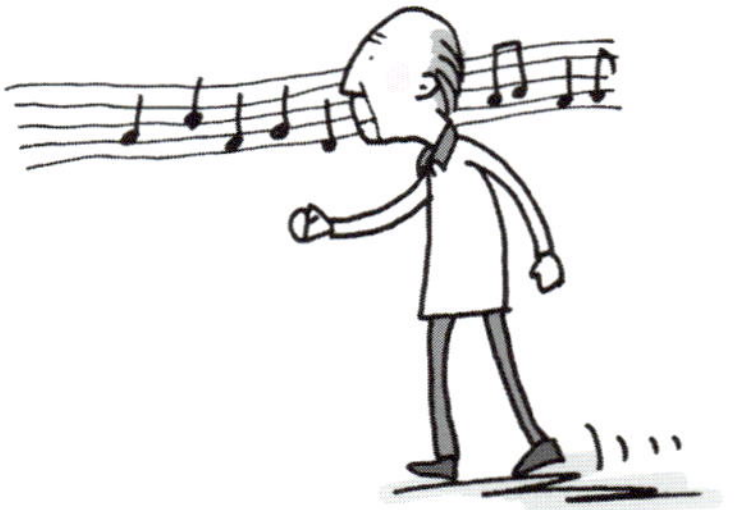

拘縮《こうしゆく》を防ぐためのリハビリ

車イス生活や寝たきりの生活になると、関節の拘縮が起こりやすくなります。拘縮は手足の関節が変形し、自由に動かせなくなる状態です。拘縮があると、関節を動かすのに痛みが生じ、ますます体の動きが不自由になって、床ずれもできやすくなります。拘縮を予防するには、手足の関節を動かす運動をすることが効果的です。自力でのリハビリはむずかしいので、理学療法士や作業療法士によって行ってもらいます。

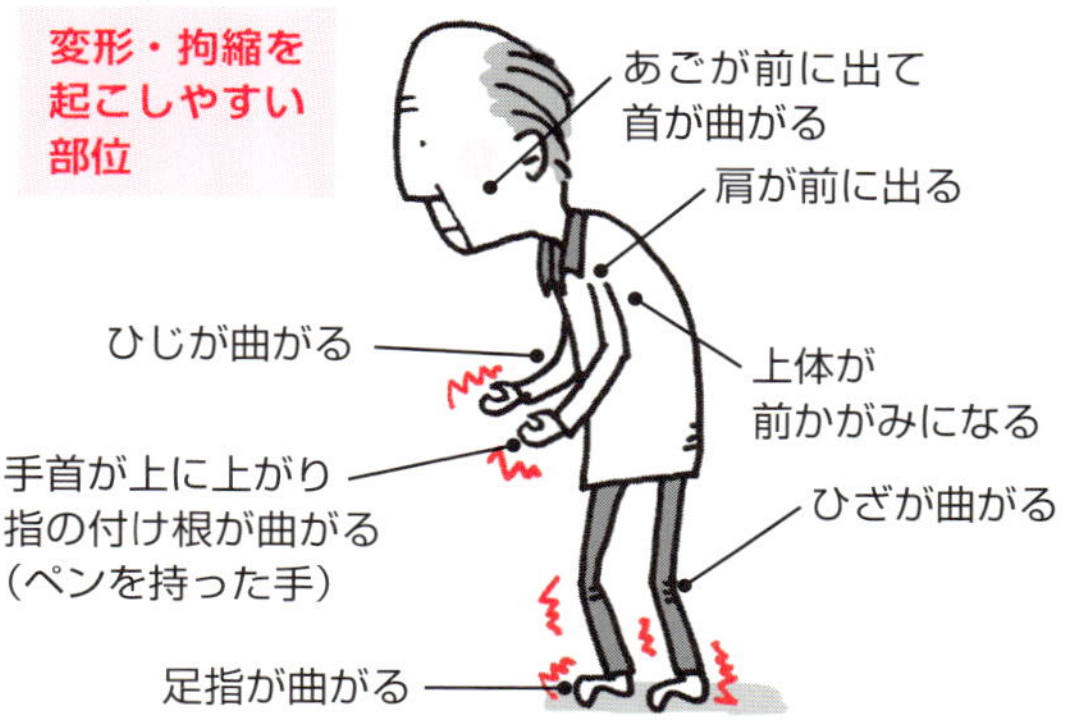

A
両手を頭の後ろに上げて、胸を広げる。

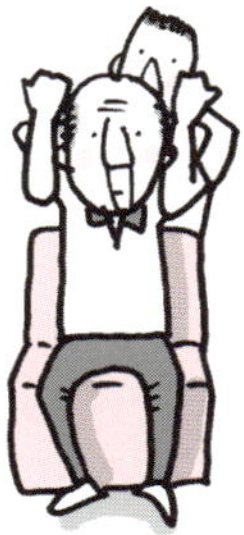

B
肩を上げたり下げたりする。

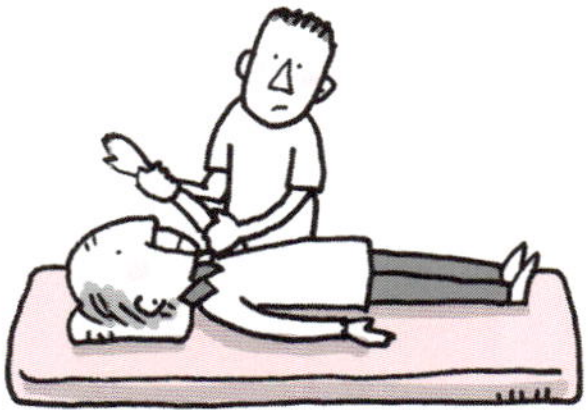

C
ひじを曲げのばす。

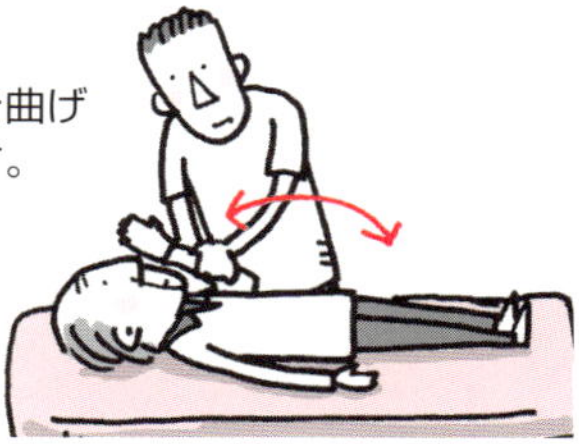

D
足を外に広げる。

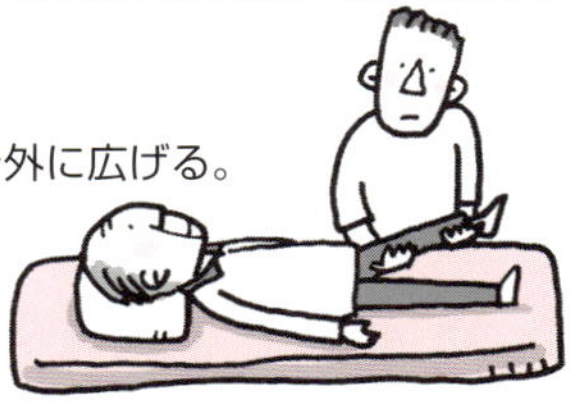

E
脚の裏側の筋肉をのばす。

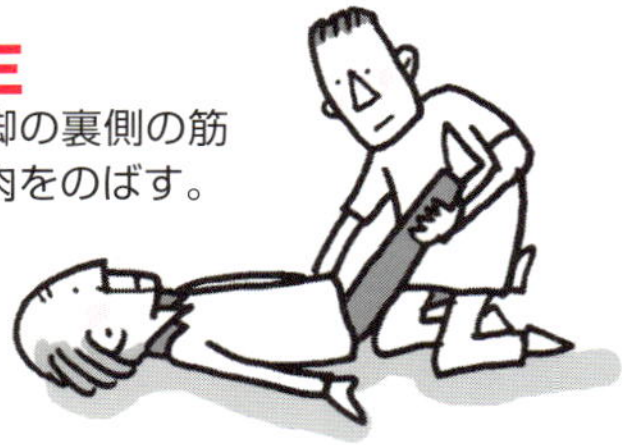

F
1 片方の手で股関節とひざ関節を曲げる。
2 次に反対側の手で太ももを下に押す。

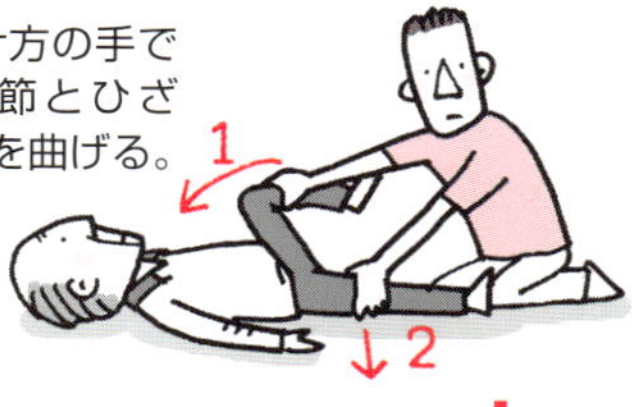

G
手首を上げ下げする。

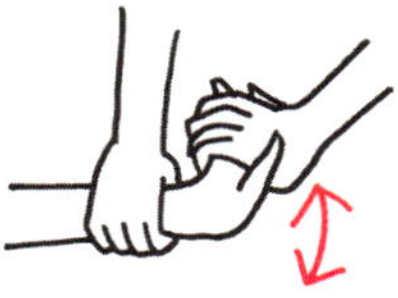

H
親指を横に広げ、ほかの指をのばす。

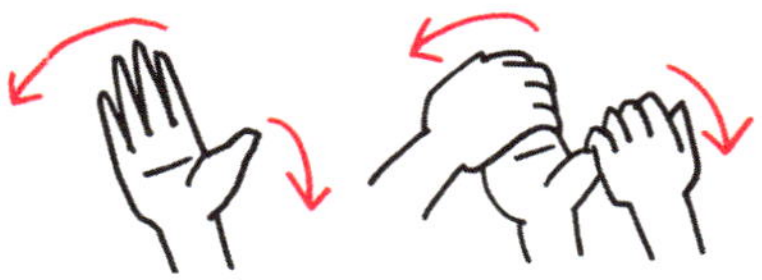

I
片方の手で足を固定し、反対側の手でかかとを握り、腕で足の裏を押す。

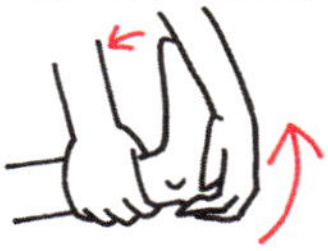

リハビリを無理なくつづけるコツ

グループで行うリハビリは楽しくつづけられる

リハビリを長つづきさせるコツは、125ページにあげたように、自分でできるメニューを日課に組み込んで、それを習慣づけることです。

たとえば、食事のあと、薬を飲んでから散歩をするのを習慣にしてみるのもよいでしょう。散歩は気分転換にもなりますし、便秘の予防・解消にも役立ちます。四季折々の自然とふれあえる公園や植物園など、お気に入りの散歩コースがいくつかあると、日々の散歩も楽しくなるものです。ただし、転倒には十分に気をつけて、家族に付き添ってもらうか、一人の場合には、できるだけ平坦な道を選び、つえなどを使って歩きましょう。

また、入浴をして体をあたためたあとは軽いストレッチをする、といったことを決まり事にしておくと、無理なく自然につづけられます。買い物や食事の支度、掃除や洗濯といった毎日の家事も、運動機能の維持に役立ちます。

さらに、仲間といっしょに楽しみながら行うリハビリもおすすめです。

パーキンソン病は、体の動きがだんだん不自由になっていきますので、患者さんはどうしても家に引きこもりがちになります。近くの病院や、地域のリハビリテーションセンター、保健所などで、機能訓練を行っているところがあったら、ぜひ積極的に参加してみてください。外出する機会がふえますし、社会に目を向けるきっかけにもなります。

リハビリは、一人でやっていると自分を甘やかしてしまうこともありますが、いっしょにやる仲間がいれば、互いに励まし合い、がんばることもできます。人とのふれあいは、新しい生きがいにもなります。

それまでやってきた趣味のサークルやスポーツなどがあったら、事故に気をつけ無理をしないようにして、ぜひつづけましょう。

口を大きくあけ、おなかから声を出すコーラスやカラオケなども、呼吸機能や発声機能の維持に役立ちます。頭のリハビリにもなる俳句づくり、家族や親しい友人と出かける旅行など、見回してみると、リハビリの機会は身近にたくさんあるはずです。

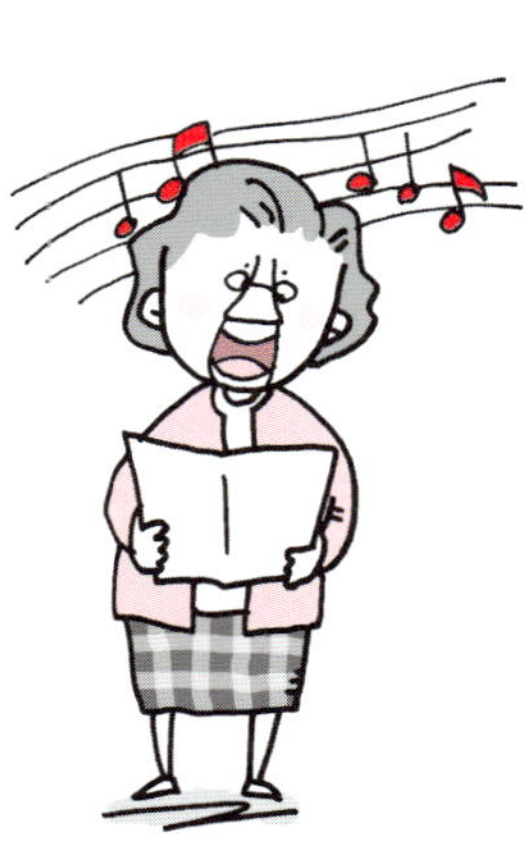

第7章

患者と家族のための日常生活のケアとポイント

療養生活のポイント

Point

- 病気と上手につきあいながら、前向きに暮らす心がまえが大切
- 安静にしているとかえって症状は悪化する。積極的に体を動かしたほうがよい
- 通院は外出の絶好の機会。歩いたり電車に乗ったりすれば、気分もリフレッシュする

長い療養生活を支えるにはプラス思考が大切

パーキンソン病は、残念ながら完全に治る病気ではありません。ゆっくりとですが、徐々に進行していく病気です。しかし、適切な薬物療法を受けて症状をコントロールしながら、運動機能の低下を防ぐリハビリテーションを行うことで、健康な人と同じような生活を送ることが可能です。

そのためにも、病気に対する正しい知識と理解が欠かせません。また、長い療養生活を支えるには、**前向きな気持ちが大切**です。精神的なストレスやマイナス思考は、かえって病気を悪くする要因にもなります。

病気とつきあいながら暮らす心がまえ

パーキンソン病は、がんのように生命をおびやかす病気ではありませんん。さまざまな不自由を強いられますが、自分らしく暮らしながら、十分に天寿をまっとうすることができます。

患者さんが療養生活を送る上で大切だと思われるポイントを次にあげてみます。

●いままでのライフスタイルを変えない

病気の進行を少しでも遅らせる意味でも、自分でできる日常の生活動作をそれまで通りつづけて、運動機能の維持をはかることが大切です。できるだけ規則正しい生活を送りましょう。

●悲観的にならず、何事も前向きに

医学は日進月歩です。パーキンソン病の研究も進んでいます。新しい

治療薬も次々に開発されています。

●適度に体を動かす

パーキンソン病になったからといって、してはいけないことはほとんどありません。むしろ、パーキンソン病は体を動かしたほうがよい病気で、適度に体を動かしている人のほうが薬もよく効きます。ハードな運動は避けたほうがよい場合もありますが、散歩のような適度な運動は積極的に行いましょう。散歩は、便秘の予防・解消にも役立ちます。

●通院も大切なリハビリ

通院は外出する絶好の機会です。朝早く起き、支度をして、歩いたり電車に乗ったりすることは、よい運動となりますし、気持ちもリフレッシュします。ただし、歩行障害のある人は、転倒に気をつけなければなりません。その場合には、家族の付き添いやつえなどを使った予防策が必要です。また、外出するときは、緊急連絡用に携帯電話を持つとよいでしょう。万が一、具合が悪くなったときに役立ちます。

●趣味や生きがいを持つ

病気のために家に引きこもってしまうと、体の運動機能がますます衰えてしまいます。前向きに生き生きと暮らすためにも、庭いじりや旅行などの趣味を持つことをおすすめします。また、ボランティアなどの社会的活動にも積極的に参加しましょう。それが生きがいとなり、張り合いにもなります。

■療養生活の心がまえ

- ●いままでのライフスタイルを変えない
- ●悲観的にならず、何事も前向きに
- ●適度に体を動かそう
- ●通院も大切なリハビリ
- ●趣味や生きがいを持とう

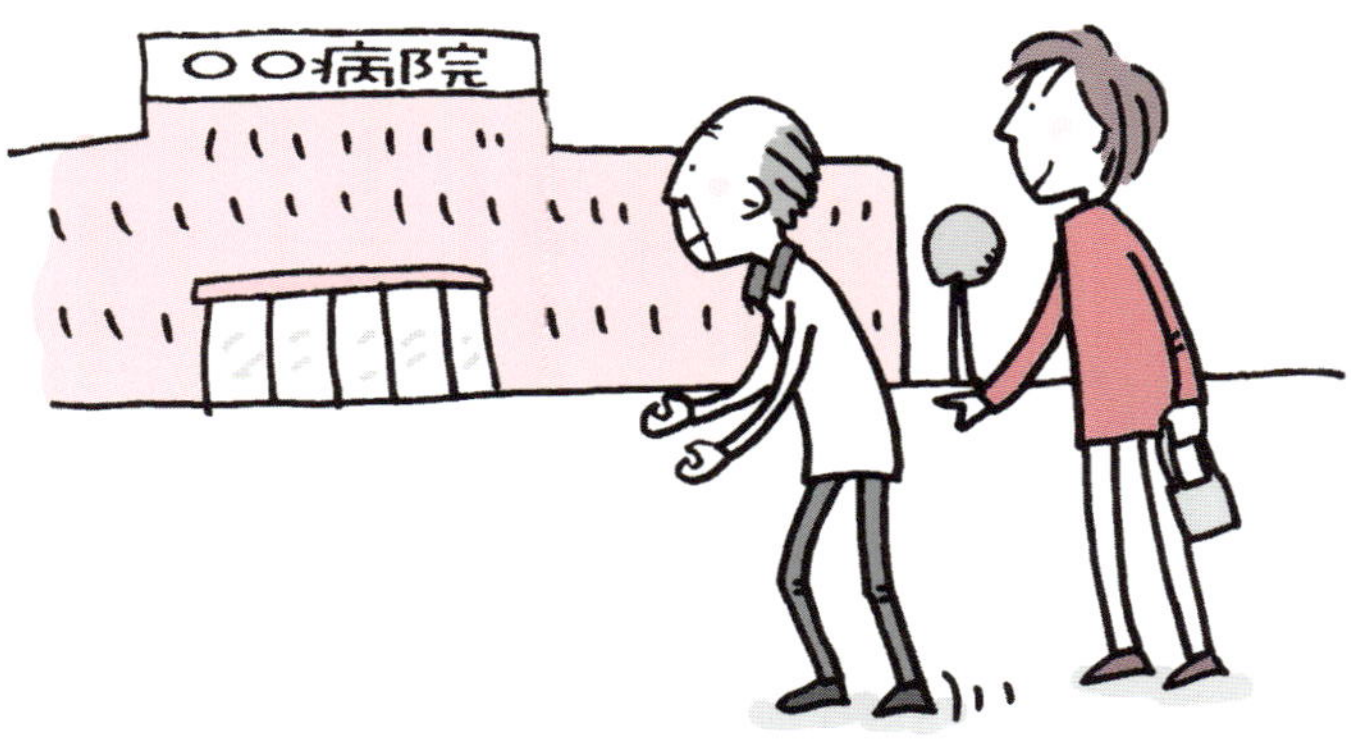

通院や散歩、買い物なども大切なリハビリ

家族の理解とサポート

Point
- ●長い療養生活を支えるには家族の理解と協力は欠かせない
- ●手は出さずに、目配り気配りで患者さんの自立を助ける
- ●家族は一人で悩まない。患者の会に参加したり、社会資源を有効に活用する

患者をあたたかく見守る

長い療養生活には、家族や周囲の人のサポートも欠かせません。パーキンソン病になって、いちばん動揺しているのは患者さん本人です。家族もいっしょになって動揺したり不安になったりしては、患者さんは居たたまれない気持ちになり、「自分の病気で家族に迷惑をかけている」「自分だけがのけ者」と孤立感を深めることにもなりかねません。

家族や周囲の人は、患者さんの不安やとまどいを理解し、あたたかく見守ることが大切です。

家族（介護者）の心がまえ

家族や周囲の人がパーキンソン病の患者さんをサポートするにあたって、注意すべき点、心がけておきたい点を次にあげてみます。

●病気や治療法について理解する

パーキンソン病の治療は、自宅で薬を飲みながら療養することが基本となります。薬も、何種類もの薬を併用することが少なくありません。薬は、定められた量を定められた時間にきちんと飲むことが大切です。家族は、患者さんが薬を飲み忘れたり、飲みたがらなかったりしたときは、薬の大切さを説明し、きちんと飲むように気を配ってあげることが大切です。

●患者の変化を見逃さない

もし薬を飲んでいて、患者さんの症状の変化や副作用などがあらわれた場合には、次の診察日に主治医にそのことを報告する必要があります。薬が合っていない場合もあるからで

す。

ただ、ちょっとした症状の変化などは、なかなか本人は気がつかないことも多いものです。そこで、おすすめなのが、本人や家族による「**治療日記**」の活用です。症状の変化や、ほかの気になる症状、薬の副作用など、どんなことでも気になることがあったら、1冊のノートに書いておきます。医師に説明するときに、その「治療日記」があれば、非常に役立ちます。治療は、患者さんと家族による二人三脚で進めましょう。

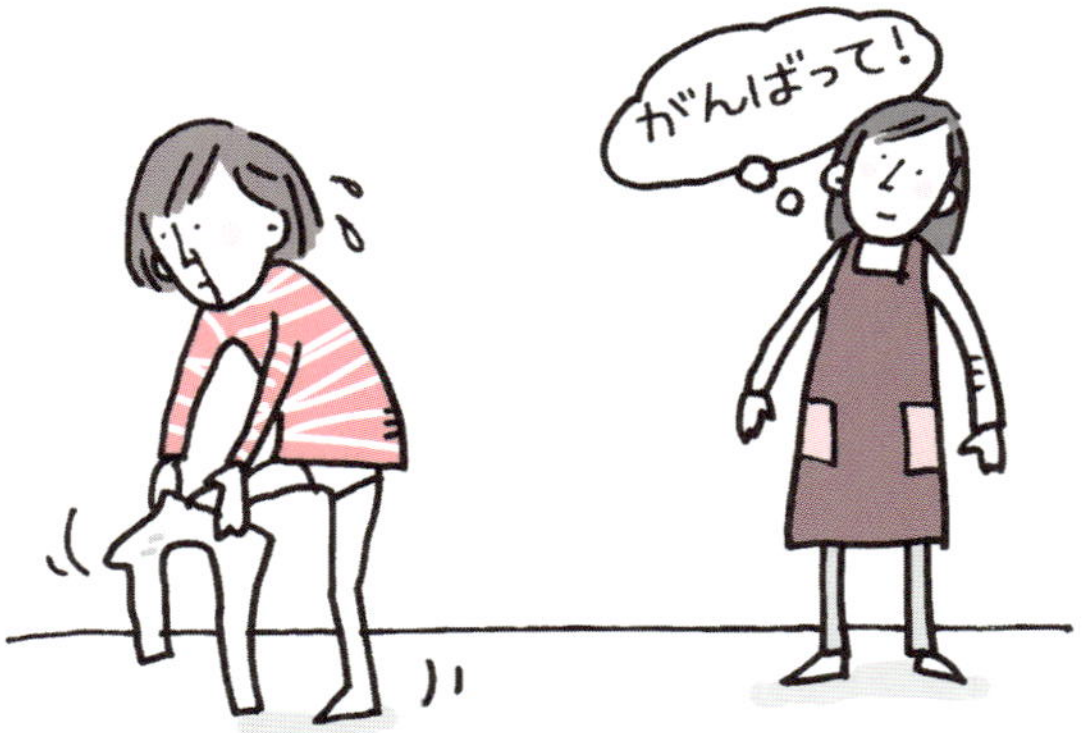

家族はできるだけ手は出さずに、あたたかく見守る

●患者の「自立」を助ける

パーキンソン病が進んでいくと、少しずつ体の動きが不自由になってきます。以前にはできたことが、同じようにできなくなったりします。そうなると、家族はどうしても手伝いたくなるものです。しかし、パーキンソン病では、「自分でできることは、自分でする」が基本です。体が自由に動かないからといって動かさないでいると、症状はどんどん悪くなります。

大切なことは、「どこまで自分でできて、どこから自分ではできないのか」ということを本人や家族が理解することです。それは、「どこまでなら自分でできて、どこから人に頼むか」を判断することでもあります。

家族のサポートは、あくまでも患者さんの「自立」を助けるためのものです。服の脱ぎ着や食事など、時間が多少かかっても、患者さんができることは手を出さずに、ゆっくり見守ってあげましょう。

ただし、できないことを無理強いしたり、「やればできるから」とか「もうちょっと、がんばって」など、患者さんにプレッシャーをかけるのは禁物です。

日内変動の激しい患者さんの場合は、一日の中で調子のよい時間帯に入浴やリハビリ、外出などができるように、患者さんと相談しながら行動スケジュールを決めてあげるとよ

家族の心のケアも大切

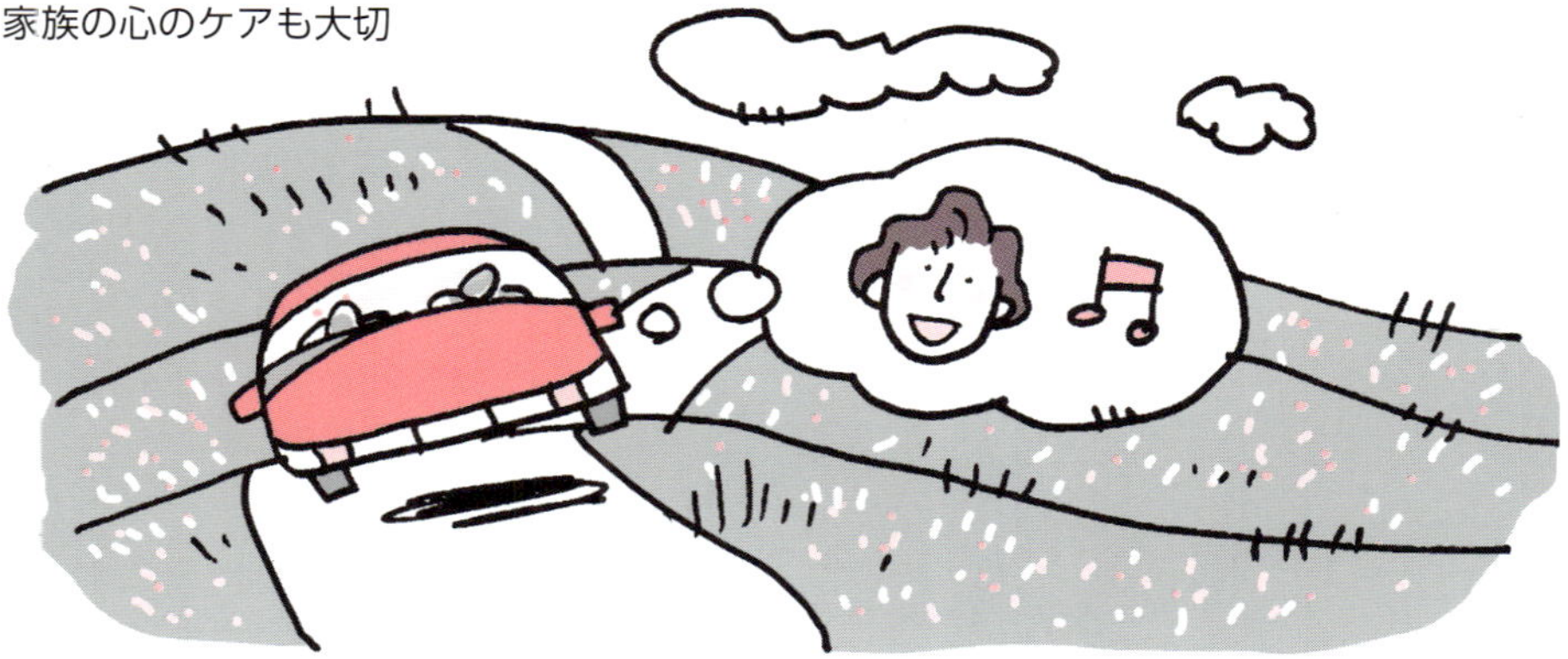

いでしょう。

●一人で悩まない

患者さんを介助（介護）する人は、大体配偶者が多くなります。それも、パーキンソン病の患者さんは高齢者が多いため、介助する妻、あるいは夫のほうも高齢である場合が少なくありません。いわゆる「老老介護」といわれる状況です。

パーキンソン病は、運動症状のほかに、進行期になるとさまざまな精神症状があらわれてくることもあります。もし、幻覚やせん妄などが出てきたような場合には、家族は、精神的にも肉体的にも疲れきってしまいます。病人の介助は若い人でも大変ですが、まして高齢者にとっては、なおさらつらい作業となります。

介助を一人で抱え込むと、追いつめられ、だんだん孤独に陥りがちになります。そうならないためにも、ときには他人の力を借りることも大切です。主治医に悩みを相談したり、保健所の相談窓口を利用したり、また「患者の会」に参加して、悩みや不安を話し合ったり情報交換をしたりすることもよい方法です。

●社会資源を活用する

パーキンソン病のようなむずかしい病気の場合は、介護保険や特定疾患治療研究制度などの社会資源を有効に活用して、医療費の援助や介護サービスなどを受けることも大切です。

●自分の健康管理にも気をつける

心と体のケアが必要なのは、患者さんだけでなく、患者さんを支える家族も同様です。ときには患者さんと旅行などをして、気分転換をはかることもよいでしょう。介護者の健康は、特に在宅介護の場合には必須のもので、基本中の基本と心得てください。

介助のポイント

患者さんの「自立」が基本。必要なときに必要な援助を

パーキンソン病では、患者さんに対する世話のやきすぎは、かえって逆効果です。特に、症状が軽いうちは、過保護は「百害あって一利なし」です。

介助をする上で大切なことは、家族が、「本人がどこまで自分でできて、どこから自分ではできないか」を知った上で、必要な援助を、必要なときに、適切に行ってあげることです。

●軽症時期の場合の介助ポイント

軽症時期というのは、ホーン・ヤール重症度でいえば、Ⅰ～Ⅱ度の状態です（50ページ参照）。この時期は、基本的に、患者さんはいままで通りの生活を送ることが可能です。家族としては、患者さんが自分のことは自分でできるように、なるべく手を出さずに見守ることが基本です。

●中等度以上の場合の介助ポイント

中等度は、ホーン・ヤール重症度のⅢ度の状態です。この時期は、部分的に介助が必要になります。姿勢保持障害や歩行障害などが見られ、転倒も起こりやすくなります。下肢《かし》を骨折すると、寝たきりになりやすくなりますので、転倒の予防は特に大切です。

また、ウェアリングオフなどの日内《にちない》変動《へんどう》もあらわれ、症状が時間帯によって変化します。家族に病気に対する正しい知識がないと、患者さんは「気まぐれ」などと誤解を受け、つらい思いをします。

日内変動がある場合、薬が効いて調子のよい時間帯に入浴やリハビリ、外出などができるように、患者さんと相談しながら、症状に合わせた行動スケジュールを決めてあげましょう。

●進行期の場合の介助ポイント

ホーン・ヤール重症度でⅣ～Ⅴ度の状態です。この時期は、重篤《じゅうとく》な機能障害が見られ、一人での生活は困難となり、積極的な介助が必要となります。嚥下《えんげ》障害のために体が衰弱したり、誤《ご》嚥《えん》性肺炎なども起こしやすくなります。この時期は、特に感染症と転倒骨折の予防が重要です。

食事も、とろみをつけたり、やわらかくしたりして、飲み込みやすくする工夫が必要です。

この時期は、どうしても家に閉じこもりがちになりますので、車イスなどを使って、積極的に外に出るようにしましょう。

家族だけでの介助が困難となれば、無理にがんばらずに、社会的な援助を受けることも大切です。

安心して暮らせる環境づくりのポイント

Point

- 患者さんの日常動作を第一に考えた快適に暮らすための環境づくりを
- 環境づくりの一番のポイントは「歩きやすく、転びにくい」こと
- 手すりの設置や段差の解消など、住宅改修費の一部は介護保険で助成される

患者の立場に立った工夫や改修を

自宅で過ごす時間が長くなるパーキンソン病の患者さんが安心して暮らすためには、患者さんの立場に立った環境づくりが大切です。

環境づくりの一番のポイントは、「歩きやすく、転びにくい」ことです。そのためには、できるだけ家の中の段差をなくし、手すりをつけたり家具を固定したりして、つまずきや転倒を防ぎます。

暮らしやすい環境をととのえるためのチェックポイントをあげてみます。

●玄関・敷居・扉

▼玄関の段差が高い場合は、スロープにするか、無理なら踏み台を置いて高さを半分にする。踏み台の端に色テープを貼ると、認識しやすくなる。

▼玄関で立ったままで靴をはいたり脱いだりすると転倒しやすいので、イスを置く。

▼玄関にも手すりをつけると、つかまって上がったり下りたりできるので便利。

▼各部屋の入り口に段差があると、つまずきやすいので、敷居の段差をなくす。

▼扉は、できれば車イスに座ったままで開閉できる引き戸に。改装が無理な場合は、レバー式のドアノブにするか、腕だけで回せる自助具をノブに取りつける。

●階段・廊下・床

▼廊下には手すりをつける。位置は

患者さんの腰のあたり。つかまるだけでなく、歩いて疲れたときにもたれることができる。

▼階段にはすべり止めと、可能ならば両側に手すりをつける。片側のみの場合は、下りるときに症状が軽いほうの側に手すりをつける。

▼廊下に等間隔（30センチ程度）に色テープを貼っておくと、それが視覚的キュー（視覚的手がかり）となって歩きやすくなる。

▼洗面台などの前には、立つ位置を示す色テープを貼っておく。

▼散らかっていたり狭い場所では、足がすくんでしまうことがあるので、床や廊下にはなるべく物を置かないようにする。電気のコードなどは壁に固定する。トイレに行く廊下など、よく通るところは特に何も置かないようにしておく。

▼階段と廊下は、足元を明るくしておく（足元灯をつけるとよい）。基

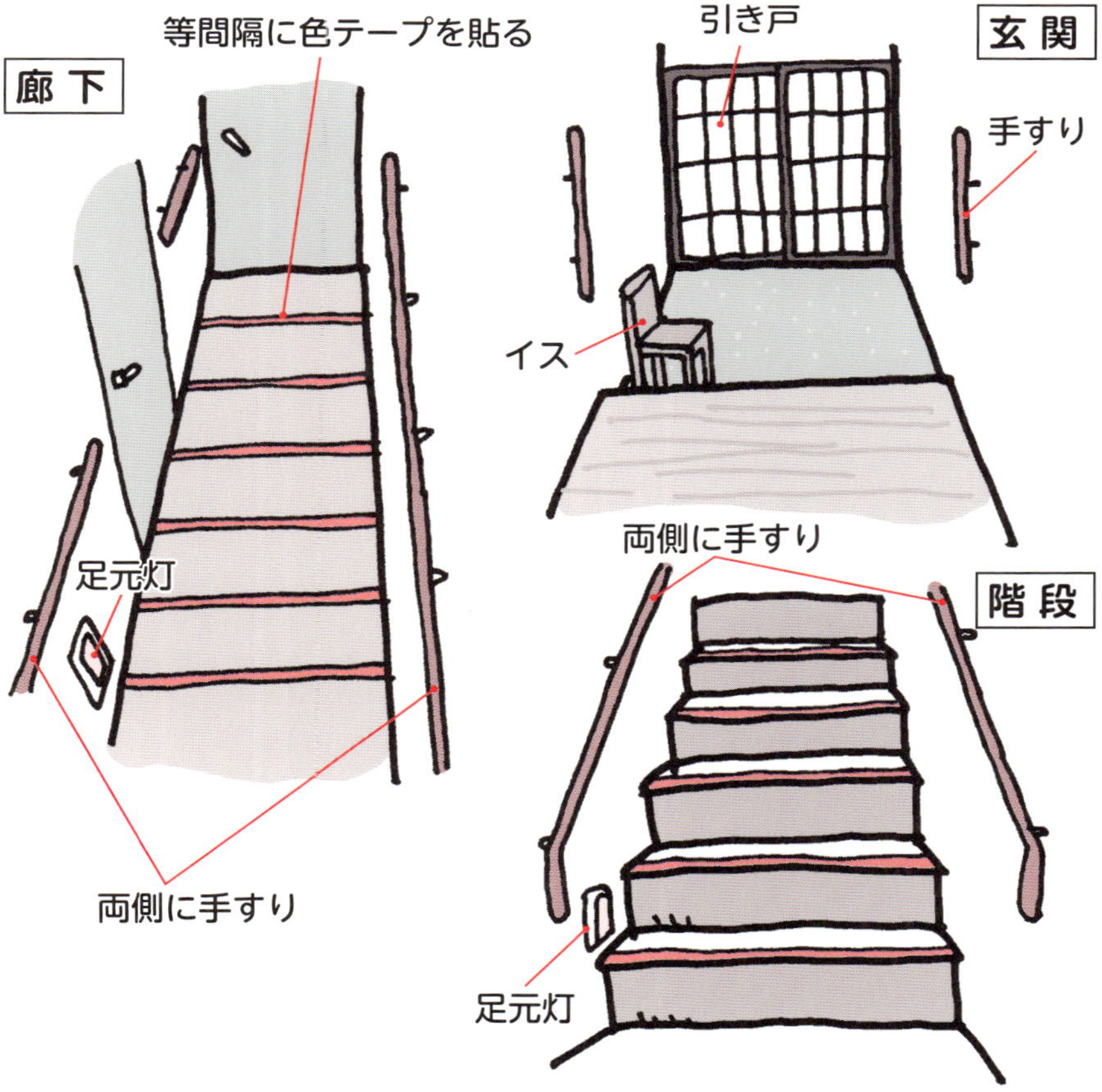

本的に、家の中はどこも照明を明るくして、暗い場所をつくらないようにする。

▼床は、病気の初期なら、じゅうたんを敷いたほうがすべらなくて歩きやすいが（ただし、ふかふかしたものは避ける）、将来の車イスの使用を考えると、フローリングのほうが移動しやすい。

▼テーブルの下にマットなどを敷くと、端につまずいて転ぶことがあるので避ける。

●トイレ

▼トイレは洋式トイレにして、できれば保温タイプの便座、温水洗浄器つきのものにする。

▼トイレは、座ったときに太ももが水平で、床に足裏がつく高さのものを。立ち上がるときには、足を少し引くと安定するので、便座の下に少し足が引けるスペースのある型を。

▼便座の脇には手すりをつける。手すりは、できればL字型のものにすると、便座に座っているときは横手すり、立ち上がるときは縦手すりが使えるので便利。

▼洗浄レバーが奥にあると使いにくいので、押しボタン式か、センサーで自動的に洗浄できるものにすると楽。

▼何かあった場合にそなえて、非常ボタンを設置しておくと安心。

●寝室

▼頻尿《ひんにょう》になると何度もトイレに行くので、寝室はなるべくトイレの近くにする。

▼ふとんより、寝起きが楽なベッドが望ましい。

▼ベッドの高さは、端に座ったとき、床に足裏がつく高さにする。低すぎても高すぎても、立ち上がりにくくなる。

▼ベッドのマットは、やわらかすぎると体が沈み込んで起き上がりにくいので、ややかためのほうがよい。

▼立ち上がるときに体を支えるために、必ず手すりのついたタイプのベッドを選ぶ。

▼夜間に起きたとき、ベッドの上で照明の操作ができるように、寝たまま消灯できるリモコン式にするか、天井の照明に長いひもをつける。

▼ベッドに足元灯をつけると、より安心。

手すりの設置や段差の解消など、自宅を改修する場合は、介護保険で費用の一部が助成されますので（事前の申請が必要）、地方自治体の福祉課に相談してみましょう（介護保険については170ページ参照）。

トイレ

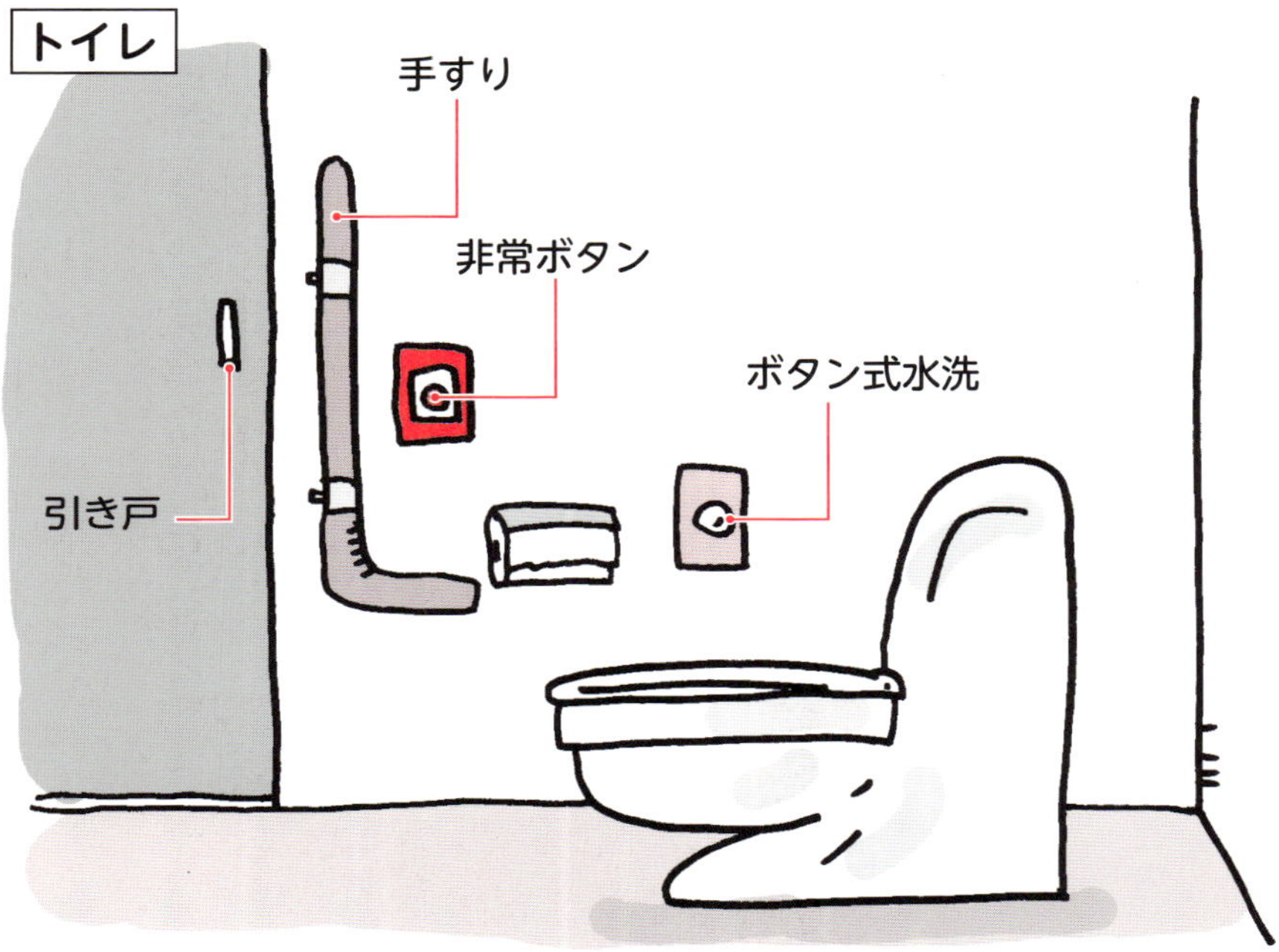

寝室

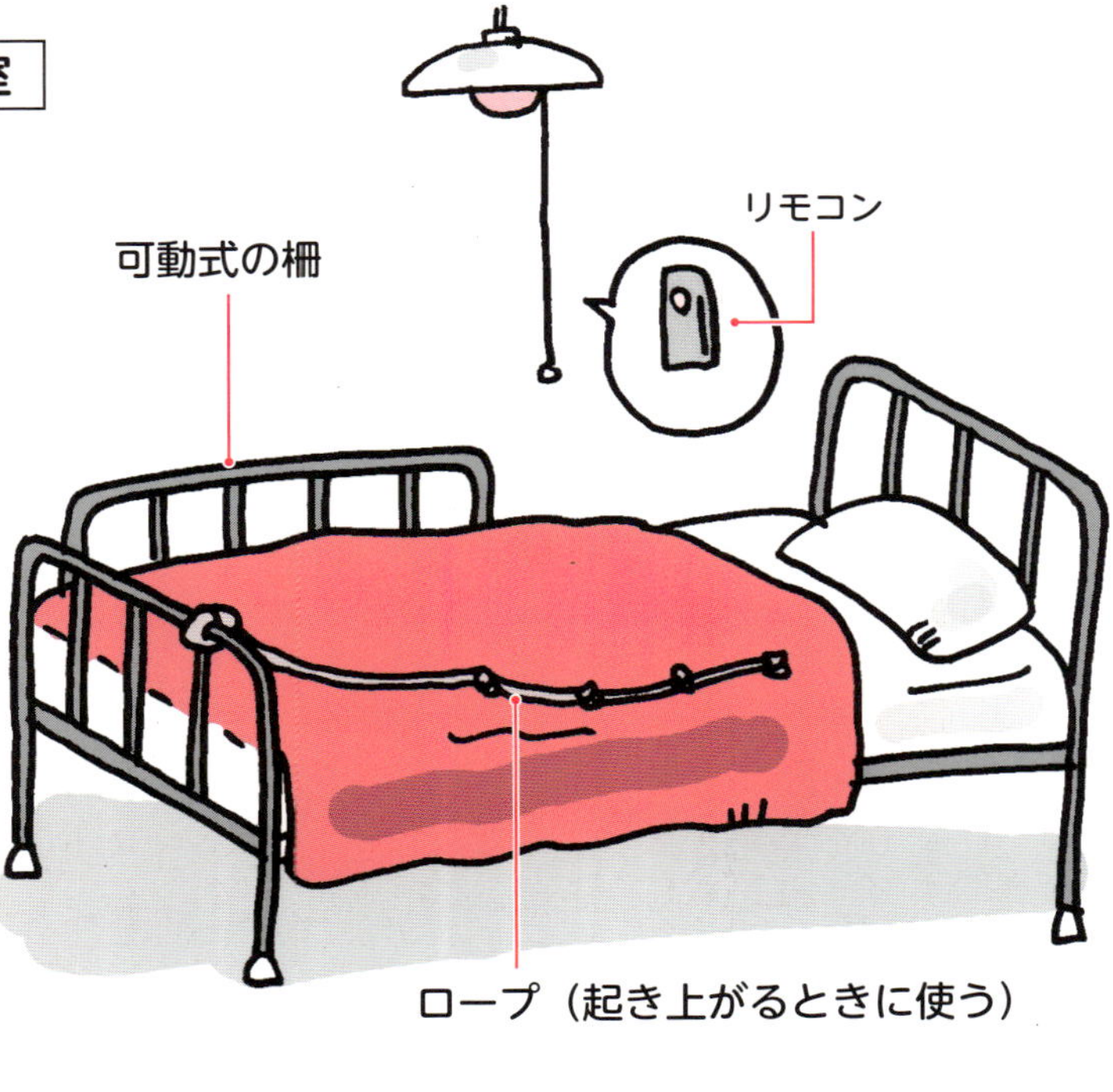

転ばないための工夫

Point
- ●パーキンソン病は転びやすい病気。歩き方の工夫で転倒が防げる
- ●暗いと「すくみ足」が起こりやすい。家の中に暗い場所をつくらないことも大切
- ●つえや歩行器、シルバーカーなどの補助的用具も活用する

歩き方や照明などに注意。補助的用具の活用も

パーキンソン病のような体の動きが不自由になる病気で、**もっとも注意しなければならないのが転倒です。**転んで大腿骨などを骨折すると、そのまま寝たきりとなってしまうことも少なくありません。

パーキンソン病の場合、転倒の多くは「すくみ足」または「突進現象（突進歩行）」によって起こります。すくみ足は、歩きはじめるときや、方向転換するときによく見られます。「突進現象」は、いったん歩き出したときに、急に止まったり方向転換することができず、小走りになったり、突進してしまう現象で、これも転倒の原因となります。

転ばないためには、どんなことに注意したらよいかを次に述べます。

●回りながら方向転換をする

歩きながら方向を変えるときは、急に方向転換をするとバランスが崩れて転びやすくなるので、両足を少し開き気味にして、ゆっくりと大きく回るようにして方向転換します（図参照）。方向転換のときにすくみ足が起きたら、立ち止まって気持ちを落ち着かせ、次のいずれかの方法でゆっくりと歩き出します。

①その場で軽く足踏みをし、動きに足が慣れたら歩き出す。

②踏み出そうとするほうの足を半歩後ろに引き、その足をサッと前に出した勢いで歩き出す。

●立ち上がってもすぐには動かない

起立性低血圧があると、イスなどから立ち上がったときに、めまいが起こり、そのまま倒れてしまうことがあるので、立ち上がってもすぐに

は動かず、めまいなどが起こらないのを確認してからゆっくりと歩き出します。

●後ろへの転倒に注意

高いところにある物を取ろうとすると、バランスを崩して後ろに倒れやすくなるので、日ごろよく使う物は低い場所にまとめておきましょう。

●スリッパははかない

家の中では、スリッパは転びやすいので、はかないようにします。外出するときは、つま先がとがった形のものや、ゆるい靴はつまずく原因になるので避けます。ひもではなく、面テープで固定するタイプの靴が便利です。

●暗い場所をつくらない

暗いところでは「すくみ足」が起こりやすくなるので、廊下の曲がり角、玄関先など、気をつけて照明を明るくしておきます。また、トイレへ行く廊下など、ひんぱんに通るところは特に明るくしておきます（夜間でも）。

●つえや補助的用具を利用する

突進歩行を防ぐために、つえを使ったり、歩行器、シルバーカー、買い物カートなどの補助的用具を利用しましょう。歩くスピードが車の重さで制御され、突進現象を防ぐことができます。

シルバーカーは歩くときに支えになると同時に座ることもできるので便利です。

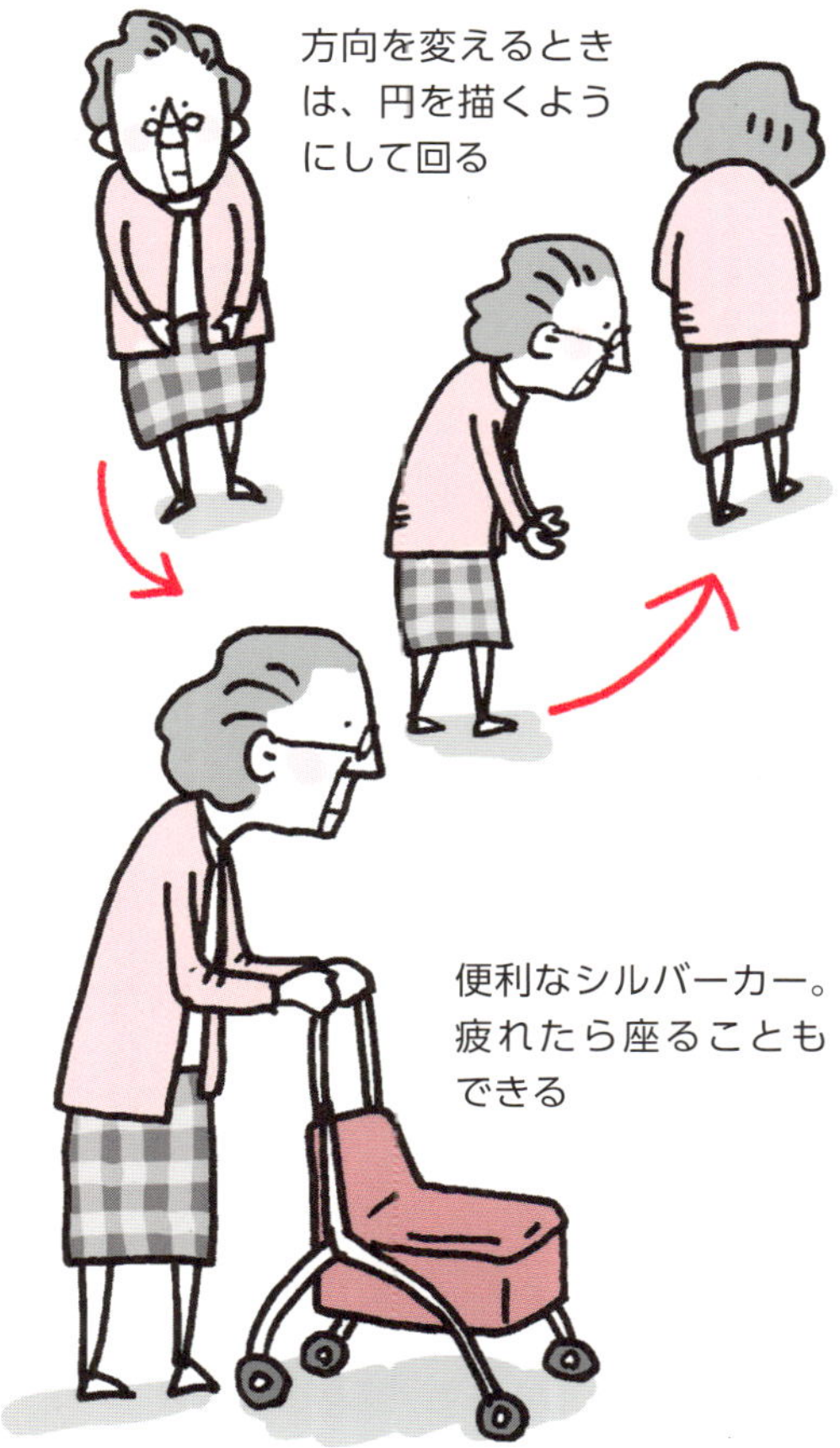
方向を変えるときは、円を描くようにして回る
便利なシルバーカー。疲れたら座ることもできる

食事で気をつけたいポイント

Point
- 便秘解消のためにも食物繊維の多い野菜やくだもの、海藻などをたくさん食べる
- 「とろみ」をつけたり、食材をこまかく刻むなど飲み込みやすい工夫を
- 取っ手の大きなコップや、持ちやすいスプーンやフォークなど、食器も使いやすいものに

便秘解消には食物繊維と水分が大切

パーキンソン病の場合、特に食事制限といったものはありません。基本的には**バランスよく食べることが大切**です。食事に関して注意すべき点をあげてみます。

●重要な便秘対策

便秘は、パーキンソン病でよく見られる症状で、便秘になると薬の吸収も悪くなるので、便秘対策は重要です。それには、食物繊維が多く含まれる食べ物を積極的にとりましょう。食物繊維には、水にとける水溶性食物繊維と、水にとけない不溶性食物繊維がありますが、水溶性の食物繊維は、くだもの、こんにゃく、海藻類などに多く含まれ、不溶性の食物繊維は、穀類、野菜、豆類、いも類などに多く含まれます。両方とも便の量を増やす働きがありますが、水溶性のものは便をやわらかくし、不溶性のものは腸管を刺激する働きがあります。ただし、ごぼうやさつまいもなどの繊維の長い根菜類（不溶性）は便秘を悪化させることもあるので、要注意。繊維の短いくだものは積極的にとりましょう。

また、頻尿《ひんにょう》を避けるためについ水分を控えがちですが、便秘対策には十分な水分摂取が必要です。乳糖《にゅうとう》が多く含まれるヨーグルトもおすすめです。

ひどい便秘の場合は薬物療法も考えます。

●たんぱく質は薬の吸収をさまたげることも

L－ドパを長期間服用し、症状の日内変動が強い人は、たんぱく質がL－ドパの吸収をさまたげることがあります。ただし、たんぱく質は体

にとって必要な栄養素なので、低たんぱく食にする場合は、朝と昼を低たんぱく食にし、夕食でたんぱく質を補うようにします。

●時間をずらして食べてもよい

症状の日内変動がある場合は、調子のよい時間帯に食事をするようにします。

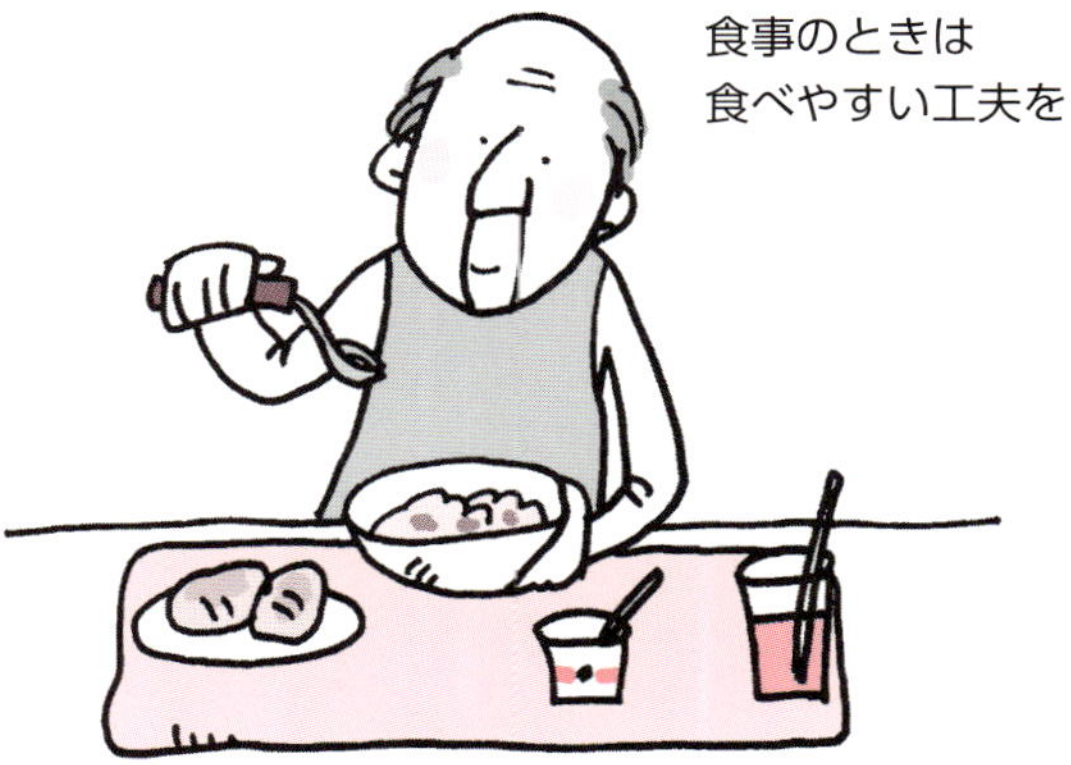

とろみをつけたりして食べやすい工夫を

病気が進んでくると、手のふるえやこわばりのために、箸やスプーンが思うように扱えなかったり、食器がうまく持てなかったりして、食べ物をうまく口元に運べず、こぼしてしまうこともあります。

●食器にも工夫を

軽くて割れにくい食器や、取っ手の大きなコップ、握りが太いスプーン、ピンセット型の箸などを使うと便利です。また、食器の下にはすべり止めマットを敷きましょう。

●飲み込みやすい工夫を

嚥下《えんげ》障害のために、食べ物や飲み物がうまく飲み込めない場合は、水溶き片栗粉やコーンスターチを使ってとろみをつけたり、食材をこまかく刻んだりやわらかく煮たりして、食べやすい工夫をしましょう。介護用品を扱う店には、まぜるだけでとろみがつけられる補助食品もあります。また、市販の介護食を利用するのもよいでしょう。

●食事は家族といっしょに

食べ物や飲み物が誤って気管に入ると、誤嚥《ごえん》性肺炎を起こすこともあるので、食事はなるべく家族といっしょにとるようにしましょう。

●楽な姿勢で食べる

どうしても食事には長い時間がかかるので、楽な姿勢で食べられるように気を配ってあげましょう。

自分で食べることもリハビリになる

たとえ手が不自由であっても、患者さんが自分の手で食事をすることは、おいしさが増すだけでなく、手の筋肉や関節の働きを維持するための大切なリハビリともなります。家族は、患者さんが食べにくそうにしていても、安易に手伝わず、できるだけ自分で食べられるようにしてあげてください。

食べこぼしを気にしなくてすむように、エプロンやランチョンマット（すべり止めつき）、お手ふきなども用意するとよいでしょう。

アルコールとたばこ

アルコール類は、適量（日本酒1合、ビール1本程度）であれば飲んでもかまいません。ただし、飲みすぎは、薬の効き目に影響をあたえるので注意します。たばこは、すすめられません。

自分で料理をするときの注意点

患者さんが主婦の場合、自分で料理をつくりたいと思う方は少なくありません。

しかし、病気が進行すると、手先のこまかな作業はできにくくなります。調理器具がうまく扱えないと、ケガややけどをする危険がありますので、キッチンや調理器具に工夫が必要となります。

●キッチンの工夫

●つまずきやすいので、床にはなるべく物を置かない。
●流しの下にマットなどを敷くと、端につまずいて転ぶので、何も敷かないようにする。
●座って作業ができるように、イスを用意する。イスは、背もたれのあるキャスターつきだと移動が楽。
●ワゴンがあると、調理台にもなり、料理や食器を運ぶのにも便利。
●調理器具などは、手の届く範囲に置く。高いところにあると、バランスを崩して転びやすくなる。
●できれば火を使わずに調理できるＩＨ調理器（電磁調理器）を取り入れたい。
●水道栓は、レバーハンドル式のものにすると扱いやすい。

●調理をするときの工夫

●材料を切ったり皮をむいたりするときは、包丁はなるべく使わず、はさみやスライサーを使う。
●できるだけ材料の種類が少ない、手間のかからないメニューにする。半分調理してある冷凍食品を上手に活用するのもよい。
●かたい野菜などは、電子レンジで加熱してやわらかくしてから切る。
●自動食器洗い器や電子レンジなど、作業を簡単にする道具を活用する。

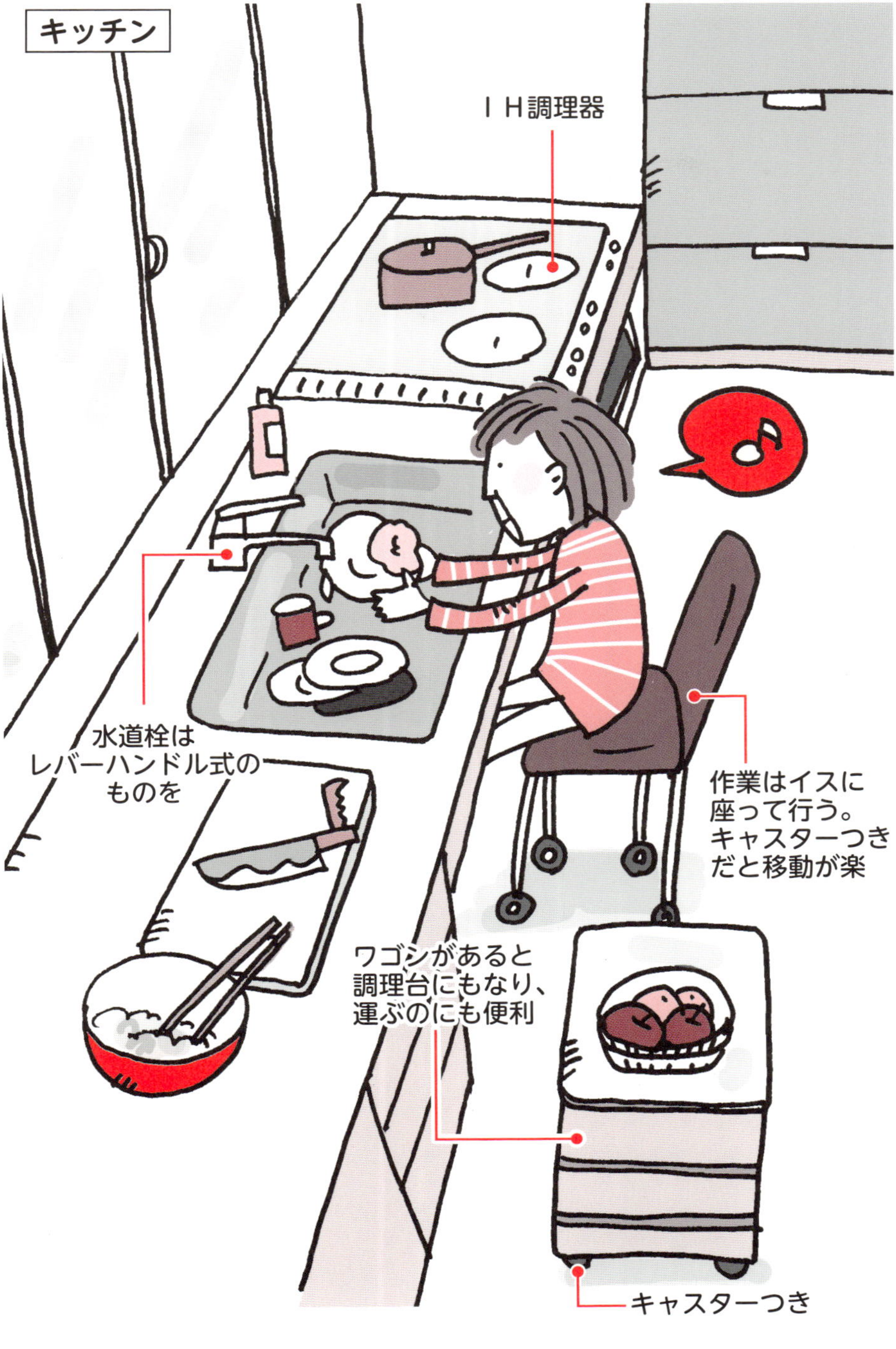
キッチン
ＩＨ調理器
水道栓は
レバーハンドル式の
ものを
作業はイスに
座って行う。
キャスターつき
だと移動が楽
ワゴンがあると
調理台にもなり、
運ぶのにも便利
キャスターつき

入浴のときに気をつけたいポイント

Point

- 浴室は危険がいっぱい。手すりをつけたりマットを敷くなど、すべらない工夫を
- 長湯は禁物。疲労回復やリラクゼーション効果のある「半身浴」がおすすめ
- できるだけ家族のいる時間帯に入浴する。家族は声をかけるなど常に気を配る

快適な入浴のためには転倒防止などの安全対策を

入浴は、精神をリラックスさせ、筋肉をやわらかくする効果がありますが、気をつけなければならない点もあります。

特に高齢者の場合、転倒など入浴中の事故も少なくありませんので、注意が必要です。

入浴中に薬の効果が切れて、体の動きが急に悪くなって事故につながることもあります。入浴はできるだけ体の調子のよい時間帯にしましょう。

また、狭いところでは急に体の動きが悪くなる場合もありますので、入浴するときは、家族が声をかけて安全を確認することも大切です。

●適温で長すぎない入浴を

熱い湯に入ると、血圧低下が生じやすくなります。血圧が下がると、心筋梗塞や脳梗塞、低血圧による意識障害などが起こりやすくなるので、全身浴の場合は、お湯の温度は38～40度ぐらいのぬるめにし、入浴時間も10分ぐらいにしましょう。

●半身浴がのぞましい

半身浴は、全身浴よりも体を温める効果があります。また、全身浴よりも体への負担が少ないので、特に高齢者の場合は安心です。

●食前、食後は入浴しない

特に食後は血圧が下がりやすいので、なるべく食後2時間ぐらいたってから入浴するようにしましょう。

●家族がいる時間帯に入浴する

万が一の事態にそなえ、できるだけ家族のいる時間帯に入浴するようにします。また、一人で入浴している場合は、家族は常に声をかけるなどの注意が必要です。

●入浴後はコップ一杯の水を

入浴すると、発汗によって血液の粘度が高くなりやすく、心筋梗塞などを起こす可能性があるので、入浴後の水分補給は大切です。

●脱衣所にイスを置く

背もたれつきのイスを置くと、座って脱ぎ着ができるので楽です。また、立ったり座ったりするときに、手すりがあると便利です。狭い場所では足がすくみやすいので、脱衣所の床にはなるべく物を置かないようにして、広くしておきましょう。

●浴室の床にすべり止めのマットを敷く

浴室の床にはすべり止めのついたマットを敷きます。ただし、マットは端につまずいて転倒する危険性もあるので、できれば床の全面に敷きつめるタイプのものがより安心です。

●浴槽の底にもすべり止めのマットを敷く

浴槽の底はすべりやすいので、底にもすべり止めのマットを敷きます。また、浴槽の中に小さな台（浴槽台）を置くと、半身浴のときのイスにもなり、浴槽から出るときも出やすくなります。

●浴槽のそばに手すりをつける

浴槽に入るときや出るときにつかまれるように、浴槽のそばに手すりを取りつけます。また、浴槽のふちにも浴槽手すりがあると、体を洗って立ち上がるときや浴槽に入るときに便利です。

●体を洗うときはイスに座って

体を洗うときは、安定感のある低い背もたれつきのイスに座って洗うと楽です。

●体をすすぐときはシャワーで

体を洗ってすすぐときは、イス（安定したシャワーチェア）に座りながら、ゆっくりとシャワーをあびましょう。

MEMO

半身浴の効果と入り方

●**冷えや血行不良の改善**…半身浴は、体が芯《しん》から温まります。特に、下半身の血行がよくなります。

●**疲労回復**…体に乳酸がたまると、疲労を感じやすくなります。半身浴は、血液の循環がよくなり、たまった乳酸を体外へ排出してくれます。

●**リラクゼーション効果**…湯につかりながらのんびりすることで、精神がリラックスします。

半身浴の仕方は、まずお湯の量は少なくして、みぞおちから下だけお湯につかるようにします。肩までお湯につかると、肺や心臓が圧迫され、体に負担がかかります。上半身が寒ければ、肩から乾いたタオルをかけます。お湯の温度は、38度前後のぬるめのお湯にします。時間は20～30分かけて、ゆっくり入ります。血圧の高い人は15分程度にします。

浴室

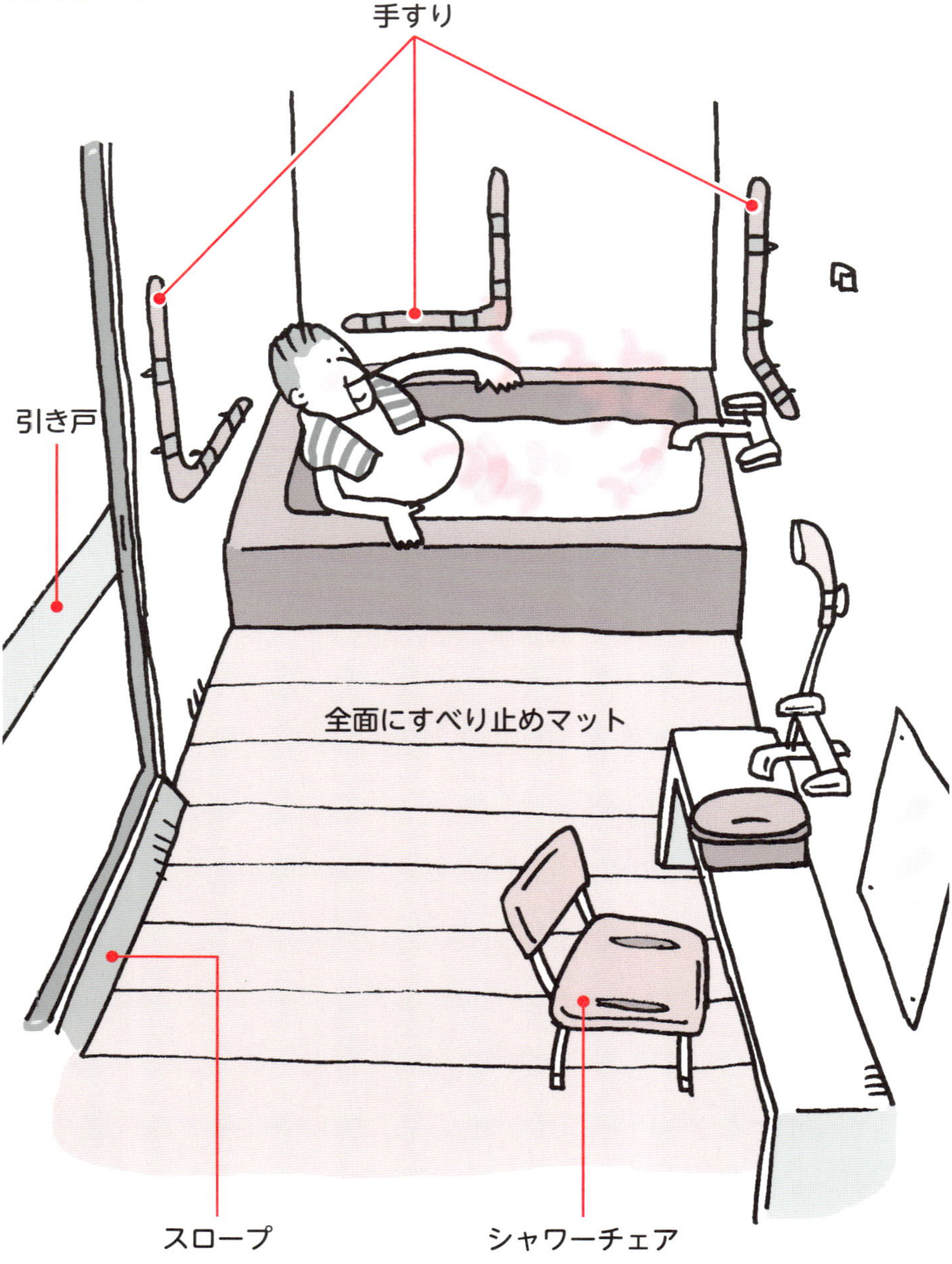

服は着替えが楽で動きやすいものを

Point

- ●ボタンのかけはずしが苦手になるので、ファスナーやテープ式にかえる
- ●ワンサイズ大きな服で、ウエストもゴムにすると脱ぎ着が楽
- ●素材も軽くて肌ざわりがよいものを。冬などはフリースがおすすめ

一人でも着替えやすいものを。素材も吟味して

●着替えるときは座って

立ったままの着替えは、バランスをくずしやすく、転倒の原因になります。着替えはイスに座ってゆっくり行いましょう。

●苦手なボタンはファスナーなどに

手先のこまかな動きが求められるボタンにかわって、ボタンの部分をファスナーや面テープにつけかえると、一人でも脱ぎ着が楽にできます。

また、ボタンエイドという補助器具（自助具）を使えば、ボタンかけが簡単にでき、指への負担をかけません。

●ワンサイズ大きな服に

ゆったりした服のほうが、着替えが楽です。トレーナーのようなかぶるタイプの服も着やすいのでおすすめです。

●ウエストはゴムに

ウエストの部分をゴムにしておくと、上げ下げがしやすく、トイレのときも楽です。

●素材も吟味して

服の素材としては、軽くて、ソフトで肌ざわりがよく、吸湿性や保温性、通気性にもすぐれた木綿などがおすすめです。また、伸縮性のある素材は、しわになりにくく、動きも楽ですので、スカートやスラックスに取り入れましょう。

●冬はフリースがおすすめ

冬に着る服の素材としては、軽くてあたたかいフリースがおすすめです。フリースは洗ってもすぐに乾くので便利です。

症状が重くなったときの介護のポイント①

寝たきりにさせない工夫

Point
- 朝は起きて、着替えも洗面もし、できるだけ規則正しい生活をつづける
- 自分でできることは自分でする。家族はなるべく手を貸さずに見守る
- ベッドでの生活が長くなると床ずれができやすいので、家族は十分に注意する

昼間は起きて、できるだけ同じ生活パターンを

パーキンソン病が進み、ヤール重症度Vぐらいになると、患者さんは自力で立ったり動いたりすることがむずかしくなり、寝たきり、あるいは車イスでの生活を余儀なくされることがあります。日常生活では、全面的な介助が必要になります。

ただし、体の動きが自由にならないからといって、寝たままでは、体の運動機能はますます失われてしまいます。朝は起きて、自分で着替えをし、洗顔や歯みがきもするように働きかけましょう。前より時間がかかっても、できるだけ規則正しい生活をつづけることが、運動機能を維持するためにも大切です。

基本的には自分でし、必要なときだけ介助を

着替えなどは、パーキンソン病が進んでくると簡単にはできなくなりますが、家族はなるべく手を貸さず、患者さんができるところまでは自分でするように見守りましょう。着替えは、手や腕、肩などを使いますので、関節が固まったり（拘縮《こうしゅく》）、上半身の筋肉が衰えるのを防ぐことができ、リハビリとしての効果もあります。朝、起きたらパジャマのままでいないで、ちゃんと着替えをし、昼と夜のけじめをつけて、規則正しい生活のリズムを保つように心がけましょう。

ベッドから一人で起き上がるのが無理なときは、介助をしながら、起きてもらいます。起き上がるときの介助の仕方は、158ページで紹介するもの以外にもいろいろな方法がありますので、試しながら、やりや

すい方法を選びましょう。

ベッドから車イスに移動するとき

車イスは、介助する家族にとっても便利な器具ですが、ベッドから車イスに移るときは、転倒や落下に十分に気をつけて行う必要があります。また、介助するときは、力まかせに体を持ち上げると腰を痛めてしまうので、手前に引くようにして、体を動かします。ベッドから車イスへの移動も、車イスからベッドへの移動も、基本的には同じように行います。

車イスは、できれば患者さんの体に合ったサイズのものをオーダーできれば理想的です。

イスに座っているとき、患者さんの体が斜めに傾いてくることがあります（斜め徴候）。その場合は、腰の横にクッションを入れるか、シートベルトをすれば防ぐことができます。

「床ずれ（褥瘡）」を防ぐ工夫

長い時間、同じ姿勢をつづけていると、同じ部位（肩・背中・腰・おしり・かかと、など）が圧迫され、床ずれ（褥瘡《じょくそう》）ができやすくなります。それに、不潔、湿気、摩擦、栄養状態、全身状態などの悪化要因が加わると、ひどい床ずれとなり、最悪の場合は組織が部分的に壊死《えし》し、骨まで破壊されてしまうこともありますので、家族は十分に気を配ることが必要です。

床ずれを防ぐには次のような方法があります。

●予防の第一は、昼間はできるだけ起きてもらい、寝ている時間をなるべく少なくすること。

●長時間ベッドで過ごす場合は、大体2時間おきぐらいに体位を変換する。夜中のひんぱんな体位変換はむずかしいので、朝起きたときに、床ずれができやすい場所を蒸しタオルなどであたためてマッサージするだけでも、大分楽になる。

●シーツやパジャマは、表面がなめらかで摩擦の少ないサテン地のものなどにする。

●下着を着替えるときや、体をふいたり入浴するときなどに、床ずれができていないかどうか見て、もし皮膚が赤くなっている部分があったら、そこを軽くマッサージして血の流れをよくしてやると、悪化しない。また、その部分に軟膏などを塗る。

●長時間ベッドに寝ていることが多い場合は、できれば自動的に体位を変換させる機能のついた介護ベッドにする。また、体位変換クッション、床ずれのできやすい部位を保護する床ずれグッズなどの介護用品をうまく利用する。

■ 起き上がるときの介助

ふとんでの方法

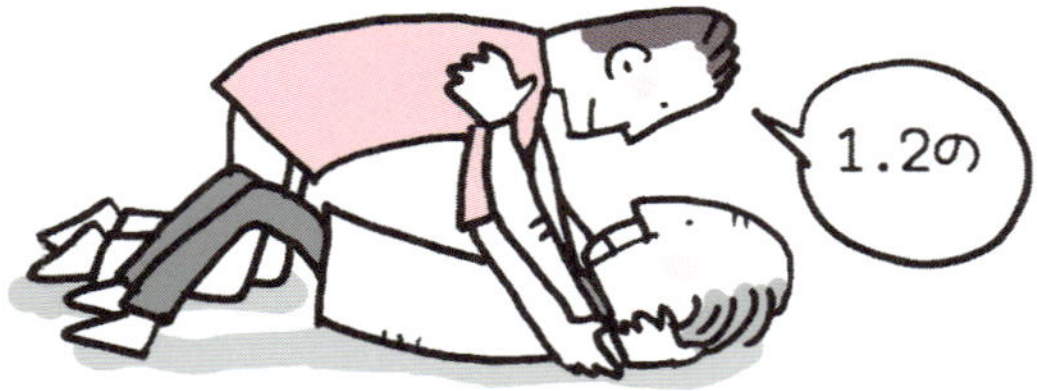

1 ひざを立ててもらい、片手を首の下に入れ、もう一方の手で背中を支える。

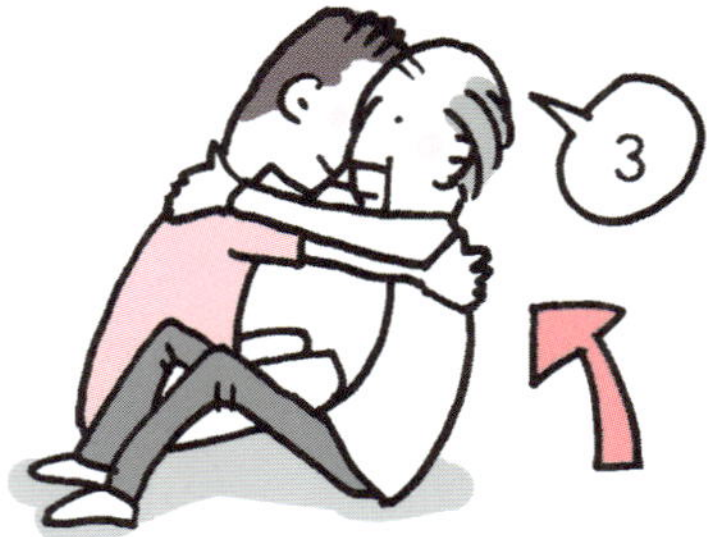

2 首に手を回してもらい、声を掛けながら、上半身を起こす。

ベッドでの方法①

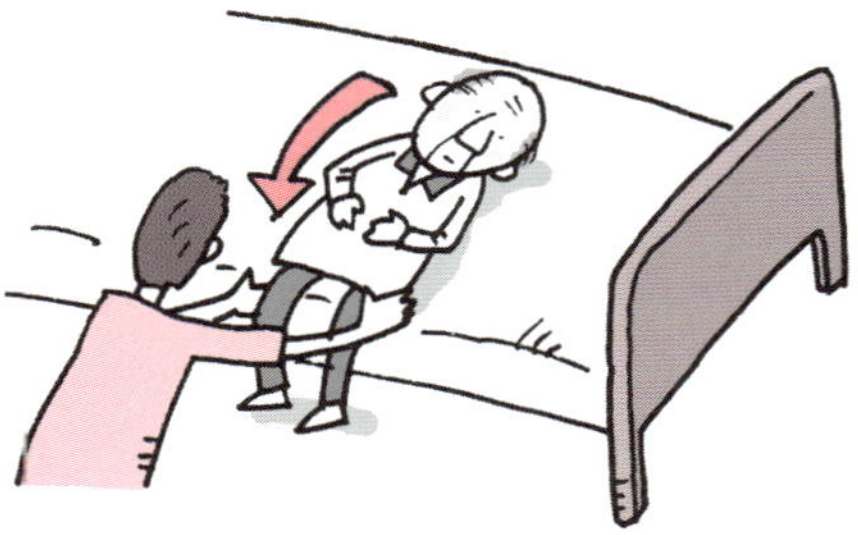

1 足を持って横にずらし（相手の体をよじらないように）、ひざから下をベッドから下ろす。

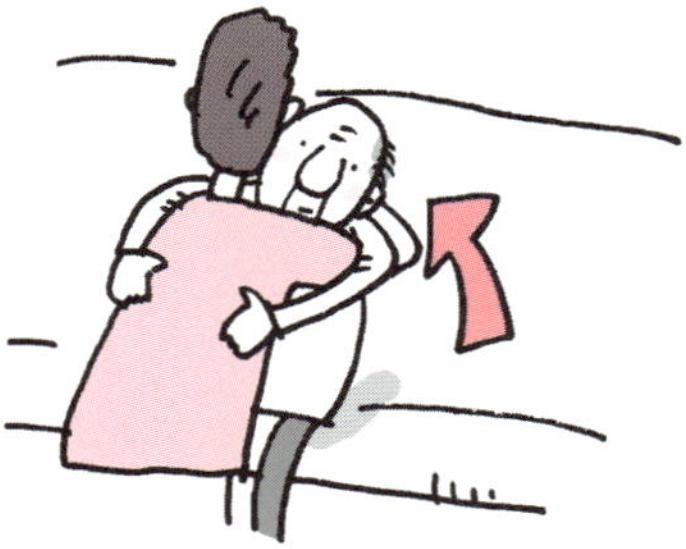

2 背中と腰をかかえて、ゆっくり抱き起こす。

ベッドでの方法②

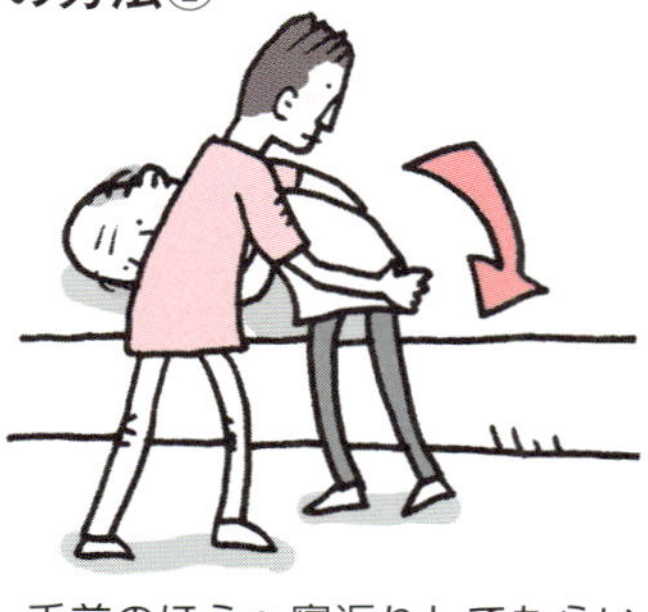

1 手前のほうへ寝返りしてもらい、片手で腰を支え、もう一方の手でひざから下をベッドから下ろす。

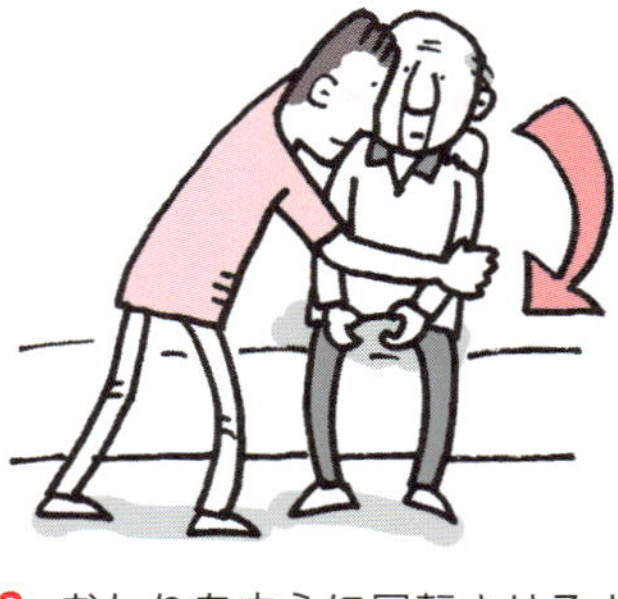

2 おしりを中心に回転させるようにして、足を手前に引きながら、もう一方の手で上半身を起こす。

■ ベッドから車イスへの移動

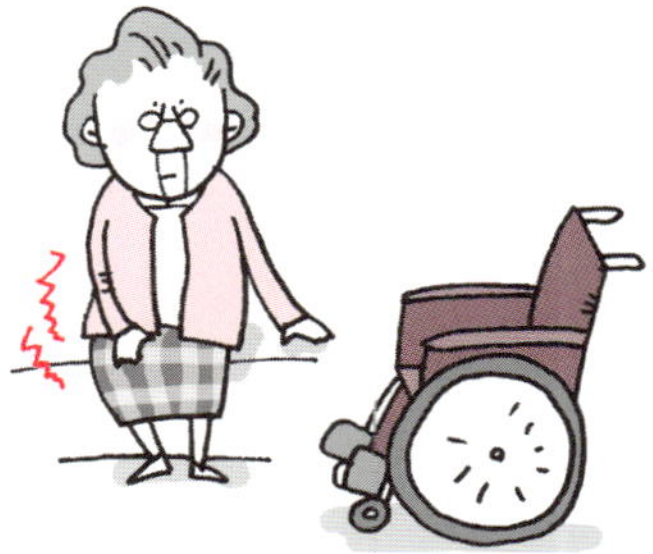

1 車イスは体の動きやすい方に置き、フットレスト（足置き）を上げ、ブレーキをかける。

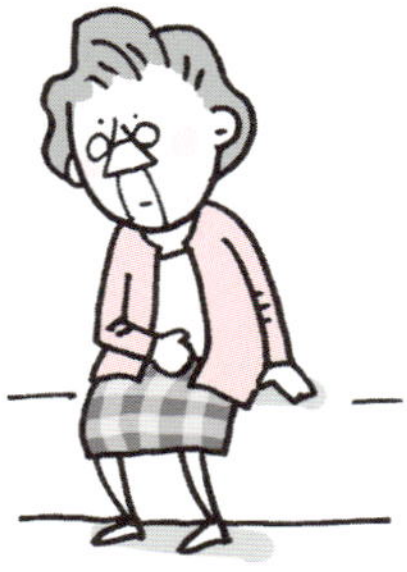

2 足を少し開き、かかとをベッドにつける。

3 患者さんの両腕を肩に回してもらい、きき足と反対側の足を患者さんの足の間に入れ、ベルトやズボンをしっかり握って手前に引く（相手の体を持ち上げるのではなく、引くようにする）。

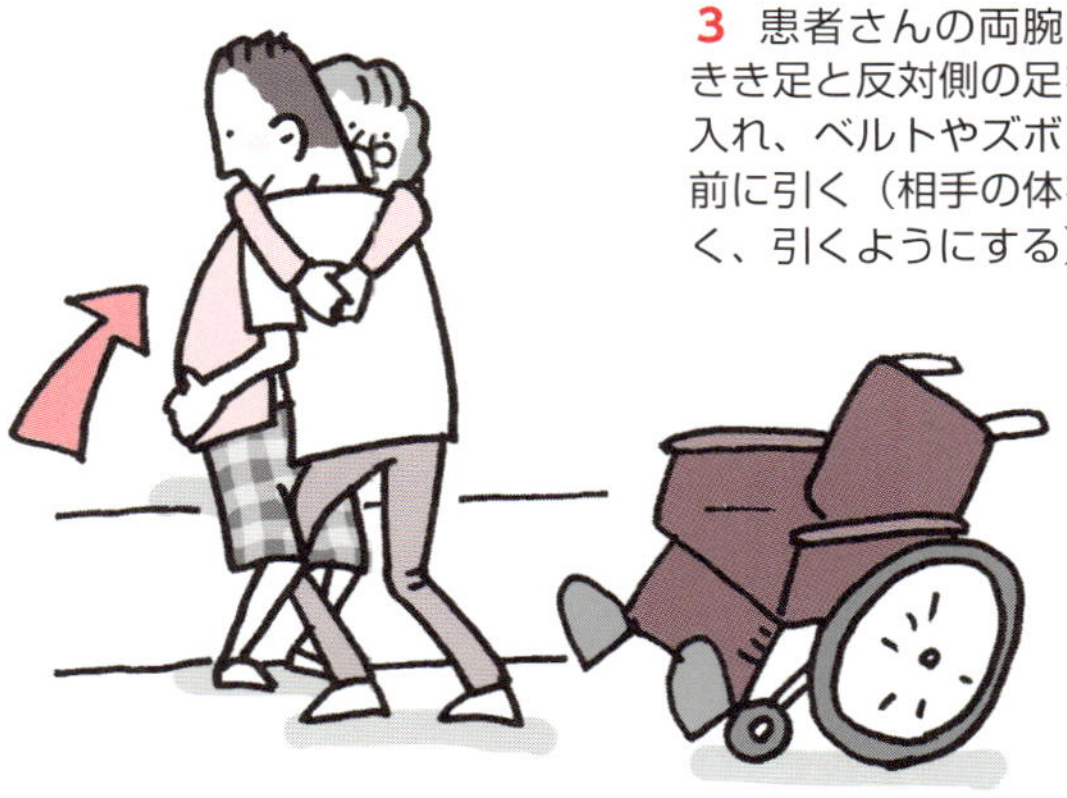

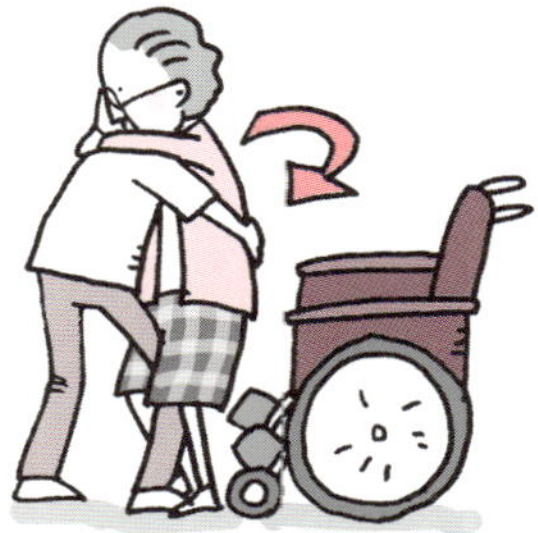

4 立ち上がったら、介助者の足を軸にして、体の向きを車イスのほうへ回す。

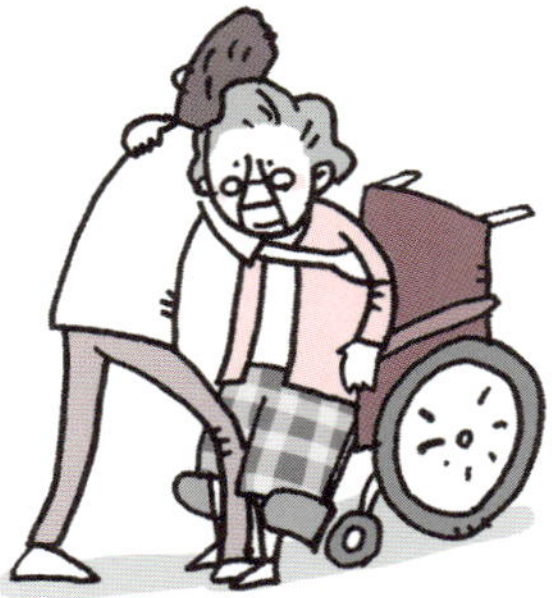

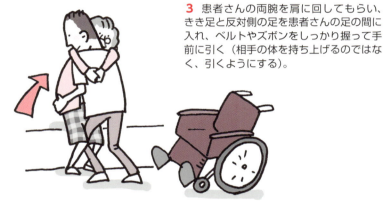

5 介助者は、ひざを曲げる姿勢で、ゆっくり患者さんに腰を下ろしてもらい、フットレストを下げる。

排泄のケア

症状が重くなったときの介護のポイント②

Point
- 患者さんの部屋はトイレの近くに。トイレまでの通路は夜中でも明るくしておく
- トイレでの介助は、プライドに配慮してあまり手伝いすぎないように
- できるだけおむつは避ける。ポータブル式トイレがあると便利

トイレでの介助はプライドに配慮して

便意があるのにがまんしていると、便秘になることがあります。便意を感じたら、すぐにトイレに行けるように、できれば患者さんの部屋はトイレの近くにあるとよいでしょう。**トイレまでの廊下は、足がつまずかないように物などを置かないようにし、夜間も明るくしておくこと**が大切です。

ただ、症状が進み、介助が必要な状態になると、トイレの面でも家族の手を借りることが多くなります。患者さんに付き添ってトイレの中まで入っても、下着の上げ下ろしや、便座に座ることが自分でできるようなら、できるだけ手を出さずに見守りましょう。トイレの鍵はかけないようにし、用がすむまではトイレの外で待ち、終わったら声をかけてもらうようにします。いつもより長い時間がかかるようなら、「だいじょうぶ？」と声をかけてみましょう。

患者さんのプライドに配慮し、後始末もなるべく手伝いすぎないようにしましょう。排泄物を処理したあとは、患者さんの手と介助した人の手をよく洗うことが大切です。殺菌効果のあるウエットティッシュを使ってもよいでしょう。

おむつは最後の手段

トイレに自分で行くことがむずかしくなっても、おむつの使用はできるだけ避け、転倒の危険を防ぐ意味でも、ポータブル式のトイレを部屋に置いて利用するようにしましょう。これは夜間でも便利なものです。寝たまま使用できる尿器をそなえてお

くのもよい方法です。夜間に使用する安楽尿器が市販されています。

おむつは用途に合わせて

介助をする人の苦労を考えると、どうしても夜間はおむつを使わなければならない場合もあります。

市販の紙おむつにはさまざまなタイプのものがありますので、用途に合わせて使い分けましょう。大きくは、パンツタイプとテープタイプがありますが、介助があれば歩けるような場合には、パンツタイプがおすすめです。最近は、便利なテープ式にもなるパンツ（男女共用）もあります。

おむつをすることに抵抗感がある患者さんも多いので、その場合は「おむつ」といわずに、「新型のパンツ」などといういい方をすると受け入れやすいようです。

紙おむつのタイプ

〈アウター〉

●パンツタイプ
トイレ排泄に介助が必要な人、もしくは１人でトイレに行ける人に適したおむつ。

●テープタイプ
寝て過ごす時間の長い人、もしくは介助があれば起きられる人に適したおむつ。

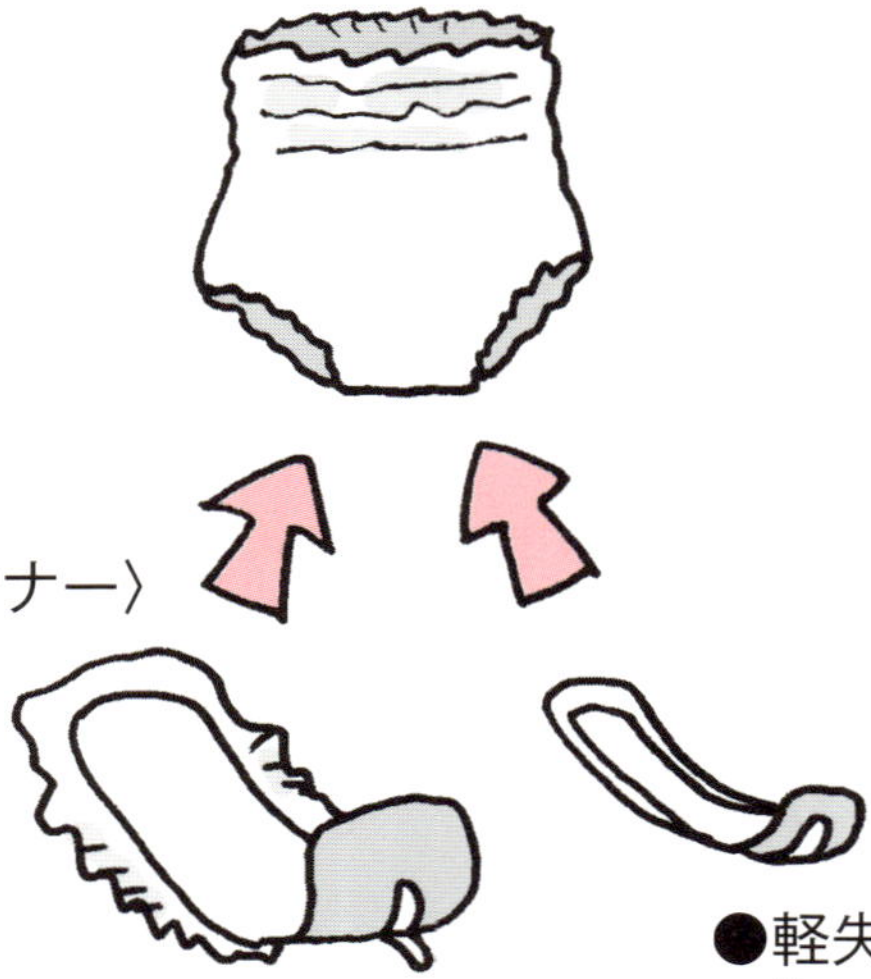

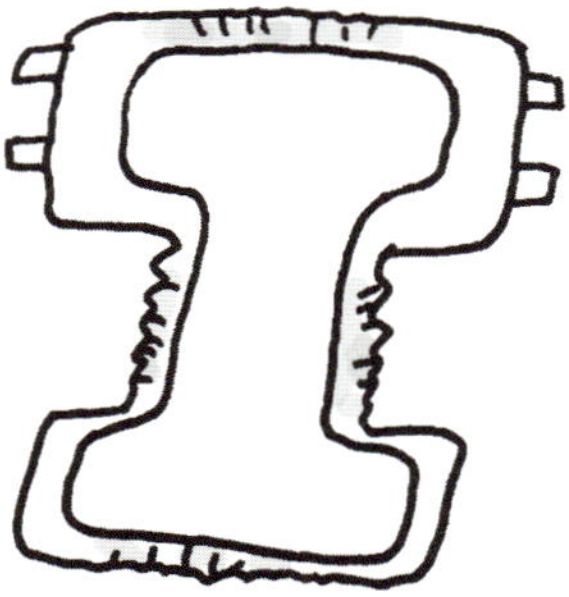

〈インナー〉

●軽失禁パッド
下着の中に敷いて使う。

●尿取りパッド
おむつと組み合わせると、交換が楽で経済的。

ポータブルトイレでの介助

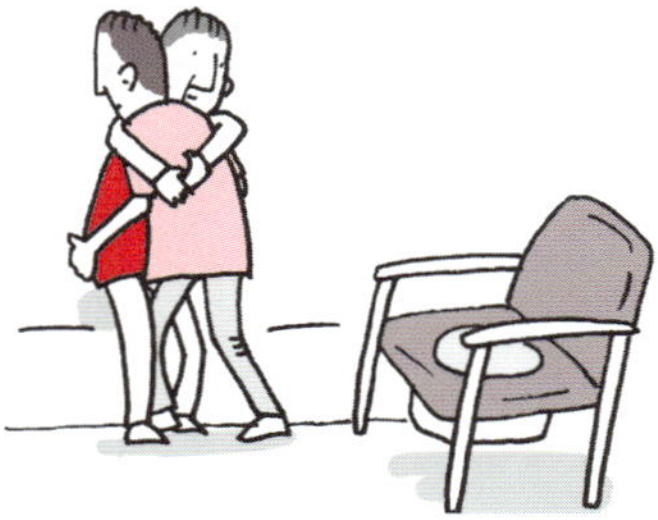

1 ポータブルトイレは体の動く側に置く。足を少し開き、その足を引いてもらい（かかとをベッドにつける）、患者さんの足の間にきき足と反対側の足を差し込む。

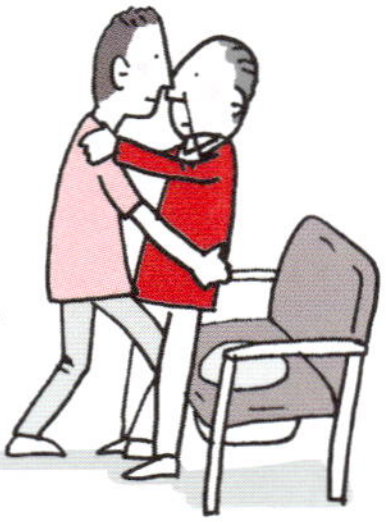

2 ベルトやズボンをしっかり握って患者さんの体を手前に引き、自分のひざで相手のひざを支えながらポータブルトイレのほうへ回転させる。

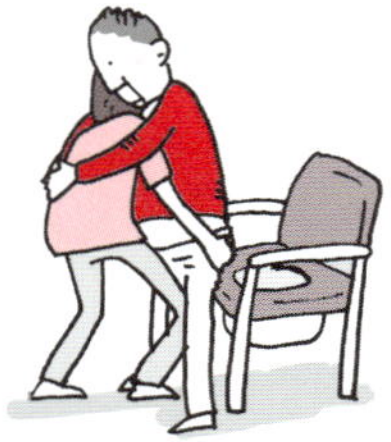

3 患者さんをよりかからせてズボンを下げ、ゆっくり便器に腰を下ろす。

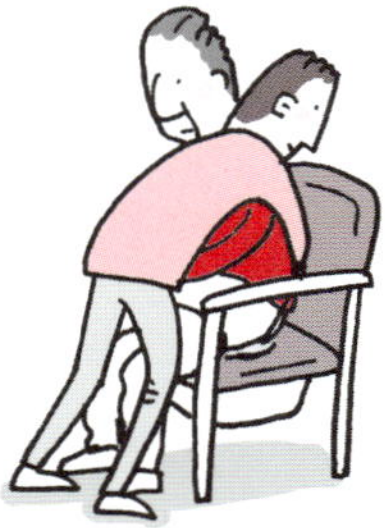

4 排尿排便後は、おしりを前にずらして、後ろ側からふく。**3**と同じ姿勢でズボンを上げる。

おむつの交換

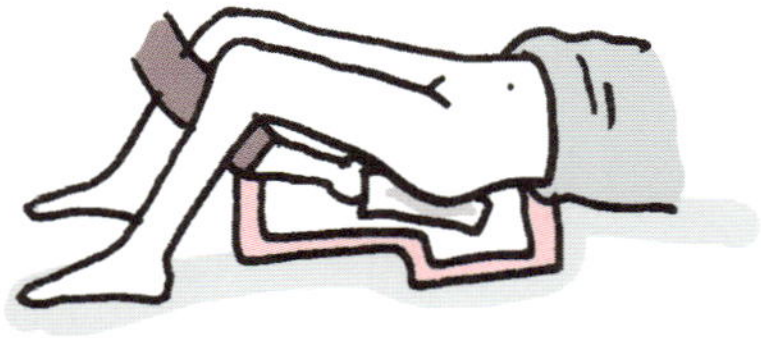

1 おむつを開き、ひざを軽く立ててもらい、陰部をウエットタイプのおしりふきでふく。汚れがひどいときは、シャワーボトルで洗う。乾いたタオルかトイレットペーパーで水気をおさえるようにふき取る。

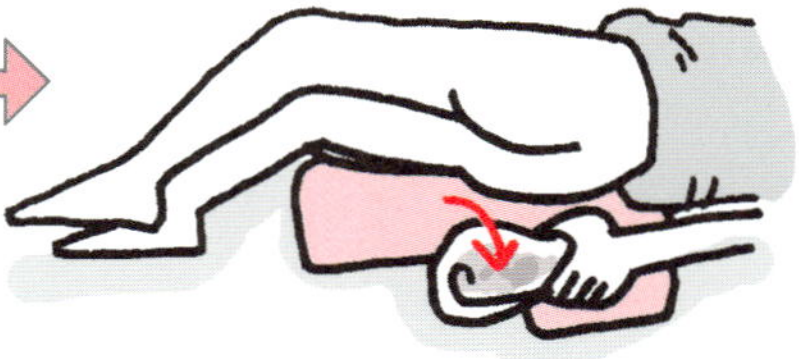

2 横向きになってもらい、よごれを巻き込むようにおむつやパッドを丸めてはずす。**1**と同じ要領でおしりをふく。

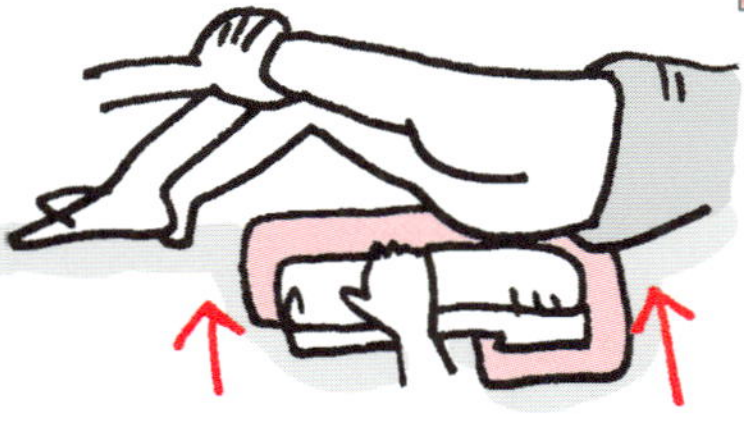

3 よごれたおむつカバーを押しながら、新しいおむつとおむつカバーを半分ほど丸めて腰にあてる。おむつの中心が体の中心にくるように合わせる。

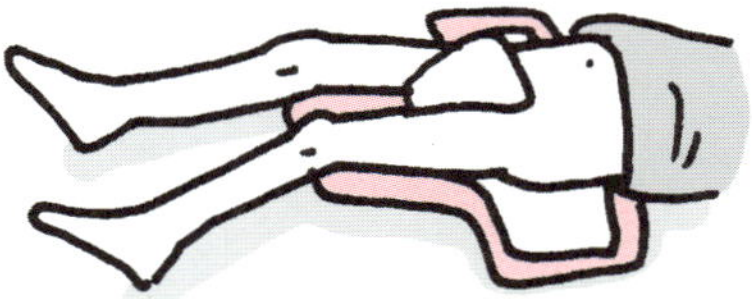

4 あおむけになってもらい、尿取りパッドを尿道口にあてる。締めつけないようにして、おむつをつける。

5 おむつのテープをとめ、服を着せる。

気をつけたい合併症

Point

- 誤嚥性肺炎など、命にかかわる合併症もあるので軽く見ない
- 骨折は寝たきりの原因となるので、転ばない工夫や気配りを
- 便秘がひどくなると、危険な腸閉塞を起こす危険性がある

症状が進んでくると、次のような合併症にも注意が必要です。

●誤嚥性肺炎

パーキンソン病が重度になると、嚥下《えんげ》障害が起こります。パーキンソン病の死因のほとんどが、誤嚥《ごえん》による肺炎・低栄養といわれています。「元気がない」「微熱がつづく」「食事中にむせる」「声がかすれてきた」といった初期症状があらわれたら、誤嚥性肺炎が疑われますので、すぐに医療機関に連絡しましょう。

●骨折

パーキンソン病では、姿勢保持障害（歩行障害）や症状の変動時に、転倒・骨折しやすくなります。骨折は、体を動かさないことによる廃用《はいよう》症候群でも起こりやすくなります。

骨折で特に気をつけたいのが、大《だい》腿骨頸部《たいこつけいぶ》骨折と腰椎《ようつい》圧迫骨折です。寝たきりの原因ともなりますので、家族は患者さんが転ばないような工夫や気配りが大切です。

●腸閉塞（イレウス）

便秘がひどくなって便が腸で詰まると、危険な腸閉塞《ちょうへいそく》（イレウス）を起こすことがあります。便秘は、もともとパーキンソン病では起こりやすい症状ですが、車イスやベッドでの生活が長くなると、腸の動きが悪くなって、さらに便秘になりやすくなります。

水分を十分にとり、水溶性の食物繊維の多い食事にするなどの工夫が必要ですが、便秘がひどい場合は、医師に相談して薬物治療を行います。

●硬膜下血腫

ベッドや車イスから落ちて頭を打つと、硬膜下《こうまくか》に血腫《けっしゅ》（血の固まり）ができ、さまざまな症状を引き起こします。転倒・転落したら、医療機関で一応検査を受けましょう。

車イスを使うときのポイント

※車イスを選ぶときは、シートの幅、背もたれの高さ、ひじあての高さなど、患者さんに合ったものを。→は進行方向を示す

●段差を上るとき

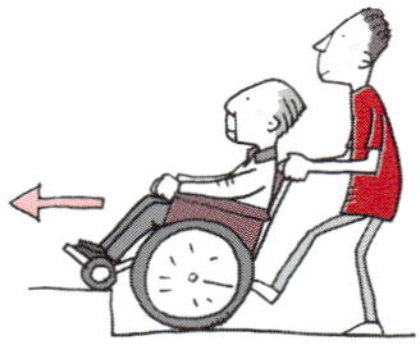

1 車イスに体を密着させて車イスの後ろに足をかけ、ハンドリムを手前に引いてキャスターを浮かせる。

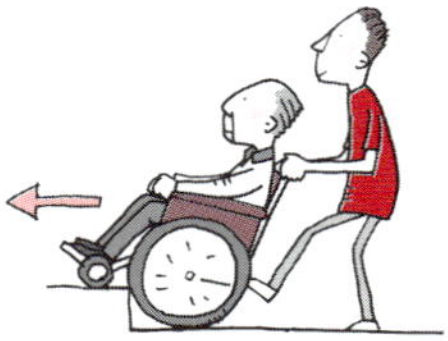

2 キャスターを段にのせ、後輪を段にかける。

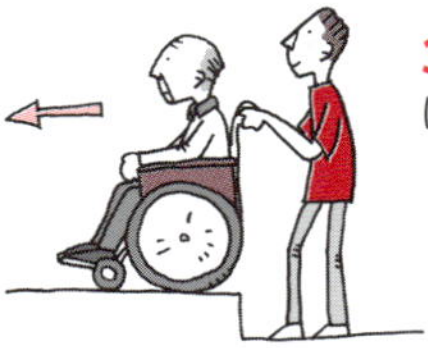

3 ハンドリムを持ち上げて、前に押す。

●段差を下るとき

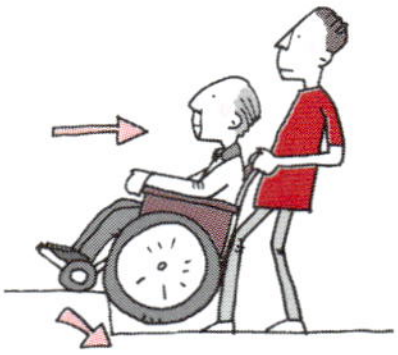

1 車イスに体を密着させてキャスターを上げ、ハンドリムを持ち上げて、後輪を段の端に添わせながら下ろす。

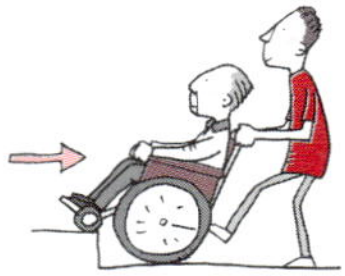

2 キャスターを上げて車イスの後ろに足をかけ、後ろに引く。

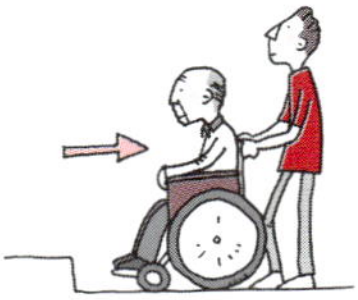

3 フットレストと足が段差にあたらないようにして、キャスターを下ろす。

●坂を下るとき

キャスターを少し上げて前向きに進む。

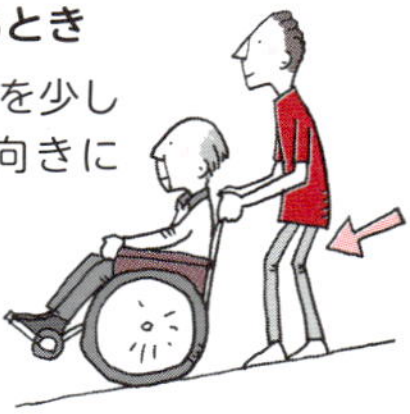

●坂を上るとき

体を前傾させて前向きに進む。

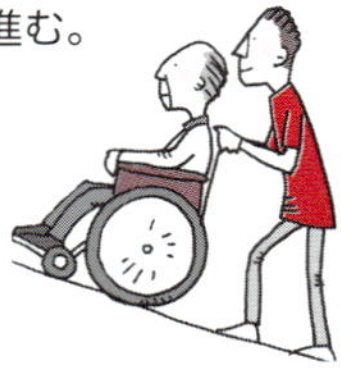

●急坂を下るとき

後ろに注意しながら、後ろ向きに進む。

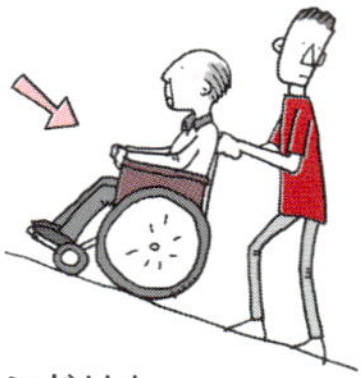

●溝を渡るとき

段差を上るときと同様に。

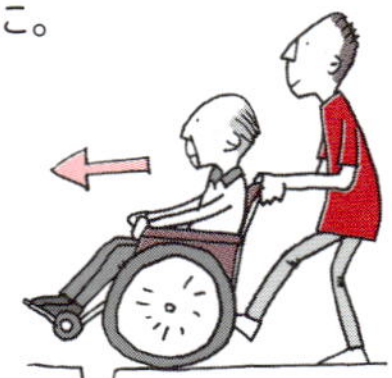

●砂利道を進むとき

キャスターを少し上げながら進む。

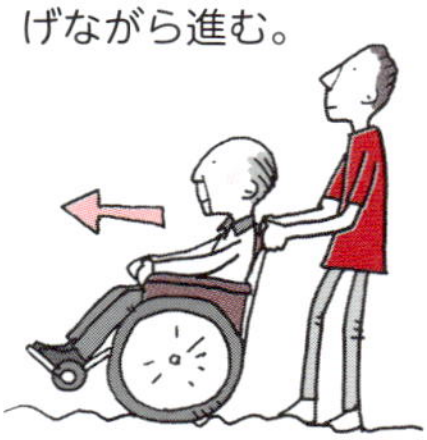

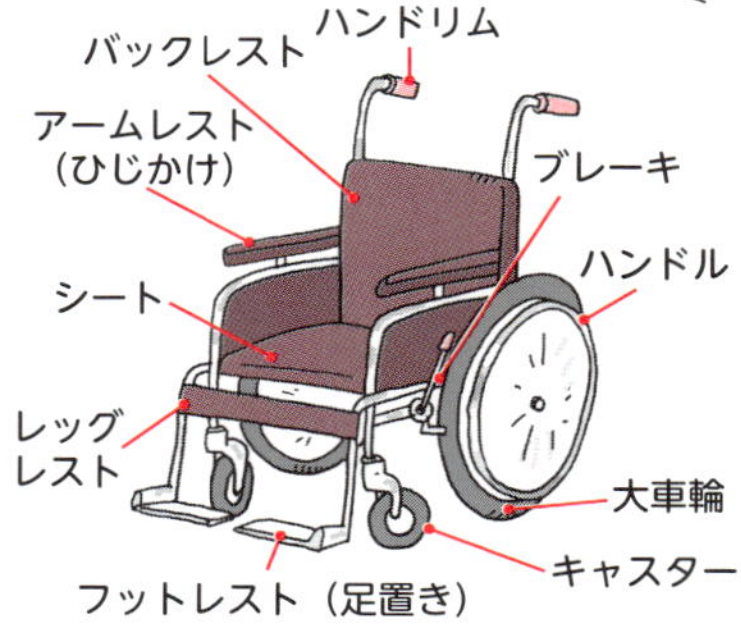

第8章

療養生活を支える公的支援制度

利用できる支援制度にはどのようなものがあるか？

Point

- パーキンソン病は特定疾患。医療費の補助や福祉サービスが受けられる
- さまざまな制度を上手に活用すれば、安心して療養ができる
- 制度について詳しく知りたいときは、ソーシャルワーカーなどに相談する

安心して療養するためにも積極的に活用したい

パーキンソン病は、長期にわたって治療をつづけなければならないため、患者さんや家族の負担を少しでも軽減できるように、わが国では**症状の程度や家庭の経済状態に応じたさまざまな医療制度（公的支援制度）が用意**されています。

ただし、公的支援制度は自動的に受けられるものではなく、それぞれの専門窓口に申請する必要があります。

また、パーキンソン病であれば、だれでも制度が利用できるわけではありません。たとえば、「難病医療費助成制度」が利用できるのは、ヤール重症度Ⅲ以上かつ生活機能障害度Ⅱ以上の患者さんです。申請する前に、まず神経内科の主治医に症状について確認し、具体的な制度やサービスの内容については、ソーシャルワーカーに相談しましょう。

詳しくは後述しますが、パーキンソン病の患者さんが、現在、利用できる制度には次のようなものがあります。

①難病医療費助成制度

2015年1月に施行された難病法（「難病の患者に対する医療等に関する法律」）によって、難病医療費助成制度がスタートしました。パーキンソン病はこの対象となっています。

ヤールの重症度Ⅲ以上かつ生活機能障害度Ⅱ以上のパーキンソン病の患者さんは、パーキンソン病にかかる医療費の自己負担分の一部、または全額が公費で助成されます（詳しくは168ページ参照）。

②介護保険制度

パーキンソン病の患者さんで、介護が必要な場合に限り、40歳から介護保険のサービスが受けられます（通常は65歳以上）。ヤールの重症度Ⅰ～Ⅱのパーキンソン病の患者さんで、難病認定されなかった人は、この介護保険制度によるサービスが受けられます（詳しくは170ページ参照）。

③身体障害者福祉法

パーキンソン病が進んできて、介助なしに体を動かすことがむずかしくなってきた場合には、身体障害者手帳（身障害手帳）の交付によりさまざまな支援が受けられます。パーキンソン病の患者さんは、身障者手帳の交付対象となる障害の「肢体不自由」に該当します。

身障者手帳を交付されると、税金の免除や医療費の助成（障害が重い場合）のほか、次のようなサービスが受けられます（詳しくは176ページ参照）。

★経済的支援…特別障害者手当、障害基礎年金など。
★JR、私鉄、バス、飛行機などの運賃の割引。
★公共住宅などへの優先入居。
★公共、私立施設（映画館、劇場、美術館など）の利用料の割引。

④障害者総合支援法

障害者総合支援法における「障害者」の定義に、新たにパーキンソン病などの難病が追加されました。これにより、身障者手帳を持たない患者さんでも必要な障害福祉サービスや相談支援などが受けられるようになりました（詳しくは178ページ参照）。

⑤そのほかの制度

●医療保険制度

パーキンソン病の患者さんは、難病医療費助成制度などによって医療費の助成が受けられますが、適応にならない人は、医療保険制度を有効に活用しましょう（詳しくは179ページ参照）。

●後期高齢者医療制度

75歳以上の人、または一定の障害がある65歳以上75歳未満の人は、後期高齢者医療制度による医療給付が受けられます（詳しくは179ページ参照）。

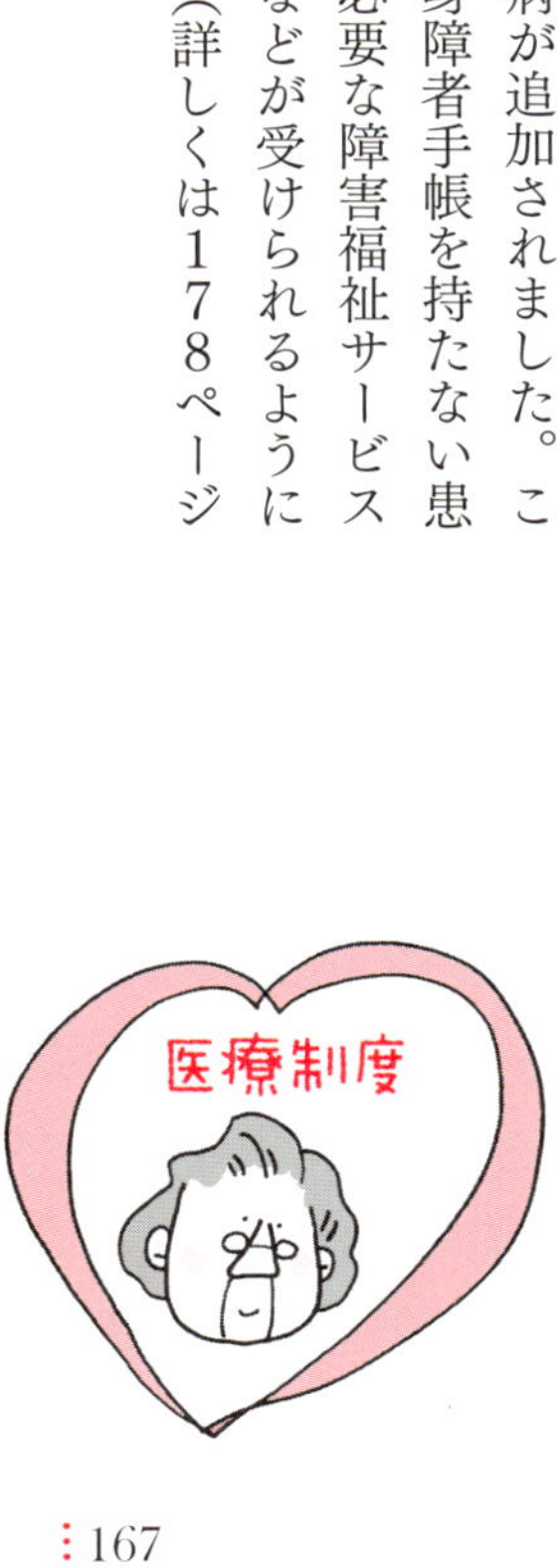

医療費が公費で助成される

難病医療費助成制度

Point

- 2015年1月に施行された難病法によりスタートした制度
- ヤール重症度Ⅲ以上かつ生活機能障害Ⅱ以上の患者さんが対象
- 引きつづき助成を受けるには毎年更新の手続きが必要

医療費負担を軽くするために公費から補助する制度

2015年1月に施行された難病法によりスタートした「難病医療費助成制度」は、疾患の効果的な治療法が確立されるまでの間、長期の療養による医療費の経済的負担を支援するとともに、医療費助成を通じて患者さんの病状や治療状況を把握し、研究を推進する制度です。

●対象となる人

ヤール重症度Ⅲ以上、かつ生活機能障害度Ⅱ以上の人（50ページ参照）。

ただし、月ごとの医療費総額が33300円を超える月が年間3回以上ある場合は症状の基準を満たさなくても難病医療費助成の対象となります。

なお、パーキンソン病の医療費に関して、ほかの公費による医療給付を受けている場合は対象となりません。

●有効期間

原則として1年間です。その後も引きつづき医療費の助成を希望する場合は、更新申請の手続きが必要です。

●申請の窓口

最寄りの保健所など。

●申請に必要な書類

①認定申請書
②診断書（旧：臨床調査個人票）
③患者さんと同じ医療保険に加入している全員（世帯）の所得を確認できる書類
④住民票
⑤世帯全員分の保険証　など

なお、重症認定を申請する場合には、次の書類が必要となります。

①重症患者認定申請書
②診断書

③障害年金証明書の写し、あるいは身体障害者手帳の写し　など

★申請時の必要書類、および申請手続きの流れは都道府県によって異なりますので、詳しくは各自治体の窓口または最寄りの保健所に確認してください。

●認定までの流れ

必要な書類をそろえて保健所に提出すると、各都道府県指定の医療機関による認定審査が行われ、そこで認定されると、保健所から「特定医療費（指定難病）受給者証」が交付されます。

●公費負担の範囲

世帯の所得に応じて自己負担額が決定されます（下の表参照）。

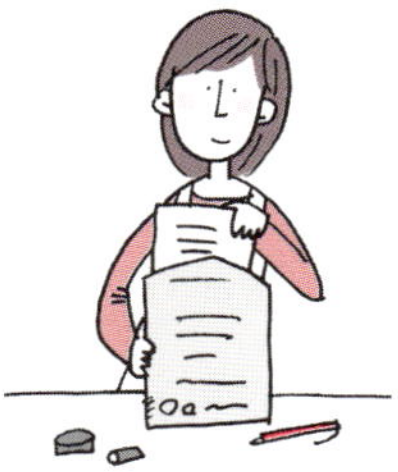

■ 月額自己負担限度額

2019年1月現在

	自己負担割合：2割		
	自己負担上限額（外来＋入院＋薬代＋介護給付費）		
	一　般	高額かつ長期※	人工呼吸器等装着者
生活保護	0円	0円	0円
低所得Ⅰ／住民税非課税 本人年収80万円以内	2,500円	2,500円	1,000円
低所得Ⅱ／住民税非課税 本人年収80万円超	5,000円	5,000円	
一般所得Ⅰ／住民税課税 7.1万円未満	10,000円	5,000円	
一般所得Ⅱ／住民税課税 7.1～25.1万円未満	20,000円	10,000円	
上位所得／住民税課税 25.1万円以上	30,000円	20,000円	
入院時の食費	全額自己負担		

※　月ごとの医療費総額が50,000円（自己負担２割で10,000円）を超える月が年間６回以上の認定患者の場合

在宅ケアを支える
介護保険制度

Point
- ●パーキンソン病の患者さんは40歳から介護保険認定申請ができる
- ●判定された要介護度に応じてサービスが異なる
- ●さまざまなサービスがあるので、必要なサービスをバランスよく利用したい

要介護度に応じて支給限度額が決定

2000年からはじまった「介護保険制度」は、高齢者の介護を社会全体で支えていくしくみとして、なくてはならない制度となっています。

●対象となる人

①65歳以上の人（第1号被保険者）
②40～65歳未満で、各医療保険に加入しているパーキンソン病の患者さん（第2号被保険者）

40～65歳未満の人は、老化が原因となって起こる特定の病気〈特定疾病〉が原因で介護が必要となった場合にサービスを受けることができます。パーキンソン病は、介護保険制度での特定疾病にあたります。40～65歳未満のパーキンソン病の患者さんで、ヤール重症度がⅠ～Ⅱ度で難病に認定されなかった人は、介護保険制度によるサービスを有効に活用しましょう。

●有効期間

はじめて要介護認定を受けた場合は、原則として6カ月。更新認定の有効期間は原則1年です。引きつづきサービスを利用したい場合は、有効期間が終了するまでに更新手続きをする必要があります。

●申請の窓口

市区町村の担当窓口。申請は、患者さん本人以外に、家族や居宅介護支援事業者のケアマネジャー（介護支援専門員）、地域包括支援センターなどでも代行できます。

★介護保険の利用について聞きたいことがある場合は、まず全国の市区町村に設置されている地域包括支援センターに相談しましょう。

●申請に必要な書類

①要介護認定申請書

要支援・要介護の目安

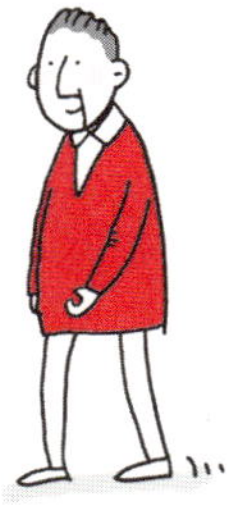

要支援1

基本的な日常生活はほぼ自分でできるが、歩行や立ち上がりなどに若干の不自由があり、一部介助が必要。

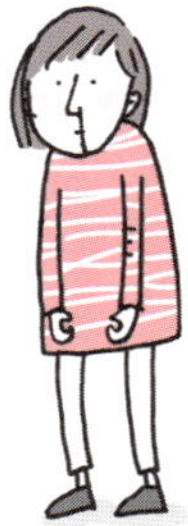

要支援2

要支援1の状態より基本的な日常生活を行う能力がわずかに低下し、何らかの支援が必要。要介護に至らず、改善する可能性がある。

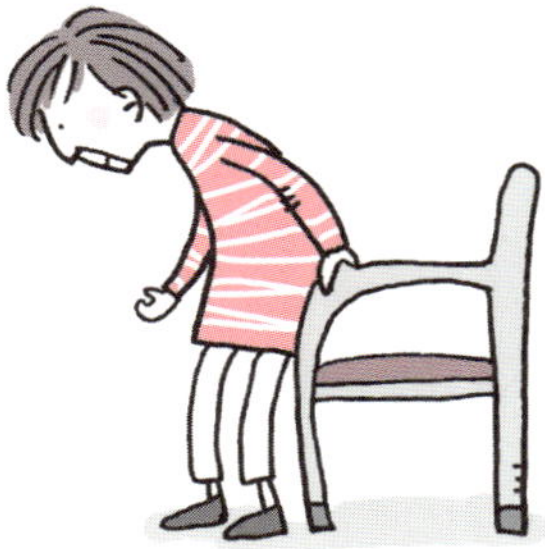

要介護1

立ち上がりや歩行に不安定さが見られ、排泄・入浴・洗顔・衣服の着脱などに部分的な介助が必要。

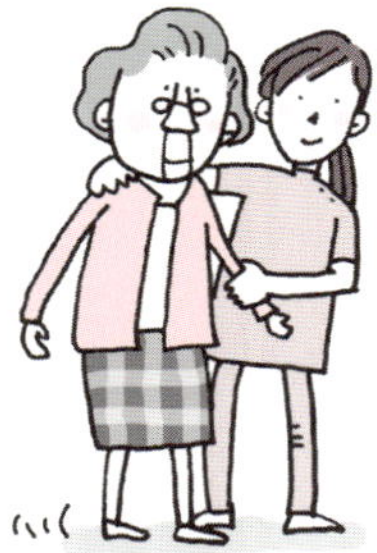

要介護2

立ち上がりや歩行が自力でできないことが多く、排泄・入浴・洗顔・衣服の着脱などにも一部、または全介助が必要。

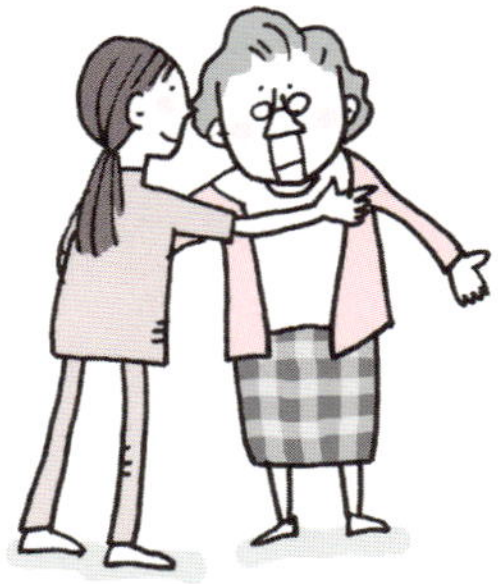

要介護3

自分で立ち上がりや歩行ができず、排泄・入浴・洗顔・衣服の着脱などにほぼ全介助が必要。

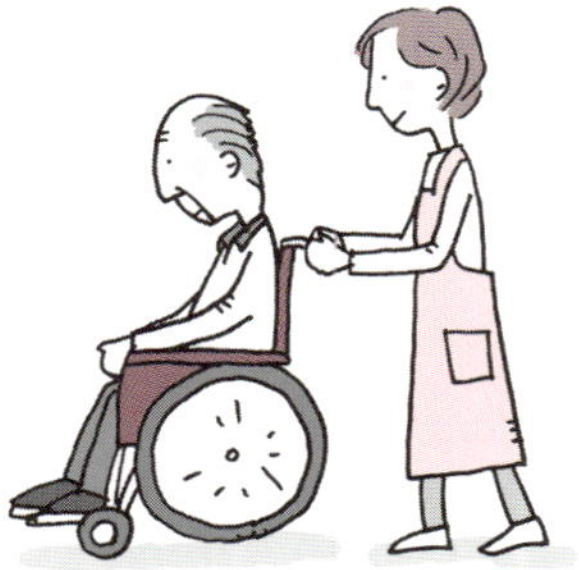

要介護4

日常の生活全般にわたってさらに動作能力が低下し、介護なしでは日常生活が困難。

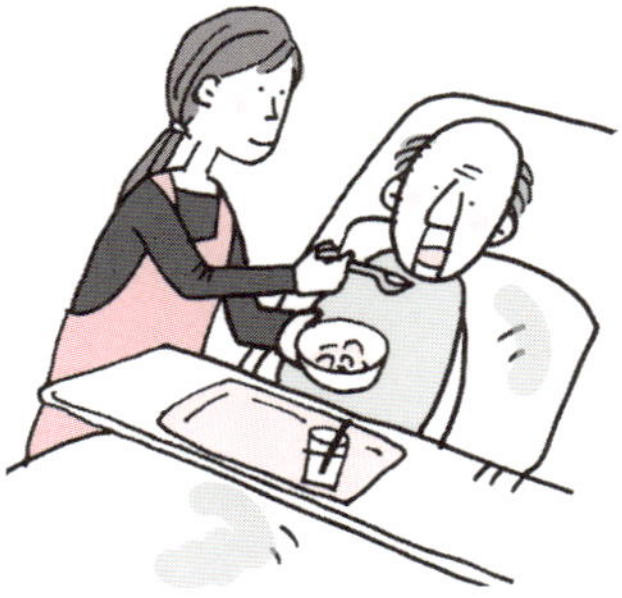

要介護5

生活全般にわたって全面的な介助が必要で、介護なしでは日常生活がほぼ不可能。

★40~65歳未満の人が申請する場合は、申請書に医療保険者名、保険証の記号番号、特定疾病名の記載が必要です。

②介護保険被保険者証（40~65歳未満の人は医療保険被保険者証）

●申請から利用までの流れ

①申請が受理されると、市区町村の認定調査委員が家を訪問し、障害のレベルや運動機能などをこまかくチェックして調査書を作成します。

②訪問調査の結果と、主治医の意見書をもとに、要介護状態がどの段階にあるかが判定されます。

③判定は、要支援1から要介護5まで7段階に分かれ、判定された要介護状態区分に応じて、受けられるサービスが決定します。

④認定結果をもとに、どのような介護サービスを利用するか、患者さん本人またはケアマネジャーと相談してケアプランを作成します。ケアプランにしたがってサービス事業者から介護サービスを受けることができます。

★医療保険と介護保険は併用が可能ですが、原則として介護保険が医療保険に優先して適用となります。

★身体障害者手帳のサービスも並行して受けられます。

★健康状態が変化したときは、いつでも認定区分の変更・更新ができます。

★別の市区町村に転居した場合は、新たに転居先の市区町村の認定を受ける必要があります。転入後14日以内に介護保険受給資格証明書を添えて申請すると、引きつづき同じ認定区分でサービスを受けることができます。

●要支援・要介護の目安

介護が必要な度合いによって、非該当（自立）、要支援1~2、要介護1~5の区分に分けられます。要支援・要介護の場合は、その区分に応じた介護サービスを利用することができます。

●サービスの費用

サービス費用の1割が自己負担です（2015年8月から高所得の人は2割の自己負担）。ただし、居宅サービスについては、要介護度に応じて、1カ月に利用できるサービス費用に支給限度額が設定されています。限度額を超えたサービスを利用した場合は、超過分が自己負担となります。

●利用できるサービス

要支援と認定された人は介護予防サービスを、要介護と認定された人は介護サービスを利用することができます。介護予防サービスは、介護サービスとくらべて、より自立を促すサービスとなっています（利用できる具体的なサービスについては174~175ページを参照）。

居宅サービスの1カ月の支給限度額

2019年1月現在

要介護状態区分	1カ月の支給限度額
要支援1	5,003単位
要支援2	10,473単位
要介護1	16,692単位
要介護2	19,616単位
要介護3	26,931単位
要介護4	30,806単位
要介護5	36,065単位

※支給限度額は単位で表し、1単位あたりの単価は通常10円ですが、地域によって異なります。

高額介護サービス費

所得区分	自己負担限度額（世帯単位）
一般世帯	37,200円
住民税非課税世帯で下の2つ以外	24,600円
住民税非課税世帯で ・合計所得金額＋年金収入＝年間80万円以内 ・老齢福祉年金受給者	15,000円
・生活保護受給者 ・自己負担を15,000円に減額することで生活保護受給者にならない場合	15,000円

※詳しくは各市区町村の担当窓口にお問い合わせください。

MEMO

介護認定に納得できない場合は？

要介護認定の結果が、思いがけず軽い判定になってしまう場合があります。その理由としては、訪問調査のときの調査員の調査に問題があったか、あるいは主治医の意見書にきちんと利用者の現状が記載されていなかった可能性もあります。

要介護認定の結果に不満や疑問がある場合は、各市区町村の担当窓口、さらに介護認定審査会に再調査を申し込むことができます。

それでも納得がいかない場合は、各都道府県の介護保険審査会に審査請求をすることができます。

審査の結果、請求が認められると、認定のやり直しとなります。

詳しくは各市区町村の担当窓口にお問い合わせください。

■ 介護サービスの種類

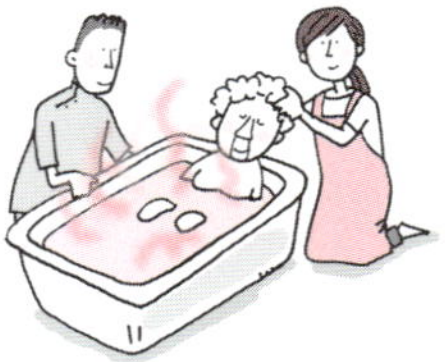

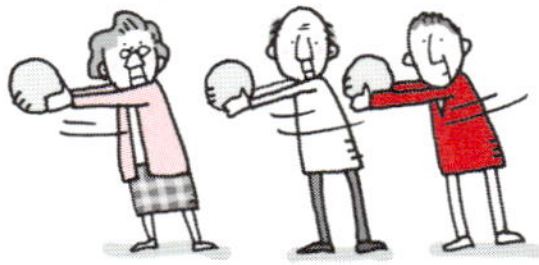

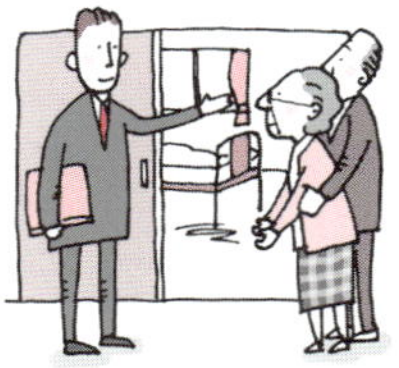

居宅サービス（訪問型）

●訪問介護（ホームヘルプサービス）

ホームヘルパーの訪問により、食事・入浴・清拭・排泄などの介助、買い物、調理、掃除などの家事、外出時の付き添いなど、身のまわりの世話をしてもらえる。ただし、あくまでも利用者本人への支援で、ペットの世話などは含まれない（要支援１・２の人は介護予防のための内容に限られる）。

●訪問看護

看護師や保健師などの訪問により、主治医の指示にもとづいた診療上の補助・医療処置などを受けることができる。具体的には、血圧・体温・脈拍のチェック、褥瘡（床ずれ）の手当てなど（要支援１・２の人は介護予防のための内容に限られる）。

●訪問入浴介護

看護師や介護士の訪問により、巡回入浴車などで入浴の介助を受けることができる（要支援１・２の人は、自宅に浴槽がない場合や、感染症などのおそれがあって施設の浴槽が使えないなどの場合に限り利用できる）。

●訪問リハビリテーション

理学療法士や作業療法士などの訪問により、医師の指示にもとづいたリハビリを受けることができる（要支援１・２の人は介護予防のための内容に限られる）。

●居宅療養管理指導

医師や薬剤師などの訪問により、専門的な管理や療養上の指導・助言を受けることができる（要支援１・２の人は介護予防のための内容に限られる）。

居宅サービス（通所型・短期入所型）

●通所介護（デイサービス）

日帰り介護施設に通い、入浴、食事、レクリエーション、機能訓練などのサービスを受けることができる。送迎つき（要支援１・２の人は介護予防のための内容に限られる）。

●通所リハビリテーション（デイケア）

老人保健施設や介護療養型医療施設などに通い、理学療法士や作業療法士などによるリハビリを受けることができる。送迎つき（要支援１・２の人は介護予防のための内容に限られる）。

●短期入所生活介護／短期入所療養介護（ショートステイ）

家族が一時的に介護できない場合に利用できる。「生活介護」は、短期間、介護老人福祉施設などに宿泊して、介護やリハビリなどを受けることができる。「療養介護」は、老人保健施設や介護療養型医療施設などに入って、医学的管理のもとで、介護、リハビリなどを受けることができる。いずれも入所期間は連続30日まで（要支援１・２の人は介護予防のための内容に限られる）。

その他の居宅サービス

●福祉用具貸与
車イス、介護ベッド、歩行器やつえなどの福祉用具を借りることができる（要支援１・２の人は介護予防を目的とした福祉用具が借りられる）。

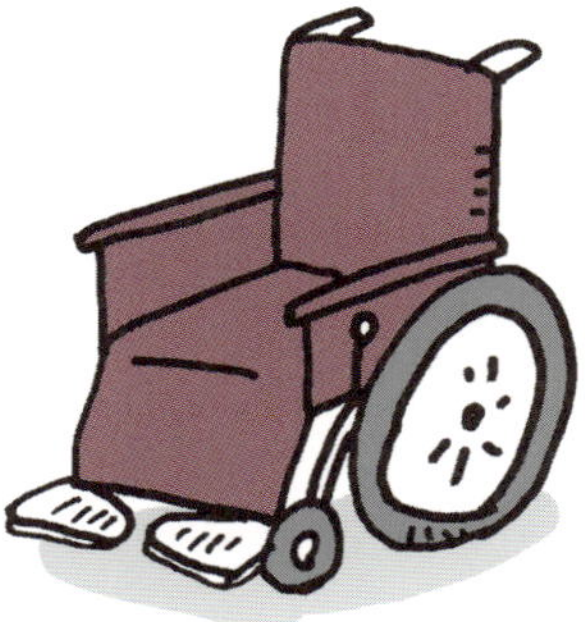

●住宅改修費支給
手すりの取り付け、段差の解消など、小規模な住宅改修の費用の一部を支給してもらえる。支給限度基準額は20万円だが、引っ越しをした場合、要介護状態区分が重くなったとき（３段階以上）などは、再度20万円が利用できる。費用の１割が自己負担（要支援１・２の人は介護予防のための内容に限られる）。

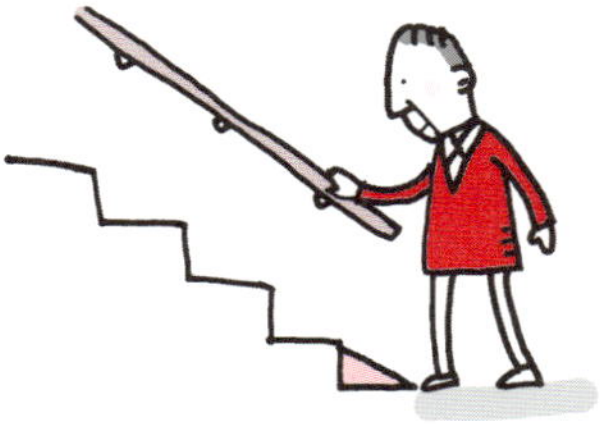

●特定施設入居者生活介護
有料老人ホームなどの特定施設に入居しながら、介護保険サービスを受けることができる（要支援１・２の人は介護予防のための内容に限られる）。

施設サービス（要介護の人のみ）

●介護老人福祉施設(特別養護老人ホーム)
常に介護が必要で、自宅での介護が困難な人が入所することができる。食事や入浴など日常生活の介護やリハビリが受けられる。

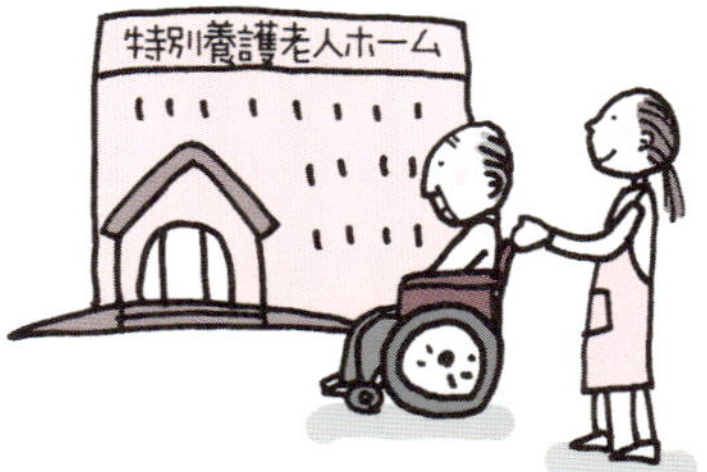

●介護老人保健施設(老人保健施設)
病状が安定していて、入院治療の必要がない要介護度１～５の人で、リハビリが必要な人が入所することができる。医学的管理のもとで介護やリハビリが受けられる。

●介護療養型医療施設(病院の療養病床など)
長期にわたって療養が必要な人が入所することができる。医療、看護、療養上の管理が受けられる。

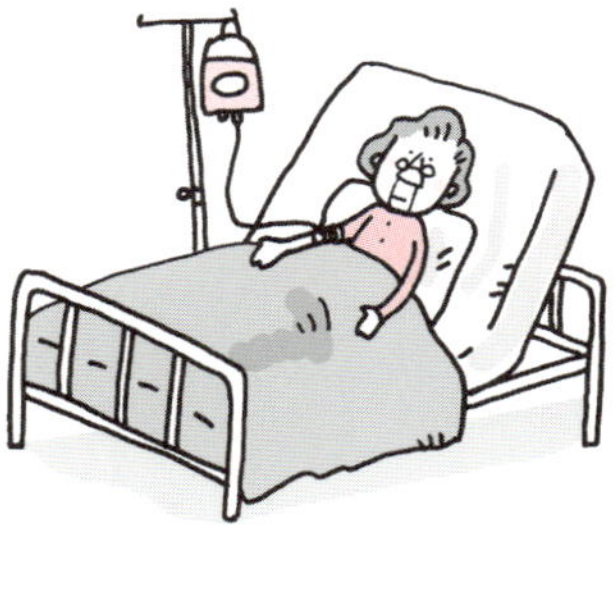

さまざまな優遇制度がある

身体障害者福祉法

Point

- 身体障害者手帳（身障者手帳）があるとさまざまな支援が受けられる
- 税金の減免などのほか、運賃の割引や公共住宅への優先入居なども
- 身障者手帳1～3級の場合は、パーキンソン病以外の医療費に対する助成も

「身障者手帳」により、減免や生活支援などさまざまな優遇が受けられる

パーキンソン病の障害が改善せず、固定するようになったら、「身体障害者手帳（身障者手帳）」の申請をしましょう。身障者手帳は1級から6級の障害のある人に交付され、等級によって受けられるサービスが異なります。

●対象となる人

パーキンソン病の患者さんは、身体障害者手帳の交付対象となる障害の「肢体《したい》不自由」に該当します。障害の程度によって等級が定められており、1級から7級まであります。1級がもっとも障害が重く、身体障害者手帳を受けられるのは6級以上の患者さんです。また、身体障害者の認定は、症状（障害）が固定してから6カ月後になります。「オフ」の障害が強くても、「オン」でよく動けるパーキンソン病患者さんの場合は認定にならないことがありますので、詳細は、主治医、あるいは身障認定医によく確認してください。

●申請の窓口

市区町村の担当窓口。

●申請に必要な書類

①申請書
②診断書・意見書（都道府県の指定する医師が記載。主治医が指定医かどうかは地域の窓口で確認のこと）
③証明写真

●申請から利用までの流れ

申請後2カ月くらいで、「身障者手帳」が交付され、同時に「障害者福祉のしおり」が送られてきます。身障者手帳の制度のサービス（地域によって異なります）は、このしおりを見て確認しましょう。

■身障者手帳で受けられる支援

※障害の等級や年齢などによって受けられる支援の有無・内容は異なります。また、サービスの内容も地域によって異なりますので、詳しい内容や不明な点については、地域の窓口に問い合わせてください。

①医療費

●重度心身障害者医療費助成制度

パーキンソン病以外での医療費が一定額を超えてしまった場合、身体障害者手帳1 ～ 3級を持っていれば、一部の医療費が助成される。

②各種サービス

●経済的支援

- 特別障害者手当
- 障害基礎年金

※このほかにも、地域によって自治体独自の手当や制度が設けられている場合があります。

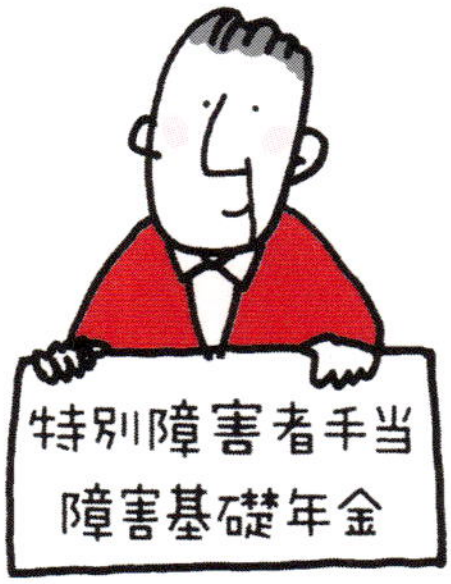

●税金の減免

- 所得税の障害者控除
- 相続税の障害者控除
- 贈与税の非課税
- 住民税の控除（前年所得125万円以下の場合は非課税）
- 事業税の非課税
- 自動車税などの減免
- 少額貯蓄の利子の非課税

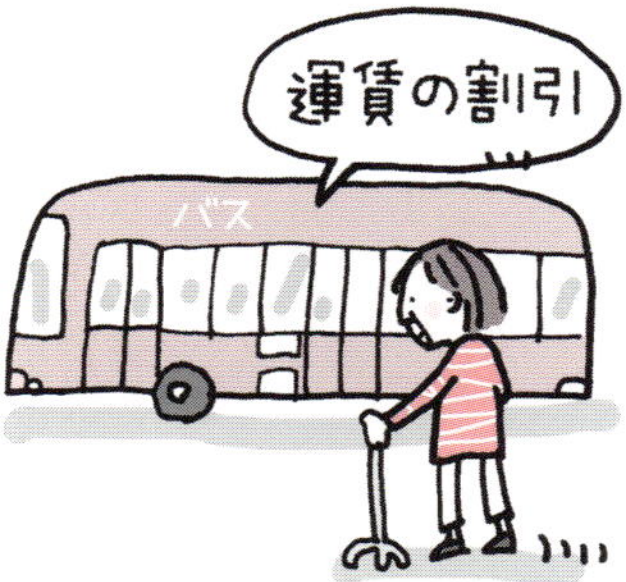

●交通に関する支援

- JR、私鉄、バス、飛行機などの運賃の割引
- 有料道路通行料の割引
- 自動車運転免許取得・改造費補助
- 駐車禁止等除外標章の交付

●住居に関する支援

- 公共住宅などへの優先入居
- 住宅の建築、購入などへの融資制度

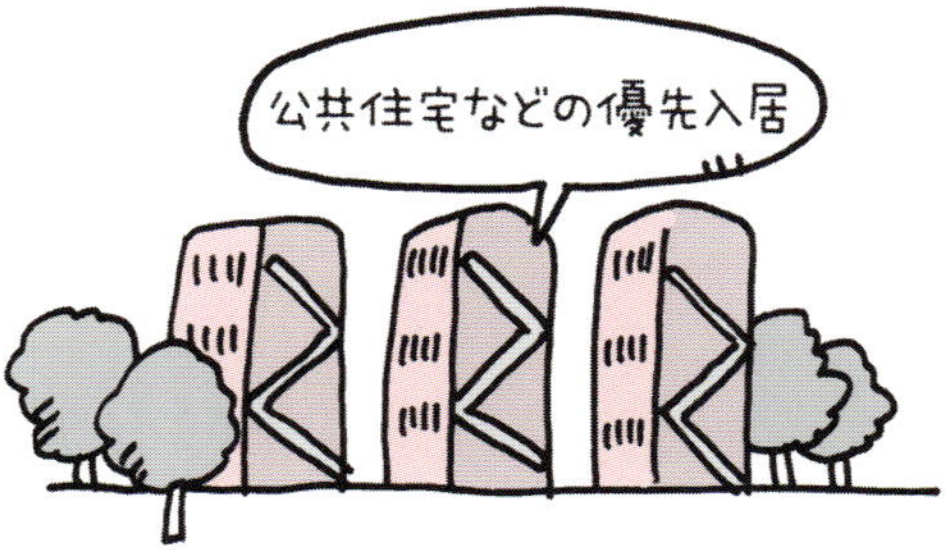

●その他

- 公共、私立施設（映画館、劇場、美術館など）などの利用料の割引
- ＮＨＫ放送受信料の減免　など

そのほかの制度……障害者総合支援法、医療保険制度など

Point

- 身障者手帳がなくてもサービスが受けられる「障害者総合支援法」
- 医療費の払い戻しがある「高額療養費制度」
- 75歳以上の人が加入する「後期高齢者医療制度」

●障害者総合支援法

２０１３年4月から、それまでの「障害者自立支援法」が改正され、「障害者総合支援法」として施行されることになりました。改正のポイントの一つは、障害者の範囲に国が指定する難病（パーキンソン病も含まれる）がはじめて追加されたことです。

この支援法によって、身体障害者手帳の交付を受けていなくても（これまでの障害者自立支援法は手帳を持つ人のみが対象）、市町村に認定されれば、ホームヘルプなどの障害福祉サービスを受けられるようになりました。また、外出時の移動支援や、住宅に手すりをつける際の改修費支給などの障害福祉サービスが新たに受けられるようになりました。

●申請の窓口

市区町村の担当窓口。

●申請に必要な書類

①申請書

②対象疾患に罹患していることがわかる証明書（診断書など）

●申請から利用までの流れ

申請後、市区町村により心身の状況などの調査があります。障害程度区分の認定や支給認定などの手続きを経て、必要と認められれば、サービスを利用できるようになります。

●利用できる主なサービス

利用者へ給付されるサービスは自立支援給付と呼ばれ、利用した費用の一部を支給してもらえます。

★介護給付

- 居宅介護（ホームヘルプ）
- 重度訪問介護
- 行動援護
- 重度障害者等包括支援
- 同行援護
- 短期入所（ショートステイ）

・療養介護
・施設入所支援
・経過的施設入所支援
★訓練等給付
・自立訓練
・就労移行支援
・就労継続支援
・就労定着支援
・自立生活援助
・共同生活援助（グループホーム）
・宿泊型自立訓練
★補装具
・義肢
・車イス
・歩行器
・歩行補助のつえなど

●医療保険制度

パーキンソン病の患者さんには、難病医療費助成制度などによって医療費の補助が受けられる制度がありますが、適応にならない次のような人は医療保険制度を有効に活用しましょう。

★難病の受給者証を持たない人
★1、2級の身体障害者手帳を持っていない人
★75歳未満の人

●高額療養費

1カ月の医療費の自己負担額が、所得によって定められた限度額を超えた場合、市区町村の担当窓口に申請すれば超過分を払い戻してもらうことができます（下の表参照）。

★入院時の食費や保険のきかない差額ベッド料など、支給の対象にならないものがあります。

●後期高齢者医療制度

75歳以上の人、または一定の障害がある65歳以上75歳未満の人は、現在加入している医療保険から脱退し、後期高齢者医療制度による医療給付を受けることになります。医療機関

■70歳未満の人の自己負担限度額

2019年1月現在

所得区分	自己負担限度額（月額）
標準報酬月額83万以上	252,600円＋（医療費-842,000円）×1% [140,100円]
標準報酬月額53万～79万	167,400円＋（医療費-558,000円）×1% [93,000円]
標準報酬月額28万～50万	80,100円＋（医療費-267,000円）×1% [44,400円]
標準報酬月額26万円以下	57,600円 [44,400円]
低所得者（住民税非課税）	35,400円［24,600円］

［　］：年４回目以降の自己負担限度額

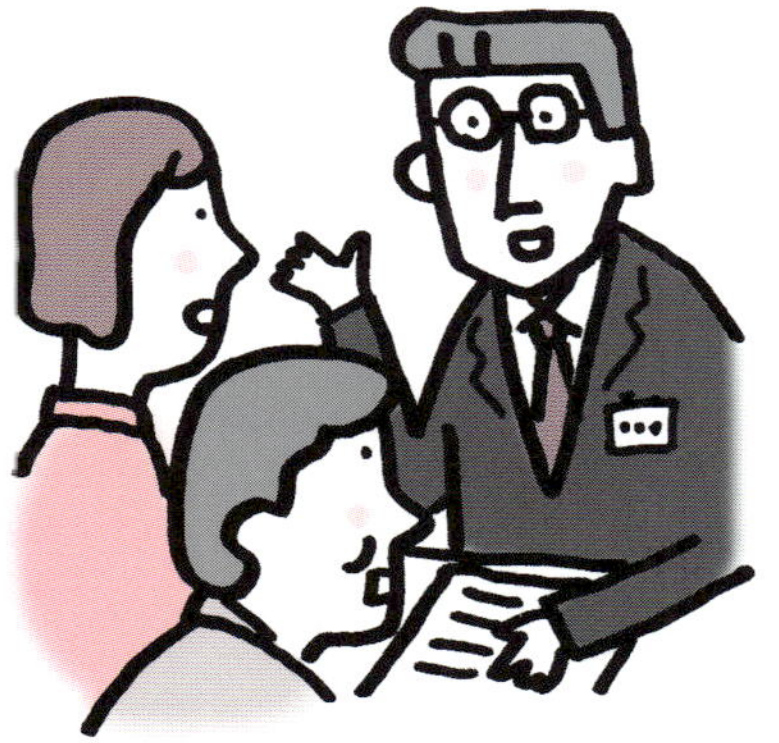

窓口で後期高齢者医療被保険者証を提示すると、医療費の1割負担で治療が受けられます。

なお、一定の障害のある人とは、「平衡機能にいちじるしい障害のある人(立つのに介助が必要な人)」「一上肢または一下肢の機能にいちじるしい障害のある人」などですが、詳しくは各市区町村の担当窓口に問い合わせてください。

★75歳の誕生日間近になると、市区町村から後期高齢者医療被保険者証が交付されます。75歳の誕生日から後期高齢者医療制度の被保険者となり、保険料は原則として年金から徴収されます。

★現役並み所得者(標準報酬月額28万円以上)は3割負担で治療が受けられます。

●高額療養費

医療保険制度の「高額療養費」にあたる制度です。1カ月の医療費の自己負担額が、所得によって定められた限度額を超えた場合、市区町村の担当窓口に申請すると超過分を払い戻してもらうことができます。

★入院時の食費や保険のきかない差額ベッド料など、支給の対象とならないものがあります。

★75歳以上の人と一定の障害のある65歳以上75歳未満の人の自己負担限度額は、医療保険制度の70~75歳未満の人の場合と同じです。

■各医療保険に加入している70～75歳未満の方／後期高齢者医療制度対象者の自己負担限度額

2019年1月現在

所得区分		70歳以上1割負担者		70歳以上2～3割負担者	
		外来個人単位	月単位の上限額（世帯単位）	外来個人単位	月単位の上限額（世帯単位）
現役並み所得者月額28万円以上		—	—	44,400円	80,100円＋（医療費－267,000円）×1％［44,400円］
一般所得者		12,000円*1	44,400円*2	12,000円	44,400円
低所得者（住民税非課税）	Ⅱ*3	8,000円	24,600円	8,000円	24,600円
	Ⅰ*4		15,000円		15,000円

［　］：年4回目以降の自己負担限度額

*1：70～74歳は24,600円　*2：70～74歳は62,100円　*3：年金年収80～160万円　*4：年金年収80万円以下

❖パーキンソン病をさらによく知るためのQ&A

Q 症状は季節によって悪化する？

パーキンソン病の症状は、季節によって悪化することがあると聞きましたが、具体的にはどういうことですか。また、注意点や対処法はありますか。

A パーキンソン病の患者さんにとって、季節の変化は心や体に大きな影響をおよぼします。

夏の暑い時期は、汗をかいたり食欲がなくなったりして、脱水症状を起こしがちです。また、室内外の温度差や暑さのために体調をくずしやすく、特に体調管理が大切な時期です。パーキンソン病の患者さんは、高齢者と同じように、暑さを感じにくいという特徴があります。冷房を上手に利用して、暑すぎないように、また冷えすぎないように調節しましょう。夏は日中の外出をなるべく控え、外出するときは、涼しい時間帯を選んで、帽子や日傘を利用して直射日光を避けましょう。水分をしっかりとることも大切です。

冬は、外出しなくなることで、筋肉や関節が固くなり、体が動かしにくくなります。また、ふるえや筋肉のこわばりなどの運動症状は、体が冷えると増強しやすくなるので、体が冷えないように注意しましょう。手袋、靴下、耳あてなどの防寒具を上手に利用するのもよいでしょう。寒いと、どうしても引きこもりがちになり、運動不足になります。天気のよい日はできるだけ外出しましょう。また、室内でもできる適度な運動を心がけ、カゼをひかないように注意することも大切です。

Q もの忘れが激しいのはパーキンソン病のせい？

最近、もの忘れが激しくて困っています。これは、パーキンソン病によるものですか。それとも、飲んでいる薬の副作用によるものですか。

A もの忘れは、年齢相当のものと、病的なもの（健忘症）に大きく分けられます。病的な場合は、パーキンソン病そのものの症状、あるいは認知症の合併、または薬の副作用などが原因として考えられます。

一般的に、脳細胞の老化にともない、65歳ぐらいを過ぎたころから、だれでももの忘れを自覚するようになります。ものの置き忘れや薬の飲み忘れなどは、よく経験することです。患者さんが高齢者の場合は、このようなもの忘れを本人が自覚していれば、特に問題はありません。

しかし、もの忘れの程度が患者さんの日常生活に支障をきたしているような場合には、健忘症を考えねばなりません。この場合、パーキンソン病に特有なもの忘れが生じている可能性があります。これは、アルツハイマー病のような認知症とは異なった病態（皮質下性認知症といいます）であり、病気の経過が長くなると見られることもあります。その特徴は、運動の遅さとよく似た思考の遅さであり、思い出すまでに時間がかかります。そのため、何か聞いてもすぐに答えが返ってこないことがあるので、少し辛抱強く答えを待つ必要があります。

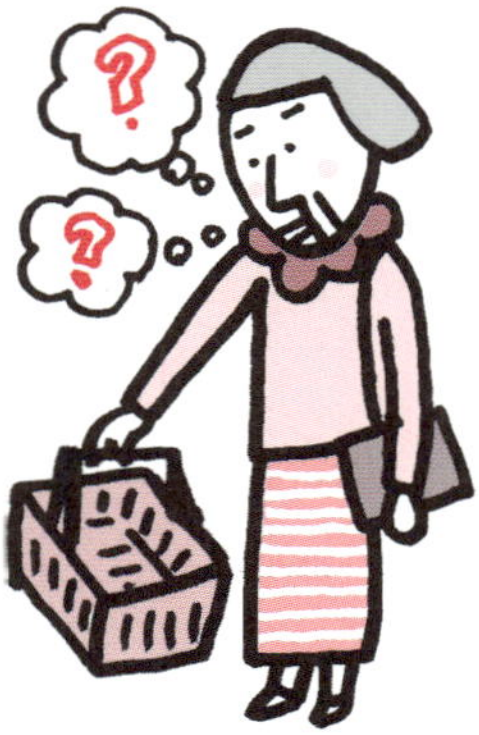

次に、もの忘れのほかに認知症の症状があるかないかも問題になります。たとえば、徘徊《はいかい》のような異常行動をともなっていれば、認知症の合併を疑います。ある論文によると、パーキンソン病の診断後12年で60％の人が、20年後では80％の人が認知症を合併すると報告されています。ですから、運動症状以外に、日常生活に支障をきたすような異常行動があるかどうかを注意して観察する必要があります。

また、薬の副作用の可能性も十分に考えられます。抗パーキンソン病薬を長期間服用していると、さまざまな副作用が出現しやすくなります。その中の一つに幻覚・妄想・せん妄といった精神症状がありますが、中でもせん妄は軽い意識障害をともなうため、自分がした行動を忘れることがあります。抗パーキンソン病薬には、多かれ少なかれ、このような副作用があることを知っておく必要があります。

Q パーキンソン病と腰痛は関係ある？

最近腰痛がひどいのですが、パーキンソン病と関係あるのでしょうか。

A 腰痛はパーキンソン病の患者さんに高頻度に見られる症状です（60％という報告もあります）。いわゆる「腰曲がり」など、パーキンソン病で見られる姿勢異常と関連して起こることがあり、この場合はパーキンソン病のコントロールがよくなると改善します。

しかし、変形性脊椎症などの整形外科的な疾患が合併して腰痛を起こしている場合もありますので、その場合は整形外科的な検査や治療が必要です。

Q パーキンソン病になると視力が落ちる？

パーキンソン病になって目が見えにくくなった気がするのですが、パーキンソン病と何か関係がありますか。

A パーキンソン病では、ふつう、視力が落ちるといった視覚機能の低下はありません。ただし、パーキンソン病の治療に使われる抗コリン薬が、ものを見るときの目の調節機能に影響をあたえ、そのせいでものがかすんで見えることがあります。さらに、中には眼圧を上げる薬もあるので、緑内障の人は注意が必要です。事前によく主治医と相談することが大切です。

また、一部のパーキンソン病の患者さんでは、錯覚が増える傾向があるようです。部屋の模様が動いて見えたり（動揺視）、白い蛍光灯に色がついて見えたりすることがあります。これは、幻覚症状とも関連した症状ですので、幻覚に対する治療を行います（115ページ参照）。

Q 過労やストレスはパーキンソン病に悪影響をあたえる？

最近、以前より疲れやすくなりました。また、仕事でストレスを感じることもあります、そのためでしょうか、夜あまりよく眠れません。どうすればよいでしょうか。

A パーキンソン病の患者さんには、しばしば「疲れやすい」「だるい」といった疲労感を訴える人が少なくありません。こうした疲れやすさやだるさの一部は、抑うつ症状とも関連しており、うつに対する薬が有効な場合があります。

また、日常生活の工夫として、その日の体調や体力に合わせて、疲れすぎないようにする工夫も大切です。

過度のストレスは、パーキンソン病の症状を悪化させる可能性があります。悩みや心配事があったら、くよくよ一人で考え込まずに、だれかに相談したり、気分転換に旅行や外出をするなど、ストレス発散に心がけましょう。

また、夜は十分な睡眠をとり、体力を回復するようにしましょう。睡眠不足は、まちがいなく症状を悪化させますので、眠れないような場合は主治医に相談してみましょう。

Q L-ドパ製剤の飲み方で注意すべき点は？

L-ドパ製剤は基本的に食後に服用すると聞いていますが、そのほかに何か注意したほうがよいことはありますか。

A L－ドパは、酸にとけやすく水にとけにくいという性質がありますので、胃の中が十分に酸性に維持されていないと、薬がとけずに吸収が悪くなってしまう可能性があります。特に高齢者の場合は、胃の機能が低下して胃酸が十分に分泌されず、胃の中に少量の食べものが入っただけでも酸が中和され、結果としてL－ドパ製剤の吸収が悪くなることがあります。

したがって、L－ドパ製剤は、食事のあと30分以上の間隔をあけて飲んだほうが効率的に吸収されます。

よく、「何も食べずに薬を飲んでもだいじょうぶですか？」というご質問を受けますが、食後にこだわらずに、食前（食事の1時間～30分前）や食間（食事の約2時間後）に飲んでもかまいません。

胃酸分泌の低下がある場合は、不足した胃酸を補う意味で、L－ドパ製剤の内服時にレモン水などを併用したり、レモン水にL－ドパ製剤をとかして内服する方法も、吸収を高めるよい方法です。

高齢者に限らず、朝の起床時は前日に内服した薬の効果が切れる時間帯で、もっとも体の動きが悪くなる可能性があります。就寝前に、枕元にL－ドパ製剤（半錠～1錠）とコップ一杯の水を用意しておいて、翌朝起きたら、まずL－ドパ製剤を内服し、しばらく床の中でゆっくりしてから起き出すようにすれば、スムーズに一日の活動をスタートさせることができますので、主治医に相談して服用時間の調整を試みるのもよいでしょう。

Q 薬が効かなくなったときの対策は？

治療をはじめたころは薬がよく効いて調子がよかったのですが、数年たつと次第に体が動きにくくなり、薬の効かない時間帯が出てきたりしました。どうすればよいでしょうか。

A 薬の量、あるいは服薬回数を増やす、ほかの薬を追加する、薬の種類を変更する、といった方法で多くの場合は改善できます。しかし、薬は症状を軽減させることはできますが、パーキンソン病の進行を完全に食い止めることはできません。薬の量や内容など、できるだけ治療の効果を持続させるための最善の方法を主治医とよく相談の上で、積極的に外出したり運動をするなどのリハビリテーションをあわせて行うことをおすすめします。

Q 空腸投与用のL－ドパ・カルビドパ配合剤とは？

最近、空腸投与用のL－ドパ・カ

ルビドパ配合剤が発売されたと聞いていますが、どのような薬なのでしょうか。

A L－ドパは、半減期（薬物の血中濃度が半分に低下するのに要する時間）が60~90分と短いことが最大の欠点です。半減期が短いということは、薬物が素早く代謝・排泄されることを示しており、薬の効き目もそれだけ短いわけです。L－ドパの半減期が短いことが、ウェアリングオフやジスキネジアなどの運動合併症発現の大きな要因となっています。

そこで、その欠点をカバーするために開発されたのが、腸管内に持続的にL－ドパを投与するレボドパ・カルビドパ配合経腸用液（商品名：デュオドーパ）です。内視鏡的胃ろう（PEG）によって挿入された腸管チューブを通して、薬剤が持続的に空腸に注入されることで、安定したL－ドパの血中濃度が保たれます。

空腸投与用のL－ドパ・カルビドパ配合剤は、既存の薬物療法では十分な効果が得られない場合のウェアリングオフやジスキネジアの改善に有効です。

Q L－ドパ・カルビドパ・エンタカポンとは？

抗パーキンソン病薬ではじめての3成分の配合剤であるL－ドパ・カルビドパ・エンタカポンとはどのような薬なのでしょうか。

A L－ドパ・カルビドパ・エンタカポン（商品名：スタレボ）は、L－ドパ合剤（L－ドパ・カルビドパ）とエンタカポンとの合剤です。

エンタカポンには、末梢でL－ドパを分解するCOMT（カテコール－O－メチル基転移酵素）を阻害し、L－ドパの消失を遅らせ、脳内への移行を維持する働きがあります。このエンタカポンのCOMT阻害作用で、L－ドパの血中半減期を延長させることにより、ウェアリングオフの「オン」の時間を1・4時間延ばすことできるといわれています。

L－ドパ・カルビドパ・エンタカポンは、L－ドパ・カルビドパの投与によってウェアリングオフなどの日内変動が認められる場合に用いられます。

Q 薬を飲んでもパーキンソン病は進行する？

パーキンソン病は治らない病気と聞いていますが、薬をきちんと飲んでも悪くなる一方なのでしょうか。

A パーキンソン病は、残念ながら、いまのところ完治する病気ではありません。しかし、適切な

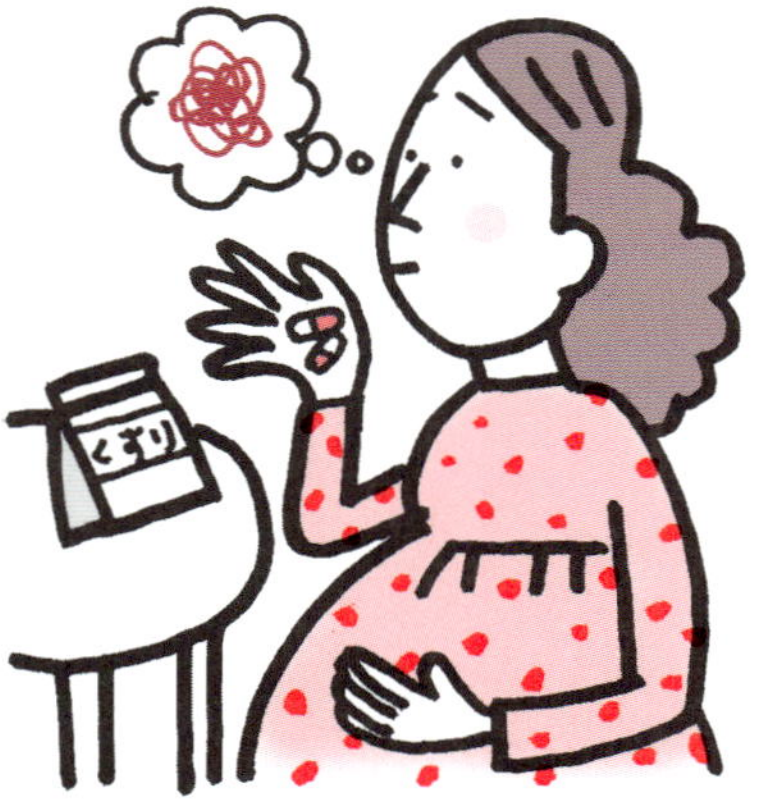

治療を行えば、天寿をまっとうできるまでに治療は進歩してきました。病気の進行は個人差があるので一概にはいえませんが、ふつう、発症後10年ほどは、病気と共存しながら通常の生活を送ることができます。

薬とリハビリテーションが、パーキンソン病治療の車の両輪です。適切な治療は、患者さんの生命予後とＱＯＬ（生活の質）を改善します。また、リハビリテーションは運動機能の回復と維持に役立ちます。

病気を十分に理解した上で、病気に負けずに積極的に前向きな気持ちで毎日を送るように心がけましょう。

Q 妊娠中に飲んではいけない抗パーキンソン病薬は？

妊娠中に飲むと、赤ちゃんに悪い影響をあたえる抗パーキンソン病薬があるそうですが、どんな薬ですか。

A まず、妊娠中、授乳中の女性のいずれに対しても、本人の健康を優先して治療を行うのが原則です。その上で、パーキンソン病の治療を要する妊婦さんに対しては、最低限のL－ドパ製剤の使用を検討します。ほかの抗パーキンソン病薬については安全だという十分なエビデンスがなく、使用にあたっては妊婦さんに禁忌《きんき》の薬剤も少なくありませんので、十分な注意と確認が必要です。できるだけ禁忌薬以外の抗パーキンソン病薬による治療を考慮します。

具体的には、わが国では、妊娠中の女性に対して、アマンタジン、タリペキソール、プラミペキソール、ロピニロール、ロチゴチン、ゾニサミド、ドロキシドパ、イストラデフィリンの使用は、胎児に対し催奇形《さいきけい》性や出生時体重低下、生存率低下のリスクがあることから禁忌となっています。

Q 脳深部刺激療法のリスクは？

脳深部刺激療法（ＤＢＳ）は非常にむずかしい手術と聞いていますが、どのようなリスクがありますか。

A 脳深部刺激療法（ＤＢＳ）は、全世界では10万人以上、日本でも約７０００人の患者さんに実施されている手術です。ＤＢＳのリスクとしては、大きく分けて2つあります。1つは、電極の埋め込みの手術に関連したリスク、もう1つは、DBSの刺激に関連したリスクです。

はじめの埋め込みの手術に関連したリスクは、熟練した医師のもとで行われれば、脳の手術としては十分に安全なものと考えられています。

刺激に関連したリスクとしては、認知機能の低下がもっとも問題となります。DBSが認知機能に負担をかけるため、認知機能の障害がある患者さんがこの手術を受けると、さらに認知機能の低下が進む可能性があるのです。それを防ぐには、手術を受ける前に、記憶力や判断力といった認知機能の検査などを行う必要があります。

Q 脳深部刺激療法で埋め込んだ装置は安全？

脳深部刺激療法で埋め込んだ装置は安全なものでしょうか。何か注意点などはありますか。

A 体内に埋め込んだ電池は、刺激する電気の強さにもよりますが、3～5年に1回は交換のための手術が必要となります（最近は体外から充電できるものもあります）。電池の交換は、心臓のペースメーカーなどと同じやり方で、局所麻酔で簡単に行うことができます。

注意点としては、高磁場の器械（大型コンピュータなど）に近づくと、電源がオフになり、動かなくなることがあります。ただし、これはコントローラーでスイッチをオンにすれば、元通り動きがよくなります。また、病院のリハビリで用いる機器で使用してはいけないものがありますが、こうした注意点に関しては医師から詳しく説明があるはずです。

日常生活の中で身近に接する電化製品などの影響は受けませんし、また、飛行機などの乗り物に乗っても影響を受けることはありませんので、安心してください。

Q 高齢者の治療で注意すべき点は？

82歳の母がパーキンソン病で治療を受けていますが、高齢者が治療をつづける場合、注意したほうがよいことはありますか。

A 高齢者でも、パーキンソン病の治療の基本は変わりません。その基本とは、抗パーキンソン病薬を用いた薬物療法と、散歩やストレッチなどを中心とした運動療法です。大切なことは、なるべく年齢に関係なく、「いままで通りの日常生活を送る」ことです。

しかし、高齢者の場合、いくつかの注意点があります。1つは、特に高齢の女性の場合、転倒、骨折に注意が必要です。閉経後の女性は、骨《こつ》粗《そ》鬆《しょう》症などで骨がもろくなっていることが多く、しりもちなどの転倒で簡単に骨折しやすい傾向がありますので、転倒には十分に注意して、骨折などの合併症を予防することが大切です。具体的には、ふだんの散歩では、なるべく平坦な場所を選び、転倒の確率が高い風呂場やトイレ（特に夜間のトイレは要注意）には手すりをつけたり、バリアフリーにしたり、あるいは床にすべり止めを使用するなどの工夫をしましょう。

次は、栄養面です。バランスのよい食事を心がけるようにしましょう。食事量が減り、血液中の栄養素が減ると、パーキンソン病の進行が速くなります。

最後は、睡眠です。パーキンソン病の患者さんは、熟睡した感じが十分でなく、特に夜間や早朝に目覚めてしまう傾向があります。夜ぐっすり眠るためには、昼寝はできるだけ避けて、午前中はなるべく外出をして、太陽の光を十分に浴びるように心がけてください。

Q パーキンソン病には低たんぱく食がよい？

たんぱく質はL-ドパの吸収を妨げるので、低たんぱく食がよいと聞きましたが、ほんとうでしょうか。

A 確かに、パーキンソン病の患者さんの中には、肉や魚などのたんぱく質を多く含む食事をとった直後は、薬の吸収が悪くなり、薬の効果が十分に発揮されない人がいます。その対策としては、本来は食後に飲むべき薬を食間（食事の約2時間後）や食前（食事の1時間〜30分前）に飲んだり、食事中のたんぱく質を制限したりすることで、薬の吸収がよくなることがあります。

また、朝食・昼食時に摂取するたんぱく量を減らし、かわりに夕食時に高たんぱく食を摂取する「たんぱく再配分療法」が有効との報告もあります。

ただし、食前に飲むことで薬の副作用が強くなったり、自己流のたんぱく質制限で低栄養状態となる可能性もありますので、実際の方法については、主治医や管理栄養士などによる指導管理のもとに行うことが大切です。

Q パーキンソン病によいサプリメントや健康食品はある？

パーキンソン病が治るとうたったサプリメントや健康食品があります

が、効果はあるのでしょうか。また、水素水がよいという人もいますが、ほんとうでしょうか。

A パーキンソン病に有効なサプリメントとして、ビタミンE、コエンザイムQ10（還元型：ユビキノール）、ポリフェノール（緑茶）などが宣伝されていますが、残念ながら、いずれもパーキンソン病に有効であるというエビデンスはありません。

また、水素水については、まだ少人数での検討であり、今後の十分な検討が必要です。

そら豆やムクナ豆（八升豆）には天然成分のL－ドパが含まれていますが、L－ドパの含有量は一定ではなく、安全とはいい切れません。

パーキンソン病の治療は、病院から出された薬をきちんと飲むことがもっとも大切です。

Q iPS細胞を使った治療の可能性は？

iPS細胞を使った臨床試験（治験）が実施されたと聞きましたが、将来、iPS細胞によってパーキンソン病が治る時代が来るのでしょうか。

A パーキンソン病の再生医療としては、ドパミンをつくる細胞そのものを補充する方法と、ドパミンを脳内でつくらせる細胞の元になる細胞を移植する方法の2つがあります。前者の候補細胞としては、胎児中脳黒質細胞があります。後者には、ES細胞やiPS細胞、骨髄由来間葉系幹細胞などがあります。

iPS細胞（人工多能性幹細胞）を使った治療は、iPS細胞から神経の元になる細胞をつくり、それを患者さんの脳内に移植する手術です。

2018年の11月9日、京都大学は第1症例目の患者さんに移植手術を実施したと発表しました。移植した細胞が成長し、ドパミンを放出するようになれば症状の改善が期待できますが、今後数年間にわたって経過を観察し、効果と安全性を調べることになっています。

iPS細胞は移植した細胞ががん化する懸念があり、そのリスクは細胞の数が多いほど高いといわれています。また、iPS細胞作成の時間、コストなど、解決すべき課題は少なくありませんが、パーキンソン病の根本的な治療法として、今後の研究の成果に期待したいところです。

〈参考：日本神経学会監修『パーキンソン病診療ガイドライン2018』、「パーキンソン病Q＆A」〈作成：グラクソ・スミスクライン株式会社〉、「パーキンソン病サポートネット」〈作成：協和発酵キリン株式会社〉ほか〉

た行

な行

は行

ま行

や行・ら行

患者のための最新医学　パーキンソン病　改訂版　索引

あ行

か行

さ行

監修者

織茂智之　おりも さとし

1956年生まれ。信州大学医学部卒。東京医科歯科大学神経内科、都立広尾病院循環器科、関東逓信病院（現・NTT東日本関東病院）神経内科などを経て、公立学校共済組合関東中央病院神経内科統括部長。平成11年度上田記念心臓財団賞、平成19年度日本神経学会楢林賞、平成20年度東京都医師会医学研究賞受賞。

〈著書〉
『パーキンソン病・レビー小体型認知症がわかるQ＆Aブック』（小阪憲司・織茂智之共著、メディカ出版）
『実践！ パーキンソン病治療薬をどう使いこなすか？』（武田篤・柏原健一・織茂智之共著、南江堂）
ほか

患者のための最新医学

パーキンソン病　改訂版

監修者　織茂智之
発行者　高橋秀雄
発行所　**株式会社 高橋書店**
〒170-6014　東京都豊島区東池袋3-1-1 サンシャイン60 14階
電話　03-5957-7103

ISBN978-4-471-40833-6　©KAIRINSHA　Printed in Japan

定価はカバーに表示してあります。

本書の内容についてのご質問は「書名、質問事項（ページ、内容）、お客様のご連絡先」を明記のうえ、郵送、FAX、ホームページお問い合わせフォームから小社へお送りください。
回答にはお時間をいただく場合がございます。また、電話によるお問い合わせ、本書の内容を超えたご質問にはお答えできませんので、ご了承ください。本書に関する正誤等の情報は、小社ホームページもご参照ください。

【内容についての問い合わせ先】
書　面　〒170-6014　東京都豊島区東池袋3-1-1 サンシャイン60 14階　高橋書店編集部
ＦＡＸ　03-5957-7079
メール　小社ホームページお問い合わせフォームから　(https://www.takahashishoten.co.jp/)

【不良品についての問い合わせ先】
ページの順序間違い・抜けなど物理的欠陥がございましたら、電話03-5957-7076へお問い合わせください。
ただし、古書店等で購入・入手された商品の交換には一切応じられません。